U0301026

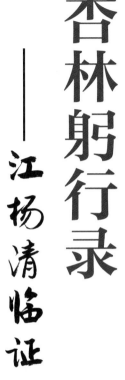

杏林躬行录
——江杨清临证经验集

江杨清 ◀ 编著

人民卫生出版社
·北京·

图书在版编目（CIP）数据

杏林躬行录：江杨清临证经验集 / 江杨清编著 . ——
北京：人民卫生出版社，2024.5
ISBN 978-7-117-36305-1

Ⅰ. ①杏…　Ⅱ. ①江…　Ⅲ. ①中医临床 – 经验 – 中国
– 现代　Ⅳ. ①R249.7

中国国家版本馆 CIP 数据核字（2024）第 093775 号

人卫智网	www.ipmph.com	医学教育、学术、考试、健康，
		购书智慧智能综合服务平台
人卫官网	www.pmph.com	人卫官方资讯发布平台

杏林躬行录——江杨清临证经验集

Xinglin Gongxing Lu——Jiang Yangqing Linzheng Jingyan Ji

编　　著：江杨清
出版发行：人民卫生出版社（中继线 010-59780011）
地　　址：北京市朝阳区潘家园南里 19 号
邮　　编：100021
E - mail：pmph @ pmph.com
购书热线：010-59787592　010-59787584　010-65264830
印　　刷：中煤（北京）印务有限公司
经　　销：新华书店
开　　本：710 × 1000　1/16　　印张：23.5　　插页：2
字　　数：316 千字
版　　次：2024 年 5 月第 1 版
印　　次：2024 年 5 月第 1 次印刷
标准书号：ISBN 978-7-117-36305-1
定　　价：86.00 元
打击盗版举报电话：**010-59787491**　　**E-mail：WQ @ pmph.com**
质量问题联系电话：**010-59787234**　　**E-mail：zhiliang @ pmph.com**
数字融合服务电话：**4001118166**　　**E-mail：zengzhi @ pmph.com**

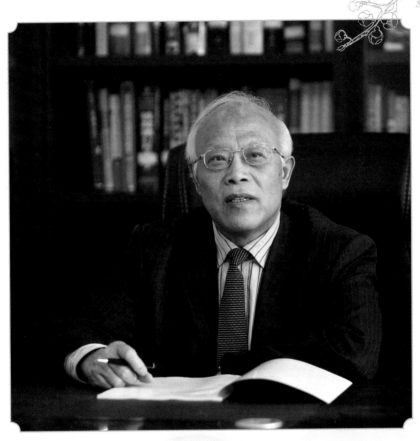

江杨清教授

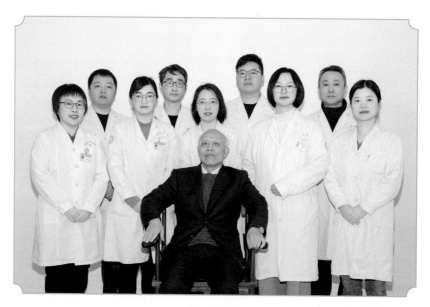

江杨清教授团队合影

博士学位证书

江杨清 系江苏省沙洲 人，一九四四年一月　日生。在我院已通过博士学位的课程考试和论文答辩，成绩合格。根据《中华人民共和国学位条例》的规定，授予医学博士学位。

北京中医学院
院　长　高鹤亭
学位评定
委员会主席　王永炎

证书编号　001　一九八七年七月十四日

博士学位证书

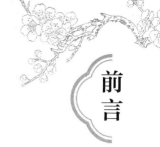

前言

　　江杨清（1944 年—），江苏省张家港市人，我国第一代中医博士（博士学位证书编号 001），全国第五批老中医药专家学术经验继承工作指导老师，江苏省名中医。20 世纪 60 年代末毕业于南京中医学院。在徐州一带的基层医院临床工作近十年后考入母校首届硕士研究生班，师从首届国医大师徐景藩和全国首批老中医药专家学术经验继承工作指导老师张泽生教授。1983 年末考为北京中医学院董建华院士的博士生。1986 年获博士学位，留北京中医学院东直门医院从事中医临床和教学工作。1992 年应邀赴荷兰讲学，在荷兰首都阿姆斯特丹先后开设两家中医诊所。在荷兰二十年间，单纯用中医中药诊治过二十余万人次，其中 90% 以上非中国人，患者遍及数十个国家，为中华传统医学赢得了声誉。2011 年返回家乡，在自己创办的张家港广和中西医结合医院（二级甲等）从事中医临床和师承薪传工作，同时仍坚持给荷兰诊所的患者远程会诊和处方施治。

　　江杨清教授从医 50 年有余，从未间断过临床诊务，无论国内国外一直临床十分繁忙。他熟谙中医经典，守正中医传统，理论实践融会贯通，临证巧施善辨，在继承名医导师学术经验的同时，又博采众长，由于其独特的经历，逐步形成了自己的学术风格。

　　本书总共分八个部分。

　　第一部分为《学术精华》，撷取了二十世纪八九十年代江杨清教授在核心期刊《中医杂志》等发表的几篇代表性论文，多属当时国内中医药期刊首发的专题临床探讨和心得体会，反映了他当初探索中医精奥所作出的努力，其中不乏精辟见解。第二部分为《医话》，属于杂谈类，多为临床心悟总结，包括其他公开发表的文章选辑，因篇幅所限，未能尽括。第三部分为《医案选析》，主要选取了自 2011 年江杨清教授回国以来十年中的典型案例，主要为他所擅长的脾胃疾患，还涉及其他系统疾病以及皮肤疾病（在荷兰就诊的约半数患者为皮肤病）、妇科疾病等。在按语中，将他个人辨证用药配伍的思路和临证心悟要点加以阐述，便于读者参考。第四部分是应《中国乡村医生》杂志之邀撰写的专栏文章，选择江杨清教授在东直门医院工作期间的典型疑难案例，从如何充分发挥中医药辨证施治的优势以取得真实的显著效果出发，以师生问答形式解难释疑。此类案例探讨分析广受读者喜爱，连载九篇，直至出国才停发。在第七部分《旅欧丛话》中，主要讲述了欧洲行医的迷茫及成功的心路历程，其间诸多成功典型案例文中也有所涉及。

其他部分包括了对导师的追忆缅怀、对他们学术经验总结和他带教学生的薪火传承之类的实践体会，以及对中医在海外的见解等。

江老已届高年，集裘之意虽切，但心力渐衰，稿虽经数易，疏漏之处恐在所难免，望同道批评斧正，冀收抛砖引玉之功。

有些药物（如细辛、乌头）用量为作者临床经验，与药典有出入，为保证医案真实性与完整性，文中未做删改，特此说明。

江杨清全国名老中医药专家传承工作室

2023 年 2 月

第一章
学术精华

第一节
南北地域差异对辨证施治的影响

南北地域风土、气候的差别对人体生理、病理，尤其对辨证治疗的影响，自《黄帝内经》始就受到历代医家的重视，它较之西医的地域分布对流行病学的意义具有更深刻的内涵。在以朴素唯物主义辩证法哲学思想为基础的中医学体系中，这种人与自然的整体统一性，犹如人体自身的整体统一性一样，无疑对中医临床工作具有十分重要的现实指导意义，并为认识中医学术流派和用药风格提供深刻的启示。

笔者生长于江南，熟知南方地宜风土，并在江南习医执医十余年，二十世纪七十年代在中原徐州地区从医十年，近七年复在北京地区执医，对于南北地域差别对人体、疾病、辨证施治的影响有较深入的认识，故专此略陈。

（一）南北病证、治法的差异

同病异证，发生在同一地区，主要由于个体差异造成；而发生在不同地区者，除了个体差异外，还有地域的影响，而这种影响在一定程度上又与个体差异结合在一起，带有一定的倾向性或普遍性。

例如十二指肠球部溃疡，北方患者几无例外地有较明显的胃脘部冷痛感，喜温得热则舒，临床常以此作为拟诊十二指肠病变的重要依据；而南方有相当一部分患者，却没有这类自觉症状，有痛而无冷感，即使有冷感未必系球部溃疡所致，或因脾胃虚寒、中阳不布、温煦失职所引起。因此南方此病患者对黄芪建中汤、良附丸等温胃建中类方药的疗效就不如北方好。之所以造成这种差异，笔者考虑与北方气候寒冷，血脉凝涩，溃疡灶基底及周围血循环较差或血管痉挛有关；而南方气候温热，血脉淖泽，血管舒缓无痉挛，其疼痛性质自然不一样。酸性胃液对溃疡及基底神经的刺激而造成的疼痛南北皆同，但气候冷暖所引起的伴随疼痛的冷与不冷之感则异。此外，南北方十二指肠球部溃疡患者均有饥饿时痛，得食则缓，并均有由夏入秋或冬春换季之时易发病的特点。这些普遍性现象，又从一个侧面证明了胃酸作用是基本的，是南北相同的，而气候对病理、病状却又有着不可忽视的影响。

久泄患者，在北方几无例外地有脘腹冷感，进食生冷油腻则诱发并加重，舌淡胖，苔白腻；南方则不尽然，患者脘腹无冷感，舌红或嫩红者不在少数。北方患者清晨即有稀便（包括典型五更泻）者较南方多，因此北方久泄者对附子理中丸、四神丸、真人养脏汤类大辛大热之剂反应好，而且姜、附、肉桂用量宜大；而在南方施治，上法只适用于部分患者，姜、附、桂剂量过大有时患者不能耐受。推测除气候因素外，与体质强弱有一定关系。因此尚需根据具体病情，在附、桂温运阳气的同时，参用健脾、和脾、燥湿、运湿、芳化、酸敛、淡渗、苦泄、清化、疏肝之品。笔者曾治过数例来自哈尔滨、牡丹江一带的久泄患者，均用大剂温阳散寒、健脾燥湿药而取效。每日附子30g，炮姜炭 10~15g，肉桂6g。其中一例久泄患者，历经治疗未愈，刻诊见心烦舌红，尽管炎夏盛暑仍腹部怕凉，坐水泥地片刻也易诱发泄泻。予每天附子30g为主药组方，并配合麝香、丁香粉填脐，获得满意控制，出院时舌转为淡红嫩红。可见冰雪高寒之地，肠胃间沉寒痼冷内积，非大辛大热重剂不足以温其阳、逐其寒。可是当患者返回哈尔滨市后不久，病情有所反复，再服原方，疗效不显，进一步加大附、桂剂才得以稳固。证明气候寒温对慢性久泄具有重要的影响。

胃胀痞满的辨治亦可显示出南北差别。北方胃胀痞满者不少伴有胃脘怕凉、受凉易诱发或加重的特点，因此厚朴温中汤、香砂二陈汤使用机会较多。1990年笔者初返江南，对就诊者中伴有脘腹冷感、舌质偏红者，仍沿用前法，结果不少患者反映药后胀满加甚，越行气而气越滞，越温中而越不适。究其原因，可能与南方气候偏热，并患者多阴虚、湿热有关。因此改用辛苦泄痞、寒热并用，或用宣气化湿、芳香淡渗、悦脾养胃一类方药，诸如半夏泻心汤、三仁汤、藿朴夏苓汤、七味白术散、枳实消痞丸、胃苓汤、柴平汤等，效果良好。回忆在徐州行医时遇此类患者，李杲（字东垣）的中满分消丸最为常用，每见良效，该方也适宜于北方诸多痞胀。此诚地理不同所使然也。

再如痹证，南方热痹、湿痹较为多见。江南多雨多湿，故痹证每见腰腿下肢关节酸痛而重，天阴下雨则加重。北方痹证以痛痹、风痹为主，阴雨天加重不甚突出。故南方好用桑枝、羌活、桂枝、秦艽、威灵仙及藤类药，北方则习用生麻黄、鹿角、苍术、桂枝、乌头、细辛等。而西南雾瘴之地，还常用大剂姜、附温阳以祛湿，仅用化湿蠲痹之羌、独、防己之类已不足以祛经隧关节之湿。

再如对内热之人的治疗，南方多选生地、麦冬、知母、黄芩、山栀、石斛、芦根等滋阴清热药味；北方内热兼阴虚者较少，故养阴剂不常用。便秘者，南方多选用五仁润肠丸、脾约麻仁丸，药多选麻仁、当归、苁蓉、玄参、蜂蜜等；而这些润导之品对不少北方便秘者犹如隔靴搔痒，常须使用硝、黄、枳、朴，方获通下。还有脑卒中者，北方多为气虚夹瘀夹痰，南方多为阴虚肝火肝阳上扰。此与北方多胖人，胖人多气虚、多痰、多瘀，而南方人多瘦、多阴虚、多内火有关。

再如舌象，南方人伸舌多见红舌，以鲜红、嫩红、淡红为多见，苔多薄腻、白腻；而北方人舌多暗多紫，以淡暗、暗红、淡紫、紫暗最为多见。舌苔因表里寒热虚实及内外病邪性质不同而各异。

此外，临床还观察到，南北易地而居者中的一部分人，对异地气候水土初始不太适应，时间久了，亦能逐渐适应，日常习惯有所改变。但相当多的人，尽管久客他乡，却仍习惯于青少年时期居住地的地土方宜，其生活起居、饮食习惯以至于对药物的适应性，仍脱离不了固有的习性。如部分南方人移居北方多年后，仍多见舌红，而非舌暗，形多瘦薄，而非肥硕，此时药宜气轻味薄，而非重剂。

（二）地域差异对人体及辨证施治影响的原因分析

造成南北人体生理、病理和临床特征差别的原因不外乎四时气候、水土、体质类型和饮食习惯等，正确分析这些因素，有利于解释一些临床现象并启发中医辨证用药。

1. 四时气候及水土　北方寒冷期长，气候寒冽，春、夏、秋三季均短，皮肤腠理致密而少开泄，血脉运行迟滞凝涩，卫气闭藏。南方温热时期长，气血运行畅通，腠理易开，卫气易浮。加之南方多雨湿，北方多寒燥。在外感六淫中，南方人易感风、湿、暑、热之邪，北方人易感寒邪。在内伤病因中，南方人易生内热、内燥，内湿亦不少；北方人则易生内寒，内湿多于外湿。

又南方地处卑湿，水土薄弱，人体腠理不密，多自汗证，汗多则易伤阴，阴伤则阳越易动，汗更易泄，故治疗以北沙参、天麦冬、桑叶、淮小麦、白芍、生龙牡、五味子、糯稻根、乌梅等养阴敛津以清浮热，每易取效。北方人水土干燥，人体腠理致密，较少有自汗证，即使有，亦多由卫气虚、卫阳不固或内热所致，而这种自汗往往不是伤阴，而是伤阳、伤气，故黄芪建中汤、桂枝汤、当归六黄汤、参附龙牡汤使用相对要多些。

为何北方气候干燥、南方潮湿，却反而南方人易生内燥，北方人内湿多于外湿？个人理解，系缘于南方湿气雾露较重，肌肤滋润，久而久之已成习惯，稍遇燥热，即不能适应耐受，故每至秋高气朗时节，即易患秋燥或燥咳，桑杏汤、杏苏散、沙参麦冬汤、清燥救肺汤等常用。北方人长期生活在高寒干燥之地，对燥易于耐受，入秋后患燥证者反而不多。当南方人初抵北方，则不能适应北方燥寒之气，患燥证者特多，即使居北方多年的南方人，往往仍难避免，这就是所谓"故土生长，习与性成"。南方人苔腻舌红者甚多，阴虚夹内湿，宜芳化宣湿或甘淡渗湿，少佐和阴之品，而不耐燥剂及苦重之品。北方人内湿重者，多苔腻而舌不红，内湿而无阴虚内热之象，故燥湿大多不虑伤阴助火。如将感觉舌燥干涩津液不能上承之湿象误为阴虚，遣用滋柔之品，常使患者胃脘不适，甚或脘痞隐痛，尤其是有脾胃宿疾者。此因阴柔易伤阳，而此类患者又多气虚、阳虚故也。

水土不同还表现在北方多硬水，而南方多软水。生活环境中的各种矿物质和金属元素，南北各地分布不均衡。这种不均一性，犹如"道地""非道地"药材一样，对人体的生长发育、疾病与证型同样可以施加不可忽视的影响。

2. 体质特征与饮食习惯 南方人体质多瘦薄浮弱，北方形多壮伟、体气敦厚。北京地区奇胖之孩童颇不少见，而南方则罕见，妇女等也有类似倾向。造成这种差别的主要原因，个人认为是由于：①南北气温差别造成人体新陈代谢速度不同；②饮食种类和起居习惯对人体的影响；③北方冬季较长，外出活动劳作较少，南方湿热季长，劳动消耗较多；④遗传因素。

瘦人多火，肥人多痰；瘦人多阴虚内热，肥人多气虚阳虚、多内湿挟痰。北方严寒，北方人反不耐寒，阳虚是其重要原因；南方少燥，南方人反不耐燥，阴虚是其重要原因。南方多风热感冒，不仅是因为易受风温之邪，也往往由于阴虚内热、体瘦质燥者较多，寒易热化。北方风寒感冒多见，不仅是因为易感风寒之邪，也往往由于气虚阳虚及痰湿之体者较多，邪易寒化。徐大椿（字灵胎）曾说过："天下有同此一病，以治此则效，治彼则不效，且不惟无效而反有大害者，何也？则以病同而人异也。夫七情六淫之感不殊，而受感之人各殊，或气体有强弱，质性有阴阳，生长有南北，性情有刚柔，筋骨有坚脆，肢体有劳逸……更加天时有寒暖之不同，受病有深浅之各异，一概施治，则病情虽中，而于人之气体迥乎相反，则利害亦相反矣。"此言充分说明了地域及由此而引起的体质差别，直接影响着病证、辨证施治和疗效。因此，中医辨治疾病，必须因时、因地、因人灵活施治，这是中医特色的主要方面。《素问·异法方宜论》云："一病而治各不同，皆愈何也……地势使然也""故圣人杂合以治，各得其所宜，故治所以异而病皆愈者，得病之情，知治之大体也"。地域不同所引起的人体体质、生理、病理、病状、证候差别，和与此相适应的同病异证、同病异治以及同证而治法侧重点、方药选择、剂量大小等等的不同，这就是"异法方宜"的全部内容和必须遵循的辨证施治原则。

（三）南北地域差异是形成不同学术流派的重要原因

笔者认为地域差异所形成的疾病地理特征与患者的饮食习惯、体质类型、病证特点和不同治法的客观差异，实际上是形成中医学史中各学术流派的一个重要原因。单纯从学术角度去分析、认识医学史纷呈的流派，而不结合医家所处的地域和历史背景，就容易产生认识上的片面性。历史上有些医家常常将他人的学术成就斥之为邪谬或标新立异，除了学术观点不同或狭窄心理造成的偏见之外，与当时交通信息闭塞，不了解其他医家所在地域风土、天时人事的环境不无关系。

叶桂（字天士）认为李东垣只知治脾、升补脾阳，而略于治胃，故力倡甘凉益胃、润降胃气。因为叶氏所处苏吴温热鱼米之乡，百姓安居乐业，脾胃娇弱，多胃阴虚而少脾阳亏，其治温病用药亦以清润为主，轻灵流动，味少量小。而李杲乃生于金元之交，医事中原高寒之地，尤其战乱频扰，百姓饥饿劳倦，故伤脾者众，以至脾阳不能升发，清气下陷，加之抵抗力差，病邪攘扰，外邪蕴郁化火，"阴火"内生，故用药多益气升发脾阳、苦寒清泻阴火，与叶氏在用药风格上大相径庭。

张仲景处中原之地，在对"伤寒十居其七"和诸多危重杂证的治疗实践中，逐渐形成了药专力宏、剂量大、配伍严密的用药风格，是经方之鼻祖。北方诸医如华佗、孙思邈等，皆宗其法、师其意，处方用药风格相近。而南方，尤以明清时期叶天士、吴瑭（字鞠通）、薛雪（字生白）等医家在《伤寒论》基础上发展起来的温病学说，由于地域、时代所形成的病证不同，对仲景学说师其意而变通其法，继承并创新了所谓的"时方派"。其对湿温病更能曲尽其妙，用药独具特色，这又是由于叶氏所说"吾吴湿邪害人最广"的缘故。直到目前，南方中医多用时方，北方则乐用经方，这种倾向性自有其地域差异带来的影响。个人以为，不管经方时方，都必须因人、因时、因地制宜，或经方，或时方，或随机达变，融而贯之，方能在"得病之情""知治之大体"的基础上，做到"各得其所宜"，达到"一病而治各不同，皆愈"的目的。

（原创，首见于中医药期刊，载于《中医杂志》1991 年第 2 期。）

第二节
胆胃相关与胆汁反流性胃炎的证治

古医籍中，《黄帝内经》曾有一些较确切的记载，以后不少医家也有过阐发。近年来，随着上消化道内镜技术的开展，胆汁反流性胃炎已容易被发现，并越来越受到临床重视。本文拟就胆胃之间的生理、病理关系，从中医学角度对胆汁反流性胃炎的认识以及本病临床诊治体会作一概述。

一、胆胃的生理和病理影响

（一）胆胃的生理相关

胃属腑，为六腑之一，通降润降则健，与脾相表里，同为后天之本。胆为奇恒之腑，内藏精汁，为中精之府，附于肝，与肝互为表里。胆汁系"肝之余气泄于胆，聚而成精"（《东医宝鉴》），借肝之疏泄，下输于肠，以协助消化。同时胆汁也借胃气通降下行之力而下达。这种"胆随胃降"是在肝、肠的协助下完成的，与现代医学认识的胃肠由上而下的正常蠕动，推动食糜和伴随其间的胆汁、消化酶等下行的生理功能相吻合。

古谓"胆主升清""胆宜沉降"。前者指胆经清阳之气，后者指胆汁、胆火。胆本身具有"升清""降浊"这种相反相成的作用，也与脾胃的升降功能密切配合。胆气的疏泄宣发，有利于脾胃之气的畅达，升清降浊；脾胃升降纳化、转输出入正常，胆腑才能疏泄升清。所谓"木生于水而长于土，土气冲和，则肝随脾升，胆随胃降"（《四圣心源》），表现在胆胃升降关系上，就是胆中清气引胃气上升，胃中浊气引胆汁下降。胃随胆升，胆随胃降，升中有降，降中有升，胆胃谐和，则疏达通降。

（二）胆胃的病理影响

1. 胆病及胃　胆火犯胃，胃逆胆汁。胆经之火包括湿热与郁火（热）。胆火宜降，若不降反逆，则可犯胃，症见口苦或呕苦、嘈热、泛酸、噫、嗳等。若属湿热犯胃，可兼胁痛、口苦黏、呕恶，甚则发热、黄疸等症；若虚火犯胃，则常见脘痞、纳欠、便溏、口干等症。《灵枢·四时气》篇所说"邪在胆，逆在胃"，盖即指此。《伤寒论》所述"口苦，咽干，目眩"以及"往来寒热，胸胁苦满，嘿嘿不欲饮食"等症，就是热在少阳，胆气失降，胆胃不和所致。

2．胃病及胆

（1）胃阳不振，湿热阻胆：胆之升清降浊，需由胃阳鼓运。胃阳振，中气旺，则上下气顺，水谷化为精微，湿不内生。若饮食不调，损伤胃阳，则寒湿凝聚，或湿郁生热，湿热壅阻，影响肝胆疏泄，以致胆汁不循通降之路而外溢于肌肤，发为黄疸、脘痞、纳少、便溏、脘胁痛胀等症。

（2）胃热移胆，胆胃同病：若胃热移于胆，致胆胃郁热，或胆腑相火上扰，胃不顺降反逆，壅结胆胃通降之道，影响食物消化吸收，以致饮食不能充盈肌肤，多食而瘦，懈怠无力。《素问·气厥论》云："大肠移热于胃，善食而瘦人，谓之食亦。胃移热于胆，亦曰食亦。"亦者，易也。"食亦"谓食入移易而过，不为肌肤也。这类患者往往伴见口苦、咽干、目眩等症。

二、对胆汁反流性胃炎的认识

胆汁反流是纤维胃镜运用于临床后才发现的一种胃镜下征象，近年来许多基础理论、动物实验和临床研究资料已肯定了胆汁反流在慢性胃炎、消化性溃疡等消化系疾病发病学上的重要性。胆汁反流性胃炎，或因自主神经功能失调，胃肠道某些激素失去平衡，导致幽门括约肌功能紊乱、松弛；或因胃次全切除，胃空肠吻合口功能不良，幽门呈持续舒张状态，使含有胆汁的十二指肠液自由地反流入胃所致。一般以口苦、呕苦水、胃痛、上腹饱胀、嗳气、嘈杂为主症，术后碱性反流性胃炎则以进食后胃痛、呕吐胆汁、消瘦、贫血为主症。临床观察记录 21 例本病患者的症状，有口苦或泛吐苦水者 16 例，胃脘痛 18 例，痞胀 18 例，嗳气 14 例，嘈杂 17 例，恶心或呕吐 9 例，胃脘灼热感 8 例，泛酸 6 例。除口苦、呕苦为本病所特有外，其余各症均无特异性。但从症状罗列似可看出，胆火、胃逆、升降失调是本病病机主要方面。结合胃镜下所见胆汁不断从幽门反流入胃的征象，故中医对本病应从口苦、呕苦、胆火、胆胃升降失常加以认识。

《灵枢·四时气》篇云："善呕，呕有苦……邪在胆，逆在胃，胆液泄则口苦，胃气逆则呕苦，故曰呕胆。"《素问·奇病论》亦曰："口苦者病名为何？……病名曰胆瘅。"瘅者，热也；胆味苦，故口苦。呕苦的主要病理环节是"胆火上炎"或"胆虚气上溢"，前者实火，后者虚热。邪在胆经，胆汁上逆，胆液泄则口苦，此为实火。"胆虚气上溢"所致口苦，系由脾胃气虚，胆不能受其气而胆虚，不能内涵相火，从而虚火上炎，引胆汁随之上溢而引起，也属木乘胃。这种"胆虚气上溢"与惊恐、失眠、多梦的胆虚之病不同。

本病的脘痛、痞胀、嗳气泛酸、呕恶等症，与呕苦、口苦同样可以从脾胃气虚、升降失常得到解释。脾胃气虚，则升降窒滞，脾气不升反降，浊阴填塞中焦，则脘痛、痞胀、便泄；胃气不降反升，则呕苦、嗳气、泛恶吞酸；胃失通降，则脘腹痛胀，大便干结。

三、证治体会

胆汁反流性胃炎与一般慢性胃炎的临床表现有其共性，但亦有差异。主要表现在本病有相当一部分病人有口苦或呕吐苦水，以及上脘嘈杂不适等症，痞胀多于胃脘痛。辨证多见脾胃气虚或脾胃虚寒证，也可表现为肝胃不和、胃阴不足或气阴两虚，少数病人表现为寒热错杂或气滞血瘀证；也有部分病人在治疗初期表现为实证、热证，经过治疗，实、热之邪消除，表现出脾胃气虚或脾胃虚寒的"本证"。还有部分病人兼见上述虚、实、寒、热中的两种证候互见之象。由于多数病人表现为上脘痞满、隐痛、嘈杂、泛苦、嗳气等脾胃升降失调、胃逆、胆火之症，所以治疗上，清胆和胃、理气通降是基本法则，温胆汤往往作为基本方药。该方功能清胆和胃降逆，对此病甚为适用，对口苦口黏、胃脘嘈杂、痞满等症有较好疗效；如胆经实火明显者，可选加黄连、黄芩、山栀、丹皮、蒲公英。脾胃气虚大多为本病之本，故以香砂六君子汤合温胆汤使用最多。如以上脘隐痛而冷、喜温喜按为主要表现者，则考虑黄芪建中汤；苔腻便溏者，去饴糖，加白术、炮姜炭；胃脘嘈杂、灼热，但同时伴畏冷食或伴泛吐清水者，可在温胆汤基础上加吴茱萸、生姜。吴茱萸一味，性属温热，却对消除上脘灼热感有较好疗效。笔者在随董建华、徐景藩、张泽生老师学习过程中，发现三位老师均有此经验，临床试用也屡验。胃寒甚者，黄芪建中汤加荜澄茄、肉桂、公丁香。如见肝胃不和、肝气犯胃者，常用柴胡、苏梗、香附、佛手、木香等配温胆汤。肝胃郁火见吞酸、嘈杂、口苦者，温胆汤加左金丸。脾虚胃逆兼见肝郁者，可用旋覆代赭汤，代赭石宜生用包煎。胆胃上逆，呕苦明显者，有时选用张锡纯的镇逆汤，以代赭石、白芍镇逆，黄芩、竹茹清胆。胃阴不足，失于润降者，可用《金匮要略》麦门冬汤加乌梅、白芍、石斛、芦根等，人参可用太子参或北沙参替换。其中半夏为和胃降逆要药，大队甘柔之药可制半夏之燥，对胆汁反流导致的萎缩性胃炎属阴虚型或气阴两虚型者，用之效果尚可。寒热错杂者，可选用半夏泻心汤，其寒由中阳不足，兼见实热或湿热者更为贴切。血瘀气滞证在本病中偶可见到，症见脘痛经久，屡治少效，痛如针刺，按之痛甚，舌暗或紫或有瘀斑，脉细涩，当化瘀通络行气，常用炙刺猬皮、九香虫、炙五灵脂、延胡索、蒲黄、当归、丹参、三七、桂枝、瓦楞子等；兼见大便潜血者，可加阿胶珠、侧柏炭、地榆、炮姜炭。

　　吴昆曾说过"脾胃喜甘而恶苦，喜香而恶秽，喜燥而恶湿，喜利而恶滞"。胃病，包括胆汁反流性胃炎在内，从胃、从脾治者居多，脾宜健宜运宜升，胃宜降宜通宜润。从脾治者多虚，从胃治者多实，但要注意虚中夹实，实中有虚。脾虚证要更多注意是否兼气滞、湿困。胃实要分清火、气、瘀，火还要分清是胆火、肝火抑或胃火，以及是否伴有阴虚，孰者为主；胃气郁滞要注意是否伴有脾虚。脾虚所致气滞与脾虚兼有气滞在治法上有所不同，前者宜遵《神农本草经疏》"宜健脾，兼散结滞，甘温，辛香"，以健脾为主，行气为辅；后者则健脾与疏调肝胃气滞并用。在用药上，前者多用砂仁、陈皮、木香，量宜轻；后者则常用香附、槟榔、枳实、香橼皮、降香、佛手等，量可适当加重。

值得一提的是，根据数十例病例观察，初步认为本病的舌象不能准确反映胃部实际的病理变化，但可作为辨证和推断疗效的依据；胃镜更不能代替中医辨证。例如有部分病人，胃镜显示大量胆汁从幽门反流入胃，幽门口及胃窦部充血、水肿明显，甚或糜烂，但临床表现仍为脾胃虚寒，当用健脾温中药，治疗后不仅临床症状改善较满意，胃镜往往也有较明显改善。

此外，本病治疗尚需注意下述几点：①本病虽以中虚为多，但治疗不可一味补虚，防止过峻、味厚，愈补愈滞，窒滞气机升降，或过补而反助胆火上逆，当遵叶天士"补脾之中，必宜疏肝"之法，补中兼通，以加强补药效用。②气机升降虽以脾胃为枢纽，但需要其他脏腑的相互配合，故除使用助脾胃升降药外，还须适量选用疏肝降胆药，如柴胡、枳壳、旋覆花、代赭石、竹茹、川连等；疏利治标之品，用量宜轻，即王士雄（字孟英）《分类王孟英医案·陆序》所谓"疏动其气机，微助其升降"，尤其是阴虚、血虚，或兼火者，理气药使用更要注意"忌刚用柔"。③调脾胃升降时，要注意降中有升、升中有降，尤其胃气上逆为本病主要见证，治疗不可偏执降胃，扑其少火，当配柴胡、荷叶等，降中有升，以顺人体气化之自然；升脾之中亦需佐和胃、降胃之品，防止升发太过，内动胆腑相火，加重病情。④本病在健脾扶中的同时，要注意"胆随胃降"的特点，降胃和胃以治胆火。张锡纯《医学衷中参西录》曾说"胆胃上逆，木土壅迫，此痞闷、膈噎所由来也"。主张温中燥土，降逆和胃，临床取其法，效果尚称满意。

（胆胃相关系统性探讨，本文系首见于国内中医药期刊，载于《中医杂志》1985年第4期。）

第三节
浅谈"虚痞"的证治及体会

虚痞，是指由脾胃中焦亏虚所致的一种痞证。张介宾（字景岳）概括说："有邪有滞而痞者，实痞也；无物无滞而痞者，虚痞也。"本证临床极为常见，胃、肠、肝、胆、胰诸疾均可见此证，而以慢性胃炎为最多。据江苏省中医院胃病专科门诊初步统计，慢性胃病包括经各种检查确诊的慢性胃炎、消化性溃疡、胃下垂等200例病例中，有103例为虚痞，其中仅慢性胃炎就占71例。又统计江苏省中医院张泽生教授诊治的197例萎缩性胃炎中，仅中虚气滞证就占55.1%，其中大多数患者以"虚痞"为主。实践证明，随着虚痞的改善或消除，实验室病理复查报告亦往往有不同程度的好转。故有必要对"虚痞"的证治专门提出讨论，并谈谈自己的肤浅体会。

一、虚痞形成的机理

忧思或劳倦过度，饥饱失时，脾胃受伤；或病后中气未醒；或脾胃素禀薄弱；或过用克伐消耗之品，损伤脾胃之气，致中气先馁，渐至亏损，均可影响脾胃纳谷磨食、运化精微的正常生理功能。中焦脾胃又为气机升降之枢，中虚则斡旋无力，气失运转，清气不升，浊气不降，或水谷之精不能上输下达，升降之路受阻，心肺之阳不能下降，肝肾之阴不能上升，上下不得交泰，气机壅滞而成痞。

若素体脾胃虚寒，或火不生土；或过食生冷；或"病发于阴而反下之"，邪陷太阴；或过用寒凉之剂；或素患慢性脾胃疾病，致中焦阳气不足，煦化失职，浊阴填塞心下，气机壅滞，升降失常，亦可酿成虚痞。

或为体瘦质燥之秉；或嗜食辛辣炙煿，郁热伤阴；或患燥热温证，病后肺胃之阴未复；或久用辛散温燥之剂，暗耗胃阴，胃腑失其润降，气机壅滞，亦可致成虚痞。

伤寒误下，虚其肠胃，客气上逆；或表邪乘虚入里，结于心下，亦可为虚痞致病之机。

虚痞的病机关键在脾胃气虚。中气不足，不仅可致中焦阴阳失调，而且关乎脾胃的升降润燥。黄元御（字坤载）主张：脾喜刚燥，胃喜柔润，而燥湿调停，在乎中气，中气旺则阴阳和平，燥湿相得。若脾胃气虚，气虚及阳，则致中焦阳虚；或气虚及阴，则致脾胃阴虚，或气阴两虚。中虚运化无力，水谷之精可聚湿生痰，随脾胃之偏盛偏衰，变生寒湿（痰）或湿（痰）热，故虚痞每易夹实邪。寒湿或湿热可进一步伤阳耗阴，损伤中气，而形成虚中夹实、虚实兼见之痞。可见虚痞形成与否，关键在于中气是否充足。张景岳在论及虚痞病机时说："是皆脾虚不运而痞塞不开也。"

二、虚痞的分型及证治

（一）脾阳虚

症见心下饱闷，或宽或急，喜进热物；或伴隐痛绵绵无定时，受凉或进生冷即发；食少神倦，大便或溏，或有腹胀，舌质偏淡，脉沉细。治宜温运中焦，方用附子理中汤或小建中汤加减。常用制附子、肉桂、党参、白术、当归、干姜、厚朴、肉豆蔻、公丁香等；若兼浊阴犯胃，呕吐清水痰涎，加川椒、吴茱萸、生姜、半夏等，辛热开浊。本法温补脾阳，稍佐辛温理气，使脾阳舒展，大气得行，则痞滞自开。

例一：任某，男，40岁。1981年6月11日初诊。

患胃病20年，加重1年。胃镜检查为浅表性胃窦炎。胃脘痞胀明显，嗳气量多，隐痛而冷，食后减轻，胸膺窒闷，舌暗红，苔薄白，脉细。中阳失煦、气机停滞为患，法拟温通。制附子6g，桂枝6g，潞党参15g，当归10g，降香6g，香附10g，陈皮6g，半夏10g，瓜蒌 10g，薤白头 10g。五剂。

6月15日二诊：胸膺窒闷已除，胃脘痞闷有冷感，疼痛不显，舌暗红。仍当温胃理气。制附子 6g，桂枝 6g，太子参 15g，白芍 10g，香附 10g，白及 10g，陈皮 6g，佛手 6g，干姜 6g，甘草 3g。五剂。

6月18日三诊：胸膺胃脘痞胀已除，背微寒，口干饮水不多，舌红苔少，脉细。上方去干姜，加麦冬 12g。五剂。

（二）中气虚

症见脘痞，有堵塞感，食后自觉停滞不化，多食则甚；或有坠感，按之濡软不痛，嗳气或矢气少作；或兼隐痛虚嘈，身倦神萎，纳谷不思，面色少华，苔白，脉细软。本型临床最常见。治宜塞因塞用，益气健脾，少佐行气。方用香砂六君子汤加减。常用党参、黄芪、白术、当归、茯苓、木香、砂壳、法半夏、陈皮、鸡内金、粳米等。运用本法切不可见其痞塞而妄用辛通。张璐（号石顽老人）在论述虚痞治法时指出："愈疏而痞愈作，宜于收补中微兼疏通之意，不可过用香剂。"《神农本草经疏》亦曰："痞气，属脾气虚及气郁所致。忌破气、下、湿润、苦寒。……宜健脾，兼散结滞，甘温，辛香。"

笔者曾同时收治 4 例胆汁反流性胃炎，均以脘腹痞闷为主证，试服理气通降剂，有效而不显。为求速效，日进两剂，5天后，患者普遍感觉脘痞加重，有的并有下坠感，嘈杂，纳谷减少，后改健脾益气为主，微佐辛通，症状很快获得改善。

例二：崔某，男，50 岁。

患者因有 3 年上腹痛史，于 1966 年行胃次全切除术。术后呕吐苦水，进食明显减少，消瘦，有时自觉有苦水上泛至咽，伴腹胀、食后脘痞。胃镜检查为残胃萎缩性胃炎伴明显胆汁反流，病理报告有肠化生现象。入院时主要表现为上腹隐痛，脘痞腹胀，嗳气或矢气后则舒，偶泛苦水，纳少，形瘦；舌质偏淡，苔薄白，脉细。治以健脾理气，和胃降逆。药用党参 15g，白术 10g，当归 10g，木香 10g，陈皮 6g，刀豆壳 10g，公丁香 2g，佛手 6g。7 天后，脘仍痞，纳谷不旺。前方加枳壳 10g，日服 2 剂。服药 4 天，脘痛及痞满反较前加重，有下坠感。即去辛散之陈皮、佛手、枳壳；加茯苓 15g，半夏 10g，白芍 10g，干姜 5g，炙甘草 3g，和中益脾，日 1 剂。3 天后脘痞消除，纳谷增多，不泛苦水。此后坚持健脾益气为主，少佐理气降胃之品，连续治疗 47 天出院。出院时自觉症状均除。胃镜复查：残胃浅表性胃炎，中等量胆汁反流。入院时唾液淀粉酶 171U/L，出院时 34U/L，显著好转。

（三）胃阴虚

症见脘痞不适，不饥不食，烦渴少寐，胸脘嘈杂，多有灼热感，大便多秘，或肌肤燔热，咽干口燥，舌红，苔多薄净，脉细。治宜甘凉濡润，以养胃阴。方用沙参麦冬汤、一贯煎加减。常用药如沙参、麦冬、石斛、白芍、当归、枸杞子、太子参、川楝子、佛手花、绿梅花等。此型多见于萎缩性胃炎患者。养阴润降宜甘平、甘凉，而忌滋腻，防止伤脾碍胃，反滋痞满。理气药以性平不燥之花类药为宜，防止辛燥耗伤胃阴。

例三：杨某，男，50 岁。1981 年 6 月 11 日初诊。

胃脘痞胀嘈杂，嗳气隐痛，口干思饮，嗜食辛辣，苔净，脉细弦。1981 年 6 月 2 日在某医院胃镜检查为慢性浅表性胃炎伴广泛肠化生。拟从阴虚气滞论治。南沙参 10g，麦冬 12g，白芍 10g，黄精 10g，青皮 6g，青、广木香各 6g，白及 6g，佛手 6g，鹿衔草 10g，甘草 3g，大枣 5 个。五剂。

6 月 18 日二诊：胃脘痞胀已减，纳少，口干思饮，苔少，脉细弦。前方五剂。

7 月 2 日三诊：饮食稍增，胃脘痞胀又减，苔根薄腻，脉小弦。

以往嗜酒，胃阴不足，为成噎膈，拟养胃阴。太子参 12g，怀山药 10g，白芍 10g，麦冬 12g，黄精 12g，炙甘草 3g，白及 6g，鹿衔草 10g，蒲公英 12g，大枣 5 个，谷芽 12g。五剂。

药后痞除，口渴好转。

（四）胃虚、客气上逆

症多见于"伤寒发汗，若吐若下，解后，心下痞硬，噫气不除者"，或杂病见痞满而嗳噫不休、呕吐噎食等胃虚气逆证。治当养胃补中，镇逆和胃。常以旋覆代赭汤为主方。用旋覆花之咸软痞，代赭石重镇虚逆，半夏、生姜辛散虚痞、降逆和胃，参、草、枣扶中益胃。本型适于虚痞兼胃气上逆证。临床若噫、嗳、呕吐明显，尚可加丁香、柿蒂、沉香等降逆药。

例四：宁某，男，60 岁。1981 年 5 月 4 日初诊。

上脘痞胀，嗳气频作。在某医院胃镜检查，显示胃窦部局部以苍白及白相为主，窦部黏膜病理报告为萎缩性胃炎，其中一处有广泛肠化生，胆汁反流少许。诊断为慢性萎缩 - 浅表性胃炎。辨证属胃虚气逆，胃气不降。治用扶中散痞降逆法。代赭石 30g（先煎），太子参 15g，法半夏 10g，炒白芍 12g，桂枝 6g，木香 10g，石斛 10g，陈皮 6g，公丁香 2g，刀豆壳 10g，甘草 3g，生姜 2 片，大枣 5 个。

5 月 7 日二诊：一般情况均明显好转。前方加乌梅炭 5g，续服。

5 月 21 日三诊：无自觉症状，舌质偏红，苔白，脉细。属气阴两虚，胃气不降。更方如下：代赭石 30g（先煎），太子参 15g，法半夏 10g，生白术 10g，白芍 12g，青木香 10g，乌梅炭 6g，麦冬 12g，公丁香 2g，刀豆壳 10g，甘草 3g。

本方续服至同年 9 月 29 日，病情一直稳定。胃镜复查为胃窦黏膜红白相间，红相为主，窦大弯浅表性胃炎伴肠化生，诊为慢性浅表 - 萎缩性胃炎，浅表为主，未见胆汁反流。

（五）夹邪

1．夹湿　佐微辛芳化，而非苦辛通降。虚痞夹湿，多由脾虚水谷之精不运，或暑湿伤中，或肥腴之体，中阳素弱，痰湿偏重所致。此型中虚是其本，湿邪是其标。症见脘痞，胸闷，身倦，饮食不香，大便或溏，苔白腻等。治当健脾醒胃为主，少佐微辛芳化，常用苍术、白术、薏苡仁、茯苓、佩兰、川朴、白豆蔻、法半夏、建曲等。偏于湿热的，少佐芩、连；偏于寒湿的，加草豆蔻、制附子、干姜。因中虚夹湿，而非湿热、痰热及肝胃气结所致实痞，故不用苦辛通降之法。

2．夹滞　佐化积消痞，而非苦寒下夺。虚痞夹有食滞，多与脾胃虚弱、纳运无力有关。症见饮食稍有不适即感脘痞，自觉食物停而不化，甚则饱胀、嗳腐，或食后作泻，大便解而不畅，苔腻或浊。治当健脾开胃，佐化积消痞。常用枳术丸、枳实消痞丸加减，消补兼施。因部位在胃，虚中夹实，非苦寒下夺治肠胃热结法所宜。

3．夹热　佐辛苦泄痞，而忌寒凉直折。虚痞夹热，多与情志久郁化热、偏嗜辛辣和素体木旺等因素有关，也可以与胃阴不足相兼。此型与胃阴不足之虚痞的鉴别在于：此型以心下痞闷、嘈热、有烧灼感为主要表现，单用柔养少效；彼型以舌红苔少，痞满、嘈杂、口咽作干为主要表现。治当在甘凉养胃的同时，少佐辛苦泄痞，酌予少量黄连、蒲公英等。黄连味苦能降，寒而不凝，为泄痞要药。蒲公英味甘性寒，入阳明、太阴经，善泄胃火而无碍胃伤脾之嫌，朱震亨（字丹溪）认为尚可"散滞气"，用之效果满意。因非邪火犯胃或胃热内郁所致实痞，故不用寒凉直折，过则虚寒伤中，反增痞满。

4．夹瘀　宜佐开痹通络。虚痞夹瘀多由久病入络，或平日嗜饮，中气早伤，脉络不宣所致。症见脘痞不开，或兼隐隐刺痛，舌多紫暗或有瘀斑，屡用扶中理气药乏效；治疗当在扶中益气的同时，佐当归、郁金、降香、橘络、桃仁、红花等辛润通络以开痹。因其本为虚证，故不用峻逐，以防戕伐中气。

如前所述，中气虚是虚痞致病之本，也是虚痞的最常见证型。中气虚可发展为中阳虚，胃阴虚有时则与中气虚相兼而成气阴两虚。在此基础上，并可产生痰、湿、气、食、瘀、热等标邪，故临床往往标本夹杂，或标邪重叠。辨证时需根据实际情况而互参之，如中阳虚与寒湿、痰湿，胃阴虚与郁热、湿热，中气虚与气滞、食阻，痰湿与气滞等等，每多兼见，不能截然划分，刻板用药。治疗上无论中虚，还是阴虚、阳虚，常需以党参、黄芪、白术等益气健脾药作为基础，再根据阴阳偏损和病证兼夹，使用温脾阳、益胃阴、辛开苦降，或行气通络、清热化湿等法，方能切中病情。

三、讨论和体会

虚痞，除痞证所共有的心下窒闷、痞塞不开、似胀非胀等自觉症状外，多伴神疲、纳少、得食痞甚、按之濡软不痛、苔薄、脉细等中虚见症。痞证不同于外观有形、部位偏于腹部的胀满，也不同于"正在心下，按之则痛"的小结胸证。从这个意义上讲"痞"的本质就属虚。虽然尚有少数为寒热错杂、湿热互结、邪气壅滞，或痰湿不化、胃火内郁之实痞，但一般以中虚引起的虚痞为多见，其中又以中气虚，无力旋运气机所致者为最常见。明清诸医家如张景岳、张石顽、叶天士等，将虚痞从痞证中辟出，治法上强调不可见痞而径用辛散通利，也不可因虚而守补壅填，当以扶中为主，微佐辛通。通过向江苏省中医院张泽生、徐景藩二位老师学习和临证体验，也深感此点乃是古代医家积累的宝贵经验。虚痞用药，剂量宜轻，包括补中之品，使中气逐渐振兴，才能气转痞消。若急于求成，过补则脾胃不受，甘壅气机；过疏则"暂时通快，药过滋甚"（汪昂《医方集解》）。

现代研究提示，"中气"与胃肠张力及蠕动功能有关。虚痞表现的症状，可能由平滑肌张力低下和自主神经功能紊乱所致，并可能伴有实质脏器的萎缩。而扶中益气之药，大多具有强壮兴奋作用，可通过改善脏器的病理性萎缩、增强平滑肌张力，和调整自主神经功能紊乱、促进代谢、助胃消食、抑制胃肠异常发酵等而发挥作用。而理气药"扶正固本力量差，消耗能量物质，用后加重紊乱，腹胀纳呆更为恶化"。（孙孝洪. 理气开郁方药的研究近况 [J]. 辽宁中医杂志，1981（3）：31-33.）现代研究也证实了先贤的经验是可靠的，治疗重点仍要抓住扶中，兼调阴阳，使归于平衡。虚痞夹有痰湿、食滞，或夹热、夹瘀，仍当治本为主，兼祛实邪，不可本末倒置，也可虚实并调。

（此专题首见于国内中医药期刊，载于《中医杂志》1983 年第 3 期。）

第四节
抗消化性溃疡复发的临床思路与方法

（一）问题的提出

攻击因子与防御因子失衡，是溃疡病致病和复发的重要原因。根据这一学说，西医界提出的治疗溃疡病原则是：①抑制攻击因子，主要是抑制胃酸分泌；②增强胃黏膜屏障功能，使胃黏膜免受胃酸、胃蛋白酶等的自身消化；③恢复胃、十二指肠正常的运动、分泌功能。二十世纪八十年代问世的 H_2 受体拮抗剂，由于能强力抑制胃酸、加速溃疡愈合和治愈率高，从而使溃疡病的治疗发生了根本性变革，目前有逐渐取代碱性制酸剂和抗胆碱能药物之势。综合许多临床资料，4～6 周的溃疡愈合率约在 70% 以上，8 周治愈率可达 80% 以上。但这类药物由于复发率高和有一定副作用，临床使用仍受到限制。据郑芝田教授报告，甲氰咪胍经 4 周正规治疗，溃疡愈合后改用安慰剂，半年内的复发率可达 60%～90%；愈后用半量维持，半年内仍有 15%～20% 的复发率。雷尼替丁半年内复发率为 10%。尽管目前又出现了新的具有更强抑酸作用和更快促进溃疡愈合的药物，但仍然没有有效解决复发问题；而且由于强烈抑酸作用使胃处于非生理状态，可导致致癌物质的形成，因此这类新药尚不能作为一般溃疡病的常规治疗。一些临床学家提出，这种过强的胃酸抑制所致的溃疡愈合并非为健康的愈合，最终仍然未能解决真正的痊愈和不复发问题。因此在药物选择上，应以既能维持胃的正常分泌功能，又能防止复发的药物为首选，这就为中医临床防治本病提供了研究方向。

（二）中医药抗溃疡病复发的前景

中医药对消化性溃疡取效较慢，但一旦取效则复发率较低。这一带有普遍性的临床倾向，已成为业界较普遍的印象。二十世纪五六十年代，中医辨证施治与西医抗酸药在溃疡愈合上相近的报道屡见于杂志。近年来 H_2 受体拮抗剂虽普遍运用，但仍常有经正规足程治疗失败而求助于中医者。据个人观察与体验，中医辨证论治对溃疡病不仅有较好的近期疗效（溃疡愈合率可达 50%~80%，总有效率在 90% 以上），对一些病情迁延、顽固难愈的溃疡病也有较好效果，且复发率低。由于辨证施治是基于整体考虑，在抑制攻击因子，增强防御因子，尤其是通过纠正胃肠道的异常功能状态使运动、分泌功能和整体状况趋于正常，改善胃的内环境等方面，起到了很好的协调作用。现代药理研究也证实，许多中药如黄芪、白芍、白及、甘草等有抗溃疡作用。中医在改善局部症状、改善全身状况、稳定病状和无副作用等方面仍具有相当的优越性。如果能结合西医对溃疡病的病因病理认识，在辨证施治的同时结合辨病治疗，加强溃疡愈后的继续治疗以消除部分病因和阻断溃疡病的发病和复发环节，改善胃的内环境，将对减少溃疡病复发起到更好的作用，这是值得探讨的、很有意义的临床课题。

（三）抗溃疡病复发的中医思路和方法

个人认为，溃疡愈合后，为防止复发，从思路和方法上应强调以下几个方面。

1. 健脾温中法的继续使用 脾胃虚寒证在溃疡病，尤其是在十二指肠溃疡中占有的比重超过 70%。绝大多数脾胃虚寒型溃疡病，在使用黄芪建中汤、良附丸、附子理中汤、左金丸等温阳建中制酸类方化裁的汤剂治疗 2 个月左右而获愈，同时脾胃虚寒征象，如胃部怕凉、不敢进生冷饮食、遇凉易诱发、肢冷、便溏等也有改善或有较明显改善。但某些征象如舌淡、脉细等则多依然存在。这种由长期胃病，或是基于体质、遗传因素造成的病理现象，我认为是导致溃疡病再发的重要病理基础。西医最近也开始有人提出溃疡病体质问题。溃疡病复发的周期性变化多发生在冬春、夏秋之交，是因为此期寒热转变陡剧，处于由阴出阳、由阳入阴的天时阴阳转折之际，而不像秋冬、春夏之交那样的有渐移阶段，患者对冷热气候已有较长时间的逐渐适应过程。冬春、夏秋之交，气候的陡变造成了溃疡灶局部血管舒缩状态的急剧变化，使血管痉挛，局部缺血，供能不足。在此基础上，攻击因子作用加强，从而诱使宿疾复发。从这个意义上讲，溃疡应该说是个"寒疡""阴疮"。当胃部得温得按后，或使用温阳建中健脾方药后，改善了胃局部血循环，胃的功能得以振奋，分泌、运动功能得以调整或改善，增强了胃黏膜的抵抗力，使胃酸等刺激因素对溃疡灶末梢神经的刺激得以轻缓或变得无效，从而达到减缓疼痛、促进溃疡修复的目的。这就是中医学说的"血遇寒则凝涩，遇热则淖泽"。这种寒、热，不在于其程度，而在于突变性。

基于上述认识可知，仅溃疡的暂时愈合并没有消除"虚寒"这一基本病理和体质状态，它仍可能是溃疡复发的"温床"，因此不能认为已经从根本上解决了问题而中断治疗。因此当健脾温中法治愈溃疡病后，仍需延用建中温阳、养血活血、止酸这一法则，继续治疗以求彻底消除溃疡病复发的潜在因素，达到"四季脾旺不受邪"，增强胃黏膜自身抵抗能力。相信当溃疡病脱离这种脾胃虚寒体质后，再复发的概率将大为减少。

在巩固治疗阶段，以健脾温中的黄芪建中汤、四君子汤为基本方，常选用炙黄芪 15～30g，桂枝 10g，白芍 10g，炙甘草 6g，生姜 3 片，大枣 5 个，党参 10～15g，饴糖 30g，乌贼骨 30g。根据具体情况增减白芍剂量，如苔白腻，伴脘痞，属寒湿者，量宜少；如苔少或净，胃痛有拘紧感，白芍可用至 15～30g。饴糖为便溏或湿重者不宜。如血虚面白无华，加当归、党参或红参须；便溏，加煨肉豆蔻、炒白术、炮姜炭；寒象重或疼痛明显者，加制附子 10～30g、细辛 6g、当归 10～15g，这类药止痛温阳效果好；外寒诱发者，加苏叶、吴茱萸，加生姜至 10g。

溃疡愈合后，汤药可持续 1 个月左右；以后改为隔日 1 剂，或每周 2～3 剂，间或伍用香砂六君子丸或附子理中丸等成药，连用半年至 1 年（盛夏除外），可望脾胃虚寒证获显著改善和溃疡获得根治。

2. 制酸剂需要坚持作佐使药伍用 十二指肠溃疡患者胃酸较正常人高 3～20 倍，在溃疡愈合期高泌酸毫无改变，即使溃疡愈合以后，泌酸仍然很高。胃溃疡的胃酸分泌虽然多数不高，甚或偏低，但实践证明使用碱性抗酸剂或 H_2 受体阻滞剂仍然有效。虽然制酸剂并不加速溃疡愈合过程，但对改善胃症状、保护胃黏膜等仍有一定作用。H_2 受体拮抗剂使用时能有效控制症状，停药后则易复发，正是由于停药后不能持续抑酸的结果。因此在溃疡愈合后，需继续配用止酸中药，而不管其有无反酸、吞酸等症，因为反酸症状的有无与实际胃酸分泌的高低多不成比例。尽管中药苦辛剂、止酸剂尚缺乏对胃内 pH 值影响的实验和文献依据，但它对改善烧心、泛酸等症状有良好的作用，推测这类药物在抑酸、保护胃黏膜、调整胃的运动和分泌等方面均有促进作用。因此，这类药物作为中医在辨病治疗上的辅助性措施和佐使药物，应予重视。属虚寒者，可选乌贼骨 15～30g，煅龙、牡各 30g，白螺蛳壳 10～30g，甘草 6g；属实属热者，可选浙贝母 10g，左金丸 6～10g（入煎或另吞）；至于瓦楞子、鸡蛋壳、海蛤壳等属性平之品，虚实均可酌选。上述药物一般选取一二味即可。

3. 注意参用活血化瘀药 许多临床和实验资料均证明，溃疡基底及周围的血管血流不畅，导致局部营养、血循环障碍，是溃疡发生、发展和复发的重要原因。

以下的事实有助于说明这一点：当溃疡病并发上消化道出血后，胃痛自然停止，这当然是与血液偏碱性，中和了胃酸有关。但胃癌无胃酸者，出血后为何也能缓解原有的胃痛？显然还存在别的因素。个人认为，出血使瘀血外流，溃疡灶及其周围的压力骤减，是疼痛得以缓解的重要原因。犹如疮、疖、脓肿在切开排脓后，瘀血、脓浊外流，脓腔内张力骤减，改善了局部的血循环，从而使疼痛顿减。

溃疡愈合阶段，局部组织纤维化、瘢痕化，以及溃疡愈合后或反复发作后导致的幽门、十二指肠球、胃角、胃小弯等处的变形和其他病理组织的改变是溃疡复发的重要因素。而这些病理状态或复发因素与中医的瘀血现象有密切联系。活血化瘀药口服后，不仅通过吸收作用于血循环，还可直接接触病灶局部，渗入组织血管脉络，起到直接的化瘀疏浚和修复病灶的作用。因此活血化瘀作为一个重要的辨病治疗手段，在减少后遗症、防止溃疡复发方面，同样具有实际价值。

活血化瘀药究竟在多大程度上降低了病灶内压力、改善了微循环，还需要进一步研究。

瘀血证的表现不一定均有刺痛、部位固定等症状和体征，而刺痛和部位固定也不一定都是瘀血现象。相反，下列情况却可提示有瘀血存在的可能：①性情善郁，寡言内向，这类人唇舌多偏紫暗；②"宿有嗜饮，必有蓄瘀"，这类人舌多紫润；③病程久，或久治少效，对理气药反应差；④痛而拒按，压痛部位固定；⑤有反复胃出血史，或新近便血后仍感胃痛，或出血紫暗有块；⑥舌底青筋显露，舌质呈暗红、瘀滞或映紫；⑦只痛不胀，持续时间长而无规律性；⑧胼胝性溃疡，或反复发作的慢性溃疡、复发性吻合口溃疡。

由于活血化瘀、养血和血药性多阴柔，而溃疡病又多脾胃虚寒，故有时在活血化瘀药物的选用上感到棘手。我认为应掌握好辨证为主、辨病为辅这一基本原则，在用药主次上做到恰到好处；并应注意药物之间相互协调、相互制约等内在的配伍机制。此外，还应掌握初治阶段主要辨证，巩固阶段注重辨病，而且辨病药物应无悖于辨证，即使与辨证相抵触，亦要通过配伍调整到较合适的程度。例如正规内科治疗阶段，有虚寒而无瘀血证，当以小建中汤、良附丸为主方，加当归养血和血，有助于止痛。当经过一段时间治疗，脾胃虚寒证好转，阴柔之活血化瘀药可适当加强，如酌加丹参、红花等。虚寒现象渐除，瘀血征象呈现，或虽无血瘀证，但胃镜等所见病理状态属血瘀象，则宜选用桃红四物饮、丹参饮为主方，痛者可参用失笑散、金铃子散、当归拈痛丸等；瘀痛重者可参用导师董建华教授自拟的猬皮香虫汤合活络效灵丹、手拈散；也可用炙黄的刺猬皮，研末调服，每服2~3g，一日2~3次，具有较好的止痛化瘀和促进溃疡愈合、防止复发的作用。如虚寒与瘀血并见，巩固阶段则以归芍六君子汤或补中益气汤加丹参、红花为主。使用活血化瘀药时，还应注意以下几点：①适当配用行气药，以加强活血行瘀效果；②脾虚便溏者暂缓；③不宜用之过久，尤其兼有脾虚气弱者，应注意与益气健脾药的恰当配伍；④有气滞证时，行气活血药大抵可以用气中之血药或血中之气药代之，如香附、川芎、延胡索、当归等；⑤如便血有块，属瘀伤血络者，选用既能活血又具止血作用的药物，如制大黄、丹皮、花蕊石、蒲黄炭、三七粉、茜草、丹参等。

4. 敛疮生肌药的择机配伍　尽管消化性溃疡不同于肌表溃疡，是由神经、体液等内在的调节机制失调所致，但溃疡的愈合过程均需祛腐生肌，促进组织修复。近年来用治疗外疡久不收口的锡类散等治疗消化性溃疡的报道很多，每次4分，一日2~3次，2~6周的溃疡愈合率在65%~90%之间。认为其作用机理主要是增强胃黏膜的屏障、加速组织修复、促进上皮细胞的增生，并可能有利于幽门螺杆菌的转阴。笔者认为本药主要适用于有热象、瘀象之活动性溃疡；在使用或配用此类药物促使溃疡愈合后，作为巩固治疗，剂量宜减半，并延长疗程至 2 个月左右。但对伴有脾胃虚寒的"寒疡""阴疮",则宜同时加强健脾温阳药物的配伍使用,锡类散的疗程也应适当缩短或减量,可采用每餐前 30 分钟至 1 小时调糊剂口服锡类散,晚上餐后服健脾温中汤药。对反复复发的溃疡、久不愈合的慢性溃疡和术后吻合口溃疡,应以锡类散和健脾温中药为重点,疗程可延至 3 ~ 6 个月,并采用少量多次分服。

(四)结语

溃疡病的发病和复发是多种因素综合作用的结果。此文从中医的角度探讨了防止溃疡病复发的临床见解和方法,相信这些措施如能综合运用,对减少溃疡病的复发必将从措施上得到有力加强。但是综合运用以上法则仍应结合体质类型、天时、地域差别等,从辨证的角度有所侧重、有所取舍和灵活变通。例如活血化瘀药在脾胃虚寒、寒湿内困阶段就很难入选,只能待寒湿证改善后方能逐渐加入。祛腐生肌的锡类散,在虚寒型溃疡病巩固治疗阶段容易受到限制,但如同时加强温中健脾措施,也可使该药得到较长疗程的治疗。止酸药也存在辨证用药的问题。关键在于识证、巧妙配伍和灵活变通。当摸索出稳定的治疗方药后,可将汤剂改制为丸剂守方治疗,有变化时再间配汤药以适应之。需要强调的是,这种预防发的辨病治疗,首先必须基于辨证,在用药组方上,掌握好主次,相信这样会达到更好的预期效果。另外,中医抗消化性溃疡复发治疗,也可试与西药减量同用,既可减少西药的副作用,又可改善患者体质,降低复发率。

(本文原文发表于《中医杂志》1992 年 4 月,此论题首见于国内中医药期刊)

第五节
痞满论治

痞满指心下满而不实，闷塞不通，触之无形而不痛的病证。其证候特征为"心下痞，按之濡"，主要表现为上腹部闷塞胀满，视之无形，触之濡软不痛。临床极常见。西医学中慢性胃炎、胃的功能性疾患、消化不良最多见此证。此外，胃下垂、胃黏膜脱垂、慢性胆囊炎、胰腺炎等也可见此证。大凡胃、肠、肝、胆、胰、心等脏器的器质性或功能性疾病所致的心下、腹、胸部位的痞、满、胀等，大致可参照此辨治。

张仲景论述致病之因，从伤寒立论。但明清以降，及至目前临床所见，痞满更多见于内伤杂病。大凡七情失和，痰、气、食交阻，升降失司，或脾胃不和，寒热错杂，阴阳失调，脾胃虚弱等均可引起痞满。痞满不仅作为一个独立疾病出现于临床，还每与伤寒、暑温、湿温、胃脘痛、反胃、呕吐、噎膈等病证合并出现。

痞满当首辨虚实，实痞为邪气实，有邪有滞；虚痞为正气虚，无邪无滞。辨证要点在病因与证候特征：凡伤寒表邪未解，误下致痞；外邪乘虚入里，结于心下；饮食无度不化；或情志影响气机升降，邪气结于胸（胁）脘；或腑浊不下，浊气上逆，胃失清旷，清气不升；或湿、痰、浊、饮结于心下，影响气机运行，皆属有邪、有滞，按实痞论治。若非上述病因病机，而系中气不足，脾阳或胃阴亏乏，运化气机无力，温煦润降失职，阴阳失调所致痞满，属无邪、无滞，按虚痞论治。在虚痞基础上产生的湿（痰）、热、瘀、气、食滞等，乃属正气虚、邪气实，为虚实兼夹之痞，当消补兼施。

次辨寒热，苔黄腻、黄燥，舌红，其脉关上浮，或滑数、沉弦，恶心，口苦，口渴喜饮，心下灼热满闷者为热，治用泄热泄痞法；舌苔白腻、白滑，或淡黄而滑，舌质淡白或胖，脉濡细或沉迟，口不渴，或渴不欲饮，脘腹畏寒怕冷，受寒而生痞满者为寒，治用温运健脾法；若见脘痞灼热，烧心，嘈杂口苦，但胃中怕冷，畏进生冷，舌淡苔白或淡黄腻者，乃寒热错杂之痞，治用苦辛泄痞法。

实痞需辨邪之性质，消之痞满则除；虚痞由虚所致，补之非一日之功，阴阳气血调之易顾此失彼，难臻恰到好处。更有虚中夹实，实中有虚，邪正消补之权衡和用药轻重亦易出现偏颇，故治疗较为困难。老人脾胃之气已衰，补之不易见效，痞满调治更需耐心和细心，并辅之以正确缜密的生活调摄，方可获效。

虚实兼夹之痞临床较之纯虚、纯实证更多，常见的证候类型有脾虚兼气滞，阳虚兼寒湿，脾虚夹滞，阴虚兼热或湿热，脾虚夹气、湿、痰、瘀等。虚痞兼实邪的治疗原则，应是消补兼施。具体阐述如下。

（一）夹痰湿

佐微辛芳化，而非苦辛通降。虚痞夹痰湿，多由水谷之精不运，或暑湿生冷伤中，或中阳素弱，或气虚及阳，温运气化失职，湿（痰）内滞中焦。中阳亏虚是其本，痰湿困中为其标。症见脘痞，胸闷，身倦，饮食不香，大便或溏，苔白腻等。治当健脾温阳醒中为主，少佐微辛芳化。常用苍术、白术、川朴、砂仁、陈皮、茯苓、白豆蔻、薏苡仁、法半夏、建曲、藿香等。偏于湿热的，少佐芩、连；偏于寒湿的，少佐草豆蔻、干姜。因中虚夹痰湿，而非湿热、痰热，或肝胃气郁化热之实痞，故不用苦辛通降法。

（二）夹积滞

佐化积消痞，而非苦寒下夺。虚痞夹有食滞，多与脾胃虚弱，纳、磨、运无力有关。症见饮食稍有不适，即感痞满加重，食物停于胃脘难下，或饱胀不下，嗳腐，烧心，或食后作泻，但解而不畅，苔腻或浊，脉弦滑或细滑。治当健脾开胃，佐以化积消痞。常用枳术丸、枳实消痞丸加鸡内金、莪术、槟榔等以消补兼施；夹湿滞者，可酌配枳实导滞丸。因部位在胃，而不在肠，虚中夹实，非苦寒下夺治肠胃热结法所宜。

（三）夹热

佐辛苦泄痞，而忌寒凉直折。多与情志久郁化热，偏嗜辛辣和素体木旺等因素有关，也可与胃阴不足相兼。此型与胃阴不足之虚痞的鉴别点在于，心下痞闷嘈杂，有烧灼感是其主要表现，苔多薄黄，单用柔养阴津之药多不易取效。治疗当在甘凉养胃的同时，少佐辛苦泄痞，如酌予少量黄连、蒲公英。黄连味苦能降，寒而不凝，为泄痞要药。蒲公英味甘性寒，入阳明、太阴经，善泄胃火而无碍胃伤脾之嫌，朱丹溪认为其尚可"散滞气"，用之效果满意。此因非邪火犯胃、表邪内陷或胃热内郁所致实痞，故不用寒凉直折，否则虚寒伤中，反增痞满。

（四）夹瘀

宜佐开痹通络，不宜攻逐。虚痞夹瘀多由气虚不能运血，或阳虚络脉失宣，胃络失于气血温养，或平日嗜饮，中气早伤，久则络脉瘀痹，或由气入络。症见脘痞不开，或兼隐隐刺痛，舌多紫黯或有瘀斑，屡用扶中理气药乏效。治当在扶中益气的同时，佐当归、郁金、降香、川芎、橘络、桃仁等辛润通络以开痹，而不用峻逐，以防戕伤中气。

中焦脾胃气虚是虚痞致病之本，也是虚痞最常见的证型。中气虚可发展为中阳虚，胃阴虚有时则与中气虚相兼而成气阴两虚。在此基础上并可产生痰、湿、气、滞、瘀、热等标邪，故临床往往标本夹杂，或标邪重叠。辨证时需根据实际情况而互参之，如中阳虚与寒湿、痰湿，胃阴虚与郁热、湿热、虚热，中气虚与气滞、食积、痰湿、血瘀等等，每多并见，实邪之痰、气、瘀又每互结为患，故不能截然划分，刻板用药。治疗上常需以党参、白术、黄芪、当归、肉桂等益气健脾、温养气血药作为基础，再根据阴阳偏损和病证的兼夹，结合温脾阳、益胃阴、行气通络、清热化湿等法，权衡主次轻重，慎选药物，方能切中病情。

第六节
汗证论治

中医整体辨证在许多方面，特别是对于慢性疾病和西医疗效不佳的疾病，疗效优于以分析为主的西医学，常常能解决他们难以解决的不少临床问题，包括一些奇难杂症，因此常被西方医生和病人称为"不可思议"。在汗证的治疗上同样如此。辨证，强调一个"辨"字，不可见汗止汗，也不能囿于"阳虚自汗，阴虚盗汗"的成例。汗证既属阴阳营卫失衡，则辨别阴阳孰实孰虚、如何失衡是正确指导治疗的关键，其次须考察汗出部位及兼夹症状。一般而言，盗汗患者多寐中汗出，醒来自止，兼见烘热、夜寐不安、口干等症，此则为阴虚汗出。阴虚则不能制阳，虚阳浮越，迫汗外出。然亦有脏腑之异，夜寐不安、口干舌红多属心肾阴虚，虚火内扰，常见于年高之体或更年期综合征；临床又可兼见胃中反酸、心烦、脉弦数者，此属心胃积热，多以标实为主。另有夜间盗汗兼见怕冷、口干不欲饮者，当为气虚脾弱。卫外不固，汗液外泄，清阳不升，津液不能上承，故至于此。与此同时，湿热内困也是汗证一个比较常见的病机，盗汗、自汗皆可见。湿热内蒸所致盗汗，特征在于出汗部位多位于上半身胸背部，皮肤表面湿温，汗黏，口苦，舌苔多呈厚腻。自汗则一般多属卫阳不固，常见形寒肢冷，乏力气短，动辄汗出，又有部分患者兼证奇特，或出现局部汗出明显，如头面、某单侧肢体（上肢或下肢）等，有时更需结合季节时令综合判断。

止汗类中药品种甚多，要根据药性寒热温凉，或补或涩，恰当用药。敛汗药归根结底乃为治标，急则治其标，汗出量多，时久不止，可侧重治标；缓则治其本，汗出可控、新起者，当主要寻找脏腑根源。止汗治标药物有冬桑叶、稽豆衣、糯稻根、浮小麦、碧桃干、麻黄根、五味子、五倍子、龙骨、牡蛎、龙齿等。再根据出汗部位的不同，选用不同药物，如在头部，则用桑叶、黄芩；汗出阴部，则选择黄柏、糯稻根。

总体来说，临床各类证型中，阴虚、阴虚内热、湿热内蒸、气虚卫阳不固、气阴不足、邪热内蒸（包括虚热与实热）六类最为常见。具体而言，对于气虚者，多用黄芪桂枝五物汤益气固表、调和营卫，同时兼佐麻黄根、糯稻根、浮小麦收涩敛汗。心肾阴虚者，主以天王补心丹加减，兼佐稽豆衣、冬桑叶、知母、白薇等。阴虚内热较著者，可在知柏地黄丸基础上加黄芩、地骨皮、银柴胡、白薇等。心肝火旺者，则佐以黄连、山栀、竹叶、莲子心泻肝热清心火。对于出汗多而小便少者，可合用五苓散加减治之。湿热合邪致汗者，祛湿治疗尤为首要，即湿热内困，则以清热芳化利湿祛除病之根源，汗出即止，常用黄芩、黄柏、黄连、山栀、生薏苡仁、佩兰、赤茯苓、滑石、竹叶、金银花等。治标敛汗药的使用，也要考虑其病机要点，例如麻黄根、浮小麦、煅牡蛎等用于湿热内困则欠妥。临床还常见一种类型，属气阴两虚、气分蕴热，常见出汗较多、乏力口干、夜寐不安、心烦、口苦等症，可予当归六黄汤合甘麦大枣汤，再加白薇、地骨皮、丹皮。此类患者最多见于更年期综合征，用药每在一周左右即见显效，随汗出渐止，心烦寐差也有改善。

冬桑叶、稽豆衣、糯稻根三味药物值得特别关注。治疗汗证时，除一般常用之方外，可加冬桑叶一味。冬桑叶，甘、苦、寒，散风热，润肺燥，清肝热抑肝阳。冬桑叶临床常用来治疗风热感冒、温病初起、肺热咳嗽等症，人却不知其尚有止汗之功。《丹溪心法》亦有单用冬桑叶止汗之法："焙干为末，空心米饮调服，最止盗汗"。冬桑叶具有清肝凉肝止汗之良效，每遇汗证用之多验，一般用量在15g左右。

稆豆衣即黑豆皮，历代本草不常见，清《本草害利》谓黑大豆能"补心肾而明目，活血散风，除热解毒，能消水肿，可稀痘疮"，而"料豆之皮，曰稆豆衣，补肾凉血止汗"。在清代至民国苏南吴门一带医家的医案中较为多见，常用以除烦热止盗汗。

再有糯稻根，即糯稻的根及根茎，国内糯稻产区方有此物，如今临床较为常见的止汗药物。叶桂《本草再新》谓其能"补气化痰，滋阴壮胃，除风湿，治阴寒，安胎和血"。常用于阴虚发热、自汗盗汗、口渴咽干，有一定的养胃阴、除虚热和止汗作用。

另需指出，由于全球气候变暖，人们饮食热量增加，加之水土和人文生活环境的变迁，汗出患者虽每多见汗后形寒怕冷，但益气温阳固表药每难获满意效果，此时应参照当归六黄汤组方中的芩、连、柏之意，酌量使用，常能获效。

第七节
口疮论治

口疮辨治以脾胃为本，兼顾心肾。脾胃所主的经络循行最能说明口腔与脾胃的密切联系。平素若过食煎炸辛辣肥腻，食积化热生火，或外邪传内化热，或生活不规律，少寐失眠，心火内炽，均可发作唇舌生疮。现代人群大多劳心太过，起居不节，心火易动，真阴耗伤，肾水不足，日久则成水火未济之象；且又有脾肾素亏，久病不已必穷及肾，故口疮之作与心肾亦连属相关。日常临证在立足脾胃的基础上，还应兼顾心、肾乃至其他脏腑的功能状态。

治疗上以清热为本。实热多见心脾积热与湿热困脾，湿与热相杂，口疮就反复发作，迁延难愈，且治疗亦左右为难。症见溃疡多次反复发作，舌苔白腻或黄腻，脉滑，可兼见下肢酸楚等症。心脾积热者，以导赤散为基础；便秘，加用大黄；苔腻湿重，加滑石；伤阴，舌尖红，加用玉女煎中之知母、麦冬等。湿热困脾者，常用泻黄散、清胃散合方，方中药物多入脾、胃两经。且现代研究表明，石膏、黄连、藿香等药对口腔溃疡有较好的治疗作用。

也有部分患者平素怕冷畏风，却仍口疮常作，此为阳气内郁，不得外达，故化作积热，病在心脾。临证尤当注重问诊环节，绝对不可以见到形寒肢冷即处以温阳之法，反致病情加重。这种病人应当以开散郁热为要，即"火郁发之"，以冬桑叶、白菊花、白僵蚕、柴胡之属解郁散热，再以生石膏、生地、知母、赤芍、白芍、丹皮、黄连等清解心脾积热，方属妥当。又有患者脾肾素亏，排便不成形，畏食生冷，口疮却反复发作，上身头面有炎上之象，下身肚腹有清冷之症。这类属于上热下寒，治疗上应当注重寒热相济、寒温并用，以黄连配肉桂，取交泰丸义，泻南补北，引火归原，必要时更可加制附子、干姜少许为反佐。

还有少量患者，久服清凉不效，口腔溃疡表面敷灰白苔，溃疡周围黏膜肿而不红，疼痛不甚，日轻夜重，伴见气虚脾弱之象。当用平补益气，少加清解，反佐辛热之法，常选用太子参、白术、藿香、黄芩、黄连、肉桂、生甘草等。

确立治疗大法后，还可以参酌加入数味活血化瘀药，尤其是凉血化瘀药，比如丹皮、赤芍、凌霄花之类，往往能彰显疗效。部分患者可见溃疡轻微疼痛，溃疡面周围黏膜充血，可知瘀热兼夹其中，应当配以凉血活血，选用丹参、凌霄花、丹皮、赤芍之类，既能加强清热，又能活血止痛。其中，丹参性微寒而味苦，能去宿血而生新血，尤其适合用于心经瘀热。丹皮性寒而味辛，性寒能入血分、凉血热，味辛能散血瘀结聚。赤芍性寒味酸，长于泻肝火、散恶血。凌霄花性微寒，功能清热凉血、化瘀散结，故而在实热瘀血所致口疮中常常配伍使用。

第八节
湿疹论治

湿疹"本源于湿，再源于热"，湿与热是主要的致病因素，而其中最为关键的为内因之"湿"。此"湿"由多种原因使脾弱不能运化水湿，而水湿浸淫体表所致。"湿性趋下""湿性黏滞"，故多发生于胸、背、腰、胯或下肢及四弯（即肘膝关节），迁延难愈。与此同时，一些特殊部位的局限性湿疹应结合循经辨证来理解，采用皮损辨证和全身辨证结合的方式，方能判断准确。

既然湿疹的基本致病因素在于湿、热，治疗则当以清热利湿为基本大法。具体治疗上，以"龙胆泻肝汤"为基本主方。秦伯未曾经评论："本方以龙胆为君，配合黄芩、山栀泻肝胆实火；木通、车前、泽泻清热利湿，……再用甘草和中解毒，柴胡引经疏气，总的功能是苦寒直折，泻肝火而清利下焦湿热。"稍做加减，便可适用于临床上湿疹常见的各类证型和兼夹症状。

湿疹绝大多数属湿热内蕴，治疗的关键要辨清是热重于湿，还是湿重于热，还是湿热并重。要根据皮损表现和患者各种症状、病程长短，权衡热与湿的孰轻孰重。湿重于热者多见于慢性湿疹，病程往往较长，反复不愈，疹块色暗，可见其基底较厚硬，局部结痂，有抓痕，或见少许渗出。用药可适当减少清热药，而需在基础方上增加车前草、茵陈、泽泻、猪苓、白鲜皮、地肤子、黄柏等。其中黄柏常为首选，既能清热，除湿作用也很强。热重于湿者多见于急性湿疹，或慢性湿疹急性发作，病程往往较短，急性起病，斑疹较密集，色泽鲜红，可在气候热时加重，比如夏季，可兼有心烦口干，脉数。用药可在基础方上加用紫花地丁、连翘、金银花、竹叶、黄柏等清热解毒，白茅根清热凉营滋阴，增加生地剂量清心养阴，以防热盛伤阴。一般还可以加一两味安神药，如枣仁、生龙齿等，利于止痒。中老年患者一般不宜用木通，以防伤肾。

另外，由于本病患者以"先天禀赋敏感者"为多，故临床亦常见本病兼过敏性鼻炎者。我认为二病均属于变态反应性疾病，病机相通，可异病同治，证属湿热兼夹风邪，应在清热利湿基础上佐以蝉衣、僵蚕、防风、苍耳子，以疏风散邪、宣通鼻窍。

在治疗过程中，初诊时的证型会随着治疗的介入与季节转变而变化，因此判断湿热消长需贯穿始终。湿重易致瘀血，热重易致伤阴乃至热盛化毒，需要随时调整治法，方随证转。还有不少患者由脾虚生湿所致，尤其伴有便溏、舌淡胖等症状的时候，治疗要侧重健脾化湿，常用炒白术、炒薏仁、白扁豆、芡实，加用平和之利湿、除湿药物，如茯苓、泽泻、车前子等。此时还需注意两点，一是应注意减少清解药物，以防伤脾助湿，如大青叶、黄柏等峻猛伤脾之品；二是不能见慢性湿疹表面结痂落屑而不敢用健脾燥湿类，如苍术、白术等。在治疗顽固性湿疹、瘙痒无度、皮肤干燥增厚时，推荐选用秦艽丸（乌蛇、秦艽、防风、苦参、漏芦、黄连、黄芪、川大黄，见于《太平圣惠方》卷六十五），因其由风湿浸淫日久，正气渐衰，渐入血分所致，必要时加全蝎、生皂角刺、槐米解毒息风止痒。

临床上对于本病，不论患者属何种证型，祛湿皆为重中之重。我旅居荷兰时，曾治疗过数例这种类型的湿疹，其症可见皮肤潮红、皮损范围广泛弥漫、舌质红、少苔，用药以清热养阴为主，结果越治疗，潮红的皮损范围越大；后转从祛湿为主，佐清热，并去养阴药，湿疹皮损的范围很快缩小、好转。关键的原因，在于前期治疗没有把"湿"作为一个较"热"更突出的病理因素，其结果往往是滋阴则助湿，清热易伤脾助湿，可使湿邪弥散，皮损范围扩大。治疗方法一经转手，则立竿见影。因此辨证要很细心，始终不忘湿疹中的"湿"是最主要的内在因素。有时遇到顽固性湿疹或者小儿湿疹，还可以考虑外治法结合内治法取效，尤其是小儿湿疹，小儿皮肤娇嫩，效果会比较明显。

第九节
白疕论治

白疕，是一种临床以红色丘疹、斑块覆有多层银白色鳞屑的皮损为特征的慢性炎症性皮肤病。相当于西医学的银屑病。

本病的核心内在因素为血热，或因情志不遂，气机郁滞，或因饮食失宜，过食动风之物，或人之禀赋如此，以致热伏营分，或中焦酿生湿热；外部则多为风热、风燥侵袭，劫烁津液，津枯血燥，内外合邪则为病。白疕的血热、血燥并不能截然分开，郁热日久，易耗损阴液，则血枯不荣，故血热过渡到血燥的案例亦较为常见。但需注意，即使内部主要矛盾由血热转化为血燥，依然不能忽略"热"。同时湿也是值得注意的致病因素，尤其长江中下游地区，叶桂云"吾吴湿邪害人最广"即为此意，本病中湿能生热、致瘀、化燥，处理殊为棘手。中焦湿滞，久可郁热；湿阻气血，血滞则瘀，津液不行，燥由此生。湿性黏滞，反复难愈，故本病病程多较长。

临床辨治需要注意局部的皮肤症状，若皮损有类似湿疹样改变，且有明显瘙痒，主要集中于后背、腋部、腘窝等坑洼之处，或皮肤局部肥厚，此为湿重的特点；若以皮损干燥，表面起鳞屑，瘙痒为特点，多为阴血久耗，肌肤失养；若皮损融合成片，表面有液体浸润，有轻度瘙痒，多属湿热；若色灰白，瘙痒不显，多为血燥血瘀之象，此类分布于头面、上半身为多；若局部暗红，瘙痒不甚，多为久病瘀血、瘀热较著。

治疗上，由于血热是内在因素，因此清热凉血是主要治疗原则，或配以活血，或养阴润肤，或利湿止痒。又由于血热与血燥的相关性，清热凉血药和滋阴养血润肤药两者的使用比重对治疗的效果起到重要作用，治疗时要做到滋阴养血润肤而不助湿，利湿解毒不伤阴。

通常组方主药多为清热凉营、活血散瘀之品，如生地、白茅根、丹皮、赤芍、槐米、紫草、大青叶、凌霄花、羚羊角、土茯苓等；湿热重者，以龙胆草、车前子、山栀、茵陈等清热利湿；阴血亏虚可用生地、当归、麦冬、女贞子等养阴清热；久病或肝肾不足者，配制首乌、枸杞子等补肝益肾；聚于四肢关节部者，用秦艽、威灵仙、蜂房、鸡血藤舒筋活血解毒。

尽管阴虚、血热、血瘀是银屑病中最为常见的病机特点，但也有少数情况例外，兼夹湿邪、热邪化毒、脾虚生湿也每常遇见，临床须灵活施治，切忌一病一方。部分患者表现为湿热内蕴，土茯苓常可作主药，用量宜大，多在 30~60g 之间，此药清热除湿，偏于甘淡，不伤脾胃。

用药量方面，本病与其他疾病不同，尤其清热利湿、清热凉血药用量稍大也无妨，所谓有病则病当之。土茯苓、白茅根用量一般在 30~60g，生地、白蒺藜、白鲜皮、鸡血藤、槐米、银花、薏仁、茵陈用量一般可到 20~30g，丹参、赤芍、紫草、露蜂房等药可用 15~20g。

白疕辨证施治，处方用药关键看皮损的表现和全身状况，疗效的好坏与病程的长短关系似不明显，也就是说病程虽长，只要辨证用药得当，同样可以取得较满意效果。

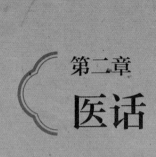

第二章
医话

第一节
幽门不全梗阻出现严重呕吐、痰饮时，
如何发挥中医的治疗优势

幽门不全梗阻大多继发于十二指肠球部溃疡，尤其是幽门括约肌或附近的活动性溃疡，局部充血、水肿、变形、炎性痉挛，使幽门流出道变窄，胃内容物不能顺利通过，上逆而致严重呕吐或淤积而成胃内辘辘有声的痰饮证。也可继发于十二指肠球溃疡瘢痕收缩期、胃黏膜脱垂所致的幽门狭窄等。

个人体会，除了纠正水、电解质、酸碱失衡而需配合西医药外，应充分发挥中医药优势。中医治疗首先应着眼于呕吐而不是痰饮。呕吐得止，反映梗阻的好转或解除，不致继续产生或加重痰饮，恢复胃的功能和体力。若先从痰饮治，"温药和之"不能解除此急重症，饮邪不仅不能速化，反而加重胃的潴积；且温药性偏上升，易加重呕吐。治呕吐症，基本方药不外仲景小半夏加茯苓汤、麦门冬汤、旋覆代赭汤、半夏泻心汤、吴茱萸汤等。基本药物是半夏、生姜、茯苓、代赭石等，需随症加减。如兼热加黄连、黄芩、竹茹，兼寒加吴茱萸、丁香，兼痰浊加陈皮、藿香、白豆蔻，兼气滞加苏梗、陈皮、旋覆花、砂仁，兼阴虚加麦冬、石斛、芦根等。而止呕要药半夏的使用尤需入细，呕而有饮的用姜半夏，痰浊重、苔腻甚的用法半夏，见阴伤用清半夏，气滞夹湿的用半夏曲，痰热重、苔黄腻的用竹沥半夏。半夏剂量宜大，每用至 15～20g。而配伍药物也需据寒热虚实而增减，如寒饮甚的，半夏独重外，生姜可用至 10～15g；呕偏热的，黄连用 3～6g，体虚者代赭石用 15g，体实者可用 30g 以上；阴虚的麦冬用 10g，甚则可用 15～20g 等等。原则上，药味宜少，配伍要精，药量得当，灵活应变；切忌配伍杂乱不当，或因呕甚而任意加量加味，避免损伤胃气。需采用浓煎、少量频服等方法，使药能入胃，逐步发挥效用。

甲氧氯普胺片等西药止呕不如中药辨证，少数由于加强胃窦蠕动而幽门梗阻的基本因素未能解除，反可加重呕吐。故必须充分发挥中医优势，只有在止呕的前提下解除梗阻，痰饮才可望得到疏浚。

（本文原文发表于《中医杂志》1989 年 7 月，有增删）

第二节
肝腹水见严重阴伤时的处理及使用中药的注意点

肝腹水腹胀膨隆的同时伴见舌红少津者在临床不少见，多见于腹水感染、低钾、维生素缺乏等，中西医处理都颇为棘手。西药利尿药容易造成低钾等电解质进一步失衡，而补钾又虑尿少，口服则对已经锐减的食欲不利。若有腹水感染，抗生素大多需要静脉滴注，而补液又会加重腹水。中医治疗中养阴则碍湿，利水则更伤阴。处理不好，这类阴伤型臌胀极易导致阴伤血热络破，出现呕血、昏迷等严重变证。应采用中西医结合以中为主的方法，一方面在权衡有无脾虚和湿热程度的情况下，细心选择养阴柔肝药，如阴虚并脾虚便溏者，可用沙参、麦冬、石斛、山药、枸杞子、生白术、薏苡仁等甘平之品；阴虚而营分有热者，可选生地、玄参、丹皮、水牛角、白茅根、鳖甲等甘凉药；阴虚而湿热盛的，可选茵陈、薏苡仁、芦根、楮实子、马鞭草、猪苓、茯苓、陈葫芦、滑石等甘淡祛湿，利湿而不伤阴之品。另一方面，配合西药利尿，并注意钾钠平衡以减轻病症。务使舌质转淡、舌津转润。舌质转淡一分，则病情好转一分，严重并发症的危险就少一分。而这种舌质转淡、舌津转润是以不造成其他并发症为前提的，切勿急于求成。

使用中药应特别注意以下几点：①切勿一味养阴清热；②不宜一味清利湿热，加重阴伤，或湿热未减，反伤脾胃正气；③腹膨胀时忌香燥破气药，宜辛润行气法，如大腹皮、路路通、枳壳等；④兼有瘀血证，暂缓破瘀消癥，宜辛润养血和络；⑤养阴忌用酸甘化阴，因肝腹水腹压高，胃酸易上逆侵犯曲张之食管胃底静脉，酸类药会增加该危险性，招致意外。

（本文原文发表于《中医杂志》1989年8月，有增删）

第三节
如何看待"五更泻"中西医轻重认识差异

五更泄泻，又称肾虚久泻，久泻伤阳，病及先天之本，肾阳命火不足，不能助脾腐熟水谷，以至黎明五更泄泻，中医视之为重症。而西医则认为该病病程很长，几无恶性可能，当人睡醒后恢复了情绪活动即易产生便意；并且认为大多属功能性腹泻，如肠功能紊乱、肠易激综合征、黏液性结肠炎等，与器质性肠病所致泄泻表现多有不同，故多视为轻病。中西医如此截然不同的认识是因为中医从"证"，而西医从"病"、从实质脏器着眼，是两种完全不同的医学体系所产生的结果。个人认为，这两种不同的认识都有科学的依据，在理性认识及诊治上，不仅不矛盾，相反可相辅相成，互为补充。

西医视为轻病，是在排除了其他肠（胃）道器质性病变，尤其是恶性病变的前提下，对病做出了较清晰的认识，但在治疗上缺乏有效手段。而中医认为久泻不仅影响精微吸收和睡眠，而且在黎明阳气将升未升之际骤然腹痛欲泻，反映了一身阳气之根的肾阳不足甚至衰微的情况，必须温肾固涩、兼用助脾以腐熟水谷。这正填补了西医治疗上的不足。中医对五更泄泻的治疗方法是丰富多样的，首先需权衡脾阳虚、肾阳虚的轻重，权衡是否伴清气下陷、肝气不调，是否夹湿、热、气滞、血瘀。因此在治疗上绝不是单纯四神丸所能治疗的，需根据具体情况选用真人养脏汤、附子理中汤、连理汤、桃花汤、资生丸、升阳益胃汤、痛泻要方、柴胡疏肝饮、少腹逐瘀汤等。治疗法则也绝非温肾止涩所能赅括，而需治泄十法中数法配合，方能适应五更泄泻之同中有异的不同的病机。

（本文原文发表于《中医杂志》1991 年 8 月，有增删）

第四节
慢性腹泻用药经验琐谈

慢性腹泻大多与脾虚有关，久泻伤脾，脾虚则生湿，湿困脾阳，或脾虚及肾，以至脾肾阳虚。这是慢性久泻的最常见病机。笔者认为治疗慢性腹泻，附子、黄连、白（苍）术几乎是必不可少的药物。

首先附子大辛大热，能温阳暖中、逐寒除湿，治脏寒之久泻最为适宜。有些顽固性久泻、虚寒泻患者，非重用附子不能温其阳、逐其寒、祛其湿。该药剂量小则 6g，大则 30g 或以上。由于本药内含乌头碱，对心脏有毒副作用，故老人和心脏有器质性疾病的患者，尤其心脏传导功能失常者宜慎用。凡用 10g 以上，必须先煎。15～30g 一般先煮 1 小时，30g 以上先煮 2 小时。处方一般宜从小量开始，逐渐增加，不宜遽用过大剂量。我曾用附子配伍肉桂、炮姜炭、煨肉豆蔻、炒白术、薏苡仁、炒建曲、煨木香、党参、怀山药等治愈过数例顽固之久泻，取得满意的疗效。在实践中体会到，附子在下列情况下不宜用大量：①形体消瘦，尤其妇女，看似阳虚，其实每夹内火，用之效果不理想；②便中夹有黏冻，尽管有脾阳虚证也不宜过大剂量，宜用小量附子配以清化运脾药，或暂不用；③大便溏者，虽有阳虚证，但解而不爽，或虽便溏但数日一行；④南方温热地带，人多气薄体弱，常兼湿热内火，尽管存在阳虚证，亦不适宜大量使用；⑤老人，心动过速或心律不齐者。

苍、白术的选用与剂量掌握，关键在了解脾虚与湿的因果关系和孰者为主。脾虚生湿，或脾虚为主，用白术；湿盛困脾，寒湿或痰湿为主，多取苍术。剂量小至 6g，大至 15～20g。此时附子作为君药用 6～10g 即可，鼓舞振奋阳气，使湿邪易化易散。"脾健贵在运"，苍术为运脾要药，味苦气香，性温燥，醒脾助运，开郁宽中，疏化水湿。此时再适当配用肉桂、炒薏苡仁、茯苓、川朴、藿香、炒白扁豆、焦神曲等，佐使侧击，标本俱应，可望取效明显。如脾虚与寒湿并重，则苍、白术可同用，各 6g 或各 10g；如苔黄厚浊腻，宜重用苍术与黄连，苍术 10～15g，黄连 6～10g，再适当配用黄芩、茯苓、薏苡仁、藿香、扁豆、车前子等；如苔腻罩黄或苔淡黄腻，不能误认为湿热，而是兼夹脾虚或脾阳虚，此时每取白术与附子、黄连同用。

黄连苦寒坚肠，清化湿热，为治泻要药。久泻尽管一派阳虚寒湿之象，但仍有不少患者主诉服小檗碱（又称黄连素）或方中加用黄连后能短暂见效，盖因本品兼具坚肠健胃、抗菌消炎、燥湿开中等作用。虚寒型久泻在使用大队附、桂、姜、蔻的同时，用少量黄连，不嫌其寒，但取其苦。我每用 3～6g，伍入方中，属辛苦寒热并用，既能泄湿，又能实脾坚肠。尤适宜于大便滞而不畅，苔腻中带黄，便有黏液，或便菌阳性者。黄连用量若大，则苦寒更伤已惫之脾阳，初则或效，久则脾胃必伤，此类弊误临床实不乏见。黄连用 6g 以上，我只用于下述情况：①肠腑湿热较盛，脾胃功能衰而不著者。②虽属中焦虚寒，但久用或重用温阳健运之剂不易取效，或取效后不易巩固，可以一试；效则坚持寒热补泻并用，如虑黄连苦寒量大伤脾戕阳，则宜相应加重附、桂、参、术的剂量。如此配伍，对脾胃虚寒亦大致无妨。③大便虽溏，但解而不畅，一日或二三日一行，肛门有滞胀感，可用较大剂量黄连配伍槟榔、制大黄、肉桂、木香、薤白、白术等同用。

（本文原文发表于《中医杂志》1992 年 11 月，有增删）

第五节
萎缩性胃炎酸类中药的运用

萎缩性胃炎大多胃酸偏低甚至无酸，过去西医多主张用稀盐酸治疗，中医也沿用其说。近年人们通过大量临床和实验研究证明，增加胃酸药物无助于胃酸的增加，但在促进消化，抑制胃肠细菌，减少腐败菌的生长，改善胃胀、泄泻等症方面有一定疗效。

中医中有一些人认为使用乌梅一类酸类药物，能增加胃酸，改变萎缩性胃炎无酸或缺酸这一病理现象；一部分人根据"脾喜燥，胃喜润"的特点，认为萎缩性胃炎腺体萎缩、分泌减少多属胃阴虚，主张养胃阴、润降胃气，于是提出酸甘化阴法。

诚然，萎缩性胃炎由于胃液分泌减少，胃壁变薄，腺体减少，证属阴虚者较溃疡病、浅表性胃炎、胃下垂等常见胃病要多些。但据我们临床观察，此病仍以中虚气滞、脾胃气虚为主要见症，胃阴不足较之脾胃气虚远为少见，如与气阴两虚证合并计算，仍少于气虚证。因此不分证候特点和患者的具体情况，一概用养阴药或酸甘化阴药，我认为是不正确的。另外一点需要指出的是，实际的胃酸分泌与反酸、吞酸症状多不成正比，即少酸、无酸者照样可以有反酸症，而不反酸者并不一定胃酸低，而中医使用酸类药也仅适用于少数实际胃酸分泌少且无反酸症者。

那么，酸类药在萎缩性胃炎患者中究竟如何掌握使用呢？我们的见解是，凡符合下列情况之一者可考虑使用。

1. 萎缩性胃炎经五肽促胃液素等泌酸功能测定，证明基础胃酸和最高酸排量均低，同时患者无反酸症，喜进酸食，或不惧酸类食物，同时无酸敛药物之禁忌证者。

2. 症见舌红无苔、口舌干燥之胃阴虚证，用一般养阴药效果不满意，或引起其他病变如便溏或秘、腹胀、消化不良者。

3. 胃阴虚兼见腹胀或便溏，考虑由过量致病菌生长，产气过多，或胃酸缺乏影响消化吸收者。

4. 萎缩性胃炎伴见泄泻，经用常规方法治疗后泄泻不止者。需要提出的是，实际胃酸分泌的高低与有无反酸自觉症不成正比，酸类药只适用于既低酸分泌，又无反酸症。

（一）酸类药物的具体运用

1. **酸甘化阴法**　酸类药常用的有乌梅、白芍、木瓜、五味子、桑葚子、山茱萸、酸枣仁、藏青果、诃子、石榴皮、山楂、金樱子等。甘类药物常用的有甘草，当然在补气、养血、补阴、补阳等类中药中，还有大量甘药。酸甘化阴法主要指甘草与上述药物的配伍运用，具体运用时要根据病证特点和属性选择配伍。例如阴虚胃痛，需酸甘药缓急止痛者，宜芍药甘草汤，并重用芍药；如见肝肾阴虚，可选用桑葚子、山茱萸、金樱子等；需收敛止泻者，重用诃子、石榴皮、金樱子、山楂；伴咽痛者，宜选藏青果；伴关节肌肉酸痛者，则选白芍、木瓜等；需助消导者，宜选山楂等。

2．辛苦酸热法　即乌梅丸意，适用于萎缩性胃炎伴久泻久痢日久之胃源性腹泻，用常规疗法疗效欠佳，或伴胃痛阵作，可考虑用此法。辛、苦、酸、热诸类药物配合运用，有时可收到意想不到的效果。

（二）酸类药物的禁忌

1．虽有阴虚低酸，但恶食酸者。

2．伴牙痛、胃痛者，酸类药可诱发加重。

3．苔厚腻，大便滞涩不畅，尿涩淋漓难尽，胸闷，气滞湿困明显者。

4．有反酸、吞酸、嘈杂等证者。

5．胃镜下见有胃黏膜糜烂、溃疡，或口腔有溃疡者，有出血或有出血倾向者；肝硬化食管下段及胃底静脉曲张者。应避免酸类药物的腐蚀、刺激作用，致诱发或加重出血。

（本文原文发表于《中国乡村医生》1991 年 3 月，有增删）

第六节
萎缩性胃炎癌前病变如何掌握辨证施治原则

　　胃癌前病变是指一类容易发生癌变的胃黏膜病理组织学变化，即胃黏膜的异型增生和肠上皮化生，主要伴存于慢性萎缩性胃炎。

　　由于医疗条件的改善，确诊萎缩性胃炎的主要手段胃镜和病理检查已逐渐普及，加之萎缩性胃炎系属半生理现象之"加龄病"。尤其60 岁以上老年人，黏膜老化，胃酸、胃液分泌减少，腺体的自然萎缩减少，患此病者几乎占中老年人群的一定比例。20 世纪 70 年代以前，由于胃镜开展甚少，对此病研究比较肤浅，以及其他诊断手段如

X线的不可靠性，盲目引用外来资料等，将萎缩性胃炎视为大病。受萎缩的病理容易癌变和不可逆转的思路影响，造成患者的恐惧心理，因此而错剖胃者临床也存在，其中有些患者带来不必要的后遗症，增添了新的"癌前病变"的可能性。综合近年来大量确切胃镜、病理资料的研究报告表明，萎缩性胃炎数年后发展成胃癌者仅占1%～3%，而且萎缩性胃炎癌变的过程是一个缓慢的病理演变过程，即在发生胃癌前，往往具备癌前病变的病理特点和渐变过程，量变发展到一定程度后，才在多种并不十分确定的因素参与下，突变或移行为胃癌。

许多报告资料认为肠腺上皮化生与胃癌有密切关系，尤其有较广泛的或重度肠腺上皮化生者；细胞的不典型增生尤其是中度以上者极容易癌变。此外，腺体消失的胃萎缩，以及胃酸极低或无酸者，萎缩性胃炎伴多发性息肉者，萎缩性胃炎伴发胃溃疡特别是胃大弯、胃底溃疡者，萎缩性胃炎产生于术后多年之残胃者，以及重度萎缩性胃炎，或伴有情绪忧郁、消化不良、贫血、舌质紫暗有瘀斑瘀点者，加之或有的消化道肿瘤家族史者，这些均应视为萎缩性胃炎中的重症，或可大略将其视为胃癌前病变。

胃癌前病变当以中医药治疗为主，也许受中医药可以逆转萎缩性胃炎为浅表性胃炎的启发，西医过去多数的萎缩性胃炎不可逆转论者已在减少。中医药即使排除了病理活检在部位、数目、深浅等的治疗前后的不可比性因素以外，仍有不少患者可获病理改变，癌前病变也是可以逆转的。对癌前病变，在提高警惕、定期随访、早期发现、早期手术的同时，应积极采用中医药治疗，它不仅可以改善自觉症状和全身状况，而且在一般状况改善的同时可望获病理逆转。当然中医治疗必须建立在辨证施治的基础之上。本病中医临床的最常见证型为中虚气滞证，症见胃脘痞满堵闷，而外无胀急之形，饭后或进食则加重，食后自觉不易消化，有时隐痛无规律，进食或碱性药物不易缓解，可伴形体消瘦、纳少、便溏、胃部发凉、乏力等症，舌多淡白，脉细软，本证型占本病的50%左右。治疗当用健脾益胃，行气散痞法。选用香砂六君子汤（党参、炒白术、茯苓、甘草、陈皮、半夏、木香、砂仁）合黄芪建中汤（炙黄芪、桂枝、白芍、生姜、甘草、大枣）。常用药物有：党参 15g、炒白术 10g、炙黄芪 15g、桂枝 10g、白芍 10g、陈皮 6g、木香 6g、当归 10g、云苓 10g、炙甘草 5g、川连 3g、饴糖 30g。此外，较多见的证型大致有肝胃不和证、气阴两虚证、胃阴不足证、气滞血瘀证、寒热错杂证等，当然还可能出现其他证型。各应随证施治，药随证变，灵活加减，做到有守有变。由于本病病程长，疗程长，故一般在摸索出合适方剂之后，方药要相对固定，必要时可配成丸、散等成药常服，以守为主，以变为次。

需要提出的是，曾有人作了一些不切实际的臆测，认为既然腺体萎缩了，胃液分泌就会减少。根据"脾喜燥、胃喜润"的特性，于是推想本病多阴虚证，主张以养胃阴为主。近年来也有这类报道。据我们临床体会，实际并非如此，脾胃气虚远远多于脾胃阴虚。若不注意根据客观实际辨证，过用养阴药，会导致寒凉伤阳，加重脾胃虚证，出现便溏、腹胀、纳少之候。但同时必须看到，本病尽管脾虚多于阴虚，但毕竟胃黏膜萎缩，变薄变暗，分泌减少，其阴虚又往往是没有症状表现的或多或少的内在因素。故脾虚不能过用甘温、辛热，气滞不可过用辛香、苦燥或开破；而要根据"胃喜润"的特点，适当注意护阴、和阴法则的运用，选用白芍、甘草、乌梅等药。

除了常规的辨证施治以外，一般需在方内加入 2~4 味抗癌中草药。下列药物可以选用：石打穿、半枝莲、蜀羊泉、白花蛇舌草、龙葵、黄药子、海藻、昆布、威灵仙、三棱、莪术、全瓜蒌、薏苡仁、半边莲、紫草、八月札、虎杖、重楼、水红花子、蜈蚣、露蜂房、土茯苓、石见穿、天花粉等。

由于上述药物大多数具有或多或少的副作用，故需要熟悉此类药物的性能，以便与其他辨证治疗药物合理配伍组方，使之不悖其辨证施治原则。例如气滞血瘀明显的，可选用三棱、莪术、八月札、石见穿、石打穿等；热毒明显的，可选用白花蛇舌草、半枝莲、重楼、紫草等。有肿块结节的，可加黄药子、海藻、昆布、水红花子、露蜂房化瘀散结；痰湿偏重的，可选薏苡仁、全瓜蒌、半枝莲等；便秘的，可选虎杖、全瓜蒌等。只有这样，才能既辨证又辨病，辨病不碍辨证，做到既有抗癌防癌，抑制病情发展，又不伤胃，损伤正气，使病情趋于稳定或好转。

（本文原文发表于《中国乡村医生》1991年5月，有增删）

第七节
治疗泻痢如何运用通法和涩法

前人治泻痢，详备十法。大凡淡渗、升提、清凉、疏利、甘缓、酸收、燥脾、平肝、温肾、固涩，几乎尽括无遗。虽"通下"未专列一法，"固涩"列十法之末，但如果通、涩用之得法，往往是提高疗效、解决某些棘手难治性泻痢的关键措施。李中梓（字士材）曾概括说：新感而实者，可以通因通用；久病而虚者，可以塞因塞用。叶桂也说：治痢大法，不过通、塞二义。均道出其中精奥。以下拟结合个人临床心得，就泻痢中如何运用通涩法问题略述浅见，以就正于同道。

（一）通下法的运用

前贤云："后重则宜下，腹痛则宜和""里急后重，须加大黄"。可见通下法多用于以里急后重为主症的痢，而少用于泻。盖"泻随利减"，通过泻滞通腑，缓解肛门急迫，使脓血积滞随大便祛除，从而恢复肠胃正常通降功能。

1. 辨里急后重及方药运用　所谓"里急"，是指腹痛欲便，迫不及待；所谓"后重"，是指肛门胀急，排便不畅。里急后重乃痢疾所必备和特有，是中医所称痢的三大主症之首，也是通下法的主要着眼点。临床必须根据里急后重的性质和特点，结合腹痛、脓血便及其他兼症，辨明寒热虚实，才能正确运用通下。

（1）湿热痢：其里急后重系由湿热下迫大肠，气血壅滞，传导失司所致。本证除里急后重外，还须具备下痢赤白黏液，腹中切痛窘迫，痛甚欲便而至厕难解等症状。在治疗方面，于清肠化湿、调气和血的同时，加大黄（生用，后下，6~10g）、枳壳、槟榔、厚朴等，使"调气则后重自除"；体壮而便仍不畅者，再加芒硝6~10g分冲，常可使急迫后重缓解，对体实初病者用之甚效。二三剂后，滞迫解除即可减少通下药。若因便次频不敢用生大黄，而只增枳、朴、槟榔，则反增滞胀；且行气破滞药少用则效，多用耗气伤阴，逼气于下。此法较抗生素治痢为优，尤其对抗生素乏效者更显其效。前人治痢有忌下之说，须知如不配用涤荡，不仅延长病程、影响疗效，且因积蕴未除，转为慢性菌痢或结肠炎，或暴痢延成休息痢者并不少见。倘初起即荡其湿热邪毒积滞，这类后遗疾患将会减少。若湿热邪毒滞迫肠腑较甚，或热毒、疫毒内闭，病势重笃者，可在补液等措施支持下，以大承气汤合白头翁汤急下逐闭，重剂竭其邪毒。临床尚有不典型之湿热痢，便时滞涩不畅，大便夹黏液，或伴腹中阵痛，或仅见便色深黄秽臭、腹中隐痛。可用芍药汤、香连化滞丸清化湿热，微佐通导。

（2）食积痢：必须具备伤食史，有腹痛即泻，泻后即减，少顷复痛，泻下臭秽如败卵的表现。不典型的可为痛一阵，泻一阵，泻下异臭，泻后自觉通快；或伤食后大便，矢气酸臭。轻者可用保和丸、枳术丸、枳实导滞丸、香连化滞丸、栀连平胃散等化滞消导；重者用木香槟榔丸，或大、小承气汤攻下积滞。

（3）寒湿痢：由寒湿客于肠胃，凝滞气血，肠腑传导失司所致。本证虽有里急后重，但多较轻。表现为脐周拘急而少阵痛，痢下白多赤少或纯白黏冻，或见身困、脘痞、表寒等症。可在平胃散、胃苓汤中加全瓜蒌、薤白以化湿导滞、宣通里气；重者用制大黄配附子，温通行滞。甚者寒积闭结者，可见腹中绞痛阵作，大便闭塞不行，或有少量黏液便，肠鸣亢进，或见肠型。可使用含巴豆的峻泻开闭成药，如三物备急丸、八仙丹（巴豆霜、生附子、皂角、轻粉、丁香、木香、天竺黄、朱砂）等，密切观察。

（4）休息痢：正虚邪实，肠功能失调，下痢乍作乍止，痢止时多有滞下感，或粪块上附有白色黏液。治宜权衡虚实。若七分实三分虚，病邪不尽，可考虑适当运用通下。此时脾气已伤，切不可大下，总以保持大便通畅，不干不稀为度。常用制大黄（6~10g）、枳实、槟榔，或加当归、桃仁和血温润。若三分实七分虚，只宜调补润下，不宜攻下。润下有补中益气汤中的当归、升麻足矣。

2. 辨疑似里急后重症及其治疗　对临床疑似里急后重症而实非者，须详加辨识，明确诊断，区别用药。

（1）虚坐努责：虚坐努责多见于阴虚痢。痢下脓血黏稠，日久不愈，患者时欲排便，然临厕虚坐，努挣难出，或出之甚少，舌红或红绛少津，苔少或剥裂。本证不宜通下，以防耗阴动血。方用驻车丸合黄连阿胶汤，或四物汤加瓜蒌、地榆，养血凉润。如不愈，要考虑是否属清气下陷。

（2）肛门重坠：肛门重坠，排便滞涩不爽，甚或脱肛，多伴便意频数，腹部隐痛，喜按喜暖，舌淡白，脉细缓。此属清气不升，无形之气下迫所致，宜补中益气汤加煨葛根、荷叶。若误用大黄、枳、朴，必致清气更陷，后重下迫难除。

（3）肛门坠胀：肛门坠胀，腹中窜痛或胀痛，痛则欲便，便后痛减，与情绪有关。此属肝脾气滞，下迫大肠。当用痛泻要方、逍遥散加枳、朴，疏肝实脾。

（4）肛门坠迫：肛门坠迫，或兼腹中刺痛，便色发暗，或呈紫黑，或夹血块、污浊之物，解而不畅，多为下陷之气夹瘀毒下迫，要警惕恶变。治用赤小豆当归散、脏连丸合黄土汤化裁。

（5）肛门滞胀急痛：肛门滞胀急痛如有异物，排便不畅或有不净感，或便结如羊粪，或带鲜血。此多为痔核肿胀或肛裂，由热毒或湿热伤络所致，方取槐花散、榆连槐角丸。另须根据病情，给予包括手术等中西医结合治疗。

3．使用通下法的注意事项　年高体弱，或久患脾胃宿疾，或素体虚羸，或小儿疳积，由于脾胃之气亏虚，易受饮食、外寒、劳倦所伤，当其患休息痢、劳痢、虚寒痢时，须慎用或不用通下，以防元气虚陷。血痢日久而伴有里急后重者，不能概认为是温热伤络，临证时必须明辨寒热虚实。多数病例需采用温摄止血，方可奏效。王好古（号海藏）认为寒凉伤中致血痢，不用黄连之类解毒，反予温热之剂，此言值得重视。阴虚痢"切戒攻积之药"（龚廷贤著《寿世保元》），以防耗伤阴血，或伤络动火，痢血不止。本证误用通下可致肛门牵痛，腹中拘急，便意频急。若下后便泄次频，而脓血黏液或里急后重未除，不应过早调补，宜化滞清热，祛其余邪；但若通下过度，以致肛门牵痛，数日不便，又不能误为积热未净而更行通下，宜予平调肠胃，佐以清化。

（二）固涩法的运用

1．常用固涩药物　根据药性功用，大致可分为五类。温中止涩类：煨肉豆蔻、炮姜炭、益智仁。酸收固涩类：酸平有乌梅炭、诃子；酸温有五味子、石榴皮、山楂炭；酸寒有五倍子、金樱子。健脾止涩类：莲子肉、芡实。清肠止涩类：秦皮、地锦草、地榆。涩肠固脱类：罂粟壳、赤石脂、禹余粮、椿根皮、龙骨、牡蛎、枯矾。其中，五倍子、赤石脂、枯矾、椿根皮、炮姜炭、乌梅炭兼能止泻止血，泻痢便黑或夹脓血者可考虑选用。此外，乌梅、山楂炭、诃子、石榴皮、秦皮、地榆有很好的抑制肠道大肠杆菌、痢疾杆菌作用；罂粟壳内含吗啡、罂粟碱等成分，止痛收涩效果好，对无邪无滞之滑泄腹痛甚为适用，每用3～10g，不宜久服；煨肉豆蔻、诃子宜煨以去油，有利止泻。

2．应用固涩法的适应证及方药运用

（1）五更肾泻：多由肾阳命火不足所致，可用四神丸或二神丸（补骨脂、煨肉豆蔻）。但不如补涩兼备的真人养脏汤效果好，阳虚寒甚者加炮姜炭、制附子。对本证的取效关键不在固涩之品的数量或剂量，而重在温肾，祛肾间水寒。除老年、心脏疾病患者制附子宜慎用外，一般可用至（15～20g）/d，此药宜先煎；如能耐受，剂量尚可适当递增。炮姜炭一般用10g。如能耐受姜辣味，可另加生姜10～15g，温中以行散水气，往往可取得较明显效果；但必须配合温补脾肾之参、术、山药、煨肉豆蔻等固本之品，否则即使暂时止泻，也难巩固。当便已成形，可撤固涩药物，略减温阳而增健脾之品。

（2）脾虚久泻或脾肾两亏之泻：脾虚久泻或脾肾两亏之泻为久泻的多数，表现为便溏日行数次，经久不愈，腹有冷感，遇气候阴寒，或受凉，或进食生冷、油腻后加重，舌淡润胖，脉细弱。对此类泄泻患者可用参苓白术丸、理中丸、资生丸、真人养脏汤等治疗。如疗效不理想，可改用温阳固涩为主，常取局方大断下丸（炮姜、良姜、细辛、附子、煅龙牡、赤石脂、煨肉豆蔻、诃子、枯矾、石榴皮）或九照丹（熟地、制附子、煨肉豆蔻、焦姜、吴茱萸、补骨脂、荜茇、五味子、甘草）。若再不效，可考虑用苦辛酸热法或益气升阳法，前者取乌梅汤意，重用乌梅炭15g，并重用附、辛、姜，酌配连、柏、当归；后者可用升阳益胃汤加煨诃子、荷叶炭、炮姜炭。

（3）无邪无滞之久痢：无邪无滞之久痢，属虚寒痢滑脱不禁者，可用真人养脏汤配桃花散、石榴皮同用；属久痢阴伤，痢下无度者，可用驻车丸、黄连阿胶汤加乌梅炭、山楂炭、煨诃子、地榆炭、熟地炭等，酸甘敛涩；血痢无度，阴血既亏，脾阳虚衰，统摄失职者，可用四维散（人参、附子、干姜、甘草、乌梅）或黄土汤配脏连丸，温摄止血；久下脓血便，脏象虚败，摄血无权者，可由脓血便转为血水，此时不能误以为积垢已尽，病趋好转，而是病趋危殆，有并发大出血或肠穿孔之可能，亟须细心调摄，密切观察，可用炒熟的糯米粉

合姜炭末、山药粉、诃子末、人参粉酌量调服，固肠实脾；如脓血不止，脾肾衰败，但湿热余邪仍未尽者，可取乌梅丸配秦皮、地榆炭、赤石脂、煨诃子，或真人养脏汤配秦皮、赤石脂、炮姜炭。

（4）食后倾泻：常见于胃手术后倾倒综合征或胃肠反射性腹泻患者，胃排空加速，肠功能紊乱，食后少顷即泻出稀水状便，多属气虚不能收摄所致，宜用参苓白术散加诃子、罂粟壳、煅牡蛎、芡实等健脾收涩。

（5）暴泻或久泻亡阳：多见于体弱老人和小儿，治用参附龙牡汤加炮姜炭、五味子益气回阳固脱，并可配合补液，或灸气海、关元。

（6）下痢日久亡阴：下痢日久可致阴津衰竭，症见舌红少津，形疲神萎，脉细或小数无力，大便稀而量少，或如涕，或泻频。在用山药、莲肉、北沙参、麦冬、太子参、生白术、白扁豆等甘平养脾的同时，加乌梅炭、山楂炭各15g，五味子、诃子各10g，煅牡蛎30g，芡实30g，以固敛津气。如伴腹胀虚软，便溏夹泡沫，示有肠道致病菌生长或有菌群失调可能，可重用乌梅炭、山楂炭；也可用京柿饼一只，煨熟服，日二次。

辨证施治配合固涩药治疗慢性泻痢，较之西药苯乙哌啶等助消化剂效果好，且无副作用。但必须尽可能明确诊断，尤其要排除肠道恶性病变，切不可满足于见泻止泻。

3.禁忌　收涩药只有在久泻滑泄，邪去正衰时方可使用。下述情况当列为禁忌：暴泻欲脱，但仍有邪滞者；肠腑湿热余邪未净，反复脓血便或黏液便者；因有食积宿滞、湿阻气壅、血瘀癥积、痰火虫积等情况而致腹痛者；兼见尿黄、心烦、胸闷呕恶、舌红苔腻，或有蓄水、蓄血见小腹硬满，尿少不畅者；泻痢而后重，或便下迟滞，肛门胀急者；脏毒或肠垢不尽，或便血有块者；腹胀满，无论硬软、拒按或喜按者；肠鸣音弱，或肠鸣音亢进而伴腹痛阵作者；泄泻、便秘交替，或假性腹泻者；大便检验见有较多脓细胞、红细胞，或细菌培养阳性者。遇有上述情况，当遵"痢无止法"之训。

（三）通涩结合运用

少数情况下，通涩可结合运用，但必须仔细辨证，权衡病机，组方施治。通涩合用常用于下列三种情况：一是湿热未尽又兼脾胃虚寒，症见久痢不止，反复脓血便，服小檗碱（黄连素）后泻痢好转，但腹部怕冷，受凉后易反复。可取乌梅炭、炮姜炭、制附子，配合当归、制大黄、秦皮、石榴皮、黄连，寒热通涩并用。其中秦皮、石榴皮既能清肠化湿，又能收涩止痢，与炮姜炭、附子同用有较好效果。二是老人久泄不止，又有糖尿病或前列腺疾患，尿涩不畅，并随出大便，或大便夹黏液，便意不尽者。可在扶脾益肾基础上，加用芡实、煨诃子、煨肉豆蔻、炮姜炭、当归、牛膝、车前子和少量制大黄。三是阴虚痢兼见咽痛充血者，可重用诃子 12～15g，固涩兼清咽，加少量炮姜炭作反佐，止血止泻，并加当归、阿胶和少量制大黄，取其气而不取其味，凉润泄热。

（本文原文发表于《中医杂志》1989 年 12 月，有增删）

第八节
《温病条辨》养阴护津法探讨

清代吴瑭（字鞠通）以擅温病名世，他慨世医之不精，毅然弃举业医。在其所著《温病条辨》一书中，十分强调温病养阴护津法的运用，明确指出"本论始终以救阴精为主"，所出方药内容极为丰富。探讨其养阴护津法，对指导我们临床辨证用药具有一定的意义。

阴液是人体赖以生存的重要物质基础，大致相当于现代医学的水、电解质和各种营养成分，包括细胞内、外液及消化液等液体成分。所谓"藏于精者，春不病温""冬伤于寒，春必温病"，从生理、病理两个方面反映了人体阴精在免疫机制上的重要意义。温热病邪最易耗津伤液，在温病恣变过程中，几乎均有阴伤现象，尤其在后期表现得更为突出。吴氏指出："温为阳邪……最善发泄，阳盛必伤阴""温病最善伤阴"。凡温、热、暑、湿、燥、火、疫疠等外感病邪侵袭；或发热后汗出、食少、吐泻等耗伤阴液；误汗、过汗、误下、误燥，或滥用淡渗通利；或素禀阴虚之体，以及疮家、衄家、淋家、亡血家等，均可促成温邪化燥生火，伤津耗液。养阴护津法具有扶正祛邪、调整体液平衡的作用，所以在温病治疗中运用机会最多。前贤说过："伤寒为法，法在救阳；温病为法，法在救阴""若留得一分津液，便有一分生机""热病未有不耗阴者，其耗之未尽则生，尽则阳无留恋，必脱而死也"。强调"温病存阴，最为紧要"。可见养阴护津法在温病的治疗和转归预后方面占有极为重要的地位。

吴瑭说："夫春温、夏热、秋燥，所伤皆阴液也，学者苟能时时预护，处处堤防，岂复有精竭人亡之虑"。通观《温病条辨》，除温邪兼夹痰、湿、饮，或素体阳虚误伤凉药者，均需多顾护其津液。

1．辛凉护津法　温为阳邪，最易伤津化燥，故在表证阶段即需注意顾护津液，防止变端。吴氏用辛凉透邪，佐以甘润，即寓护津之意。如风温初起有口渴者，在银翘散或桑菊饮中均用芦根生津；风温在表咳嗽者，于桑菊饮中伍以养阴药；秋感燥气，取桑杏汤轻宣肺卫，配沙参、梨皮凉润；暑温余邪不解，以清络饮芳透，内有西瓜翠衣祛暑护津；咳而无痰者，加麦冬、知母保肺阴，均属辛凉护津法。

2．清热保津法　中焦气分热盛，既忌苦寒直折，又忌滋阴凉遏。因为前者易化燥伤阴，后者滋腻留邪，因此吴氏选用辛凉重剂白虎汤以清热保津。如邪盛伤阴，化源欲绝，见脉浮大而芤，大汗微喘等证，则用白虎加人参汤以清热救津。吴氏说："浮大而芤，几于散矣，阴虚而阳不固也。补阴药有鞭长莫及之虞，惟白虎退邪阳，人参固正阳，使阳能生阴，乃救化源欲绝之妙法也。"邪热深入，气血两燔，又当于清气之中加入甘寒，用玉女煎清热保津兼以养阴。这些均是通过清热，以除阴伤之源，即所谓清热保津法。

3．急下存津法　阳明热结，可劫灼津液，煎熬肾水，当用三承气汤通便泄热，急下存津。凡体瘦质燥之人，感受暑温、湿热，湿从热化，热结中焦；湿温病邪已化燥，现阳明腑实，均需急下以存津。但切忌妄下、过下，以耗伤肠胃之津，故吴氏有数下亡阴之禁。而对于素体阴虚，热结津枯，或半虚半实无水行舟者，吴氏首创增液汤、增液承气汤、新加黄龙汤及护胃承气汤等，以补药之体作泻下之用。他说本论于阳明下证峙立三法："热结液干之大实证，则用大承气；偏于热结而液不干者，旁流是也，则用调胃承气；偏于液干多而热结少者，则用增液，所以回护其虚，务存津液之心法也。"这突出了温病下法的特点，大大丰富发展了伤寒下法的内容。

吴氏针对温病伤阴的不同证候表现和病理属性，提出了甘寒生津、咸寒甘润、酸甘化阴和苦甘合化等养阴法，反映出温病阴伤在不同阶段、不同程度时的辨证立法。

1．甘寒生津法　温病早期或中期，邪热渐解，肺胃津伤，吴氏常选用沙参、麦冬、生地、芦根、梨汁等甘寒多汁之品以生津养阴，代表方剂有沙参麦冬汤、益胃汤等。如太阴、阳明温病，邪退津伤，或燥邪耗伤肺胃，发热、咳嗽痰少、口渴甚者，取沙参麦冬汤或玉竹麦冬汤甘凉濡润而柔养肺胃，或用雪梨浆、五汁饮、牛乳饮等鲜品，轻养肺胃之阴。这类轻灵活泼之品，无滋腻碍胃之弊，含有丰富的水、电解质、多种维生素和其他营养成分，有助于退热，增强抗病能力，消除口渴、尿少等自觉症状，在夏暑季节温病高热阶段，配合运用，可收良效。若温病过程中或温病向愈之际，见有舌绛干不得食，或暮热脉数等胃阴不足之证者，则用益胃汤甘凉柔润，养其胃阴，使胃得复其顺降之性。盖肺为娇脏，性喜清肃，故选沙参、梨汁、麦冬、苇根汁等轻清之品；而胃为受纳之器，以降为治，故用生地、玉竹、麦冬、石斛一类稍重之剂。正如下述评语所言："燥伤胃阴与燥伤肺阴同法，所谓救胃即所以救肺也，……故用药无甚大异，不过治肺则引以清轻药，治胃则引以稍重药耳。"

2．咸寒甘润法　温病后期，由于邪热久羁，劫灼真阴，或误汗津液被劫，助邪深入，伤及肝肾，或温邪久留中焦，克伐肾水，或劳倦内伤，素有肝肾不足，复感温热燥邪，均可导致真阴亏耗，出现低热不退，手足心热，耳聋，神倦欲寐，口燥咽干，齿黑唇焦，舌绛干或枯萎无苔及脉虚细等证。吴氏对此等证候，常用玄参、阿胶、白芍、地黄、龟甲等组成咸寒甘润之剂，填补育阴救液，以加减复脉汤为其代表方。考其方义，乃取仲景温阳复脉之复脉汤灵活化裁，去参、桂、姜、枣之温补，加白芍之酸敛，共奏养液生津、壮水制火之功。大凡肾水枯竭，肝失滋荣，肝风内动，见手足蠕动，或热深厥深、心中憺憺大动、脉细促或沉数者，为下焦温病最严重的表现。所谓"邪气已去八九，真阴仅存一二"，阴竭阳浮，随时有离决之险，治疗亟须咸寒甘润、浓浊滋填，佐以介类潜阳，方宜二甲或三甲复脉汤。若内风暗动，手足瘛疭，阴液有欲竭之势，则重用填阴息风，方如大、小定风珠。如真阴内竭而壮火复炽，见心中烦不得卧等虚实相杂之症者，则于咸寒之中合入苦甘，如黄连阿胶汤，取"一刚以御外侮，一柔以护内主"之义。至于温病后期，邪热深伏阴分不解，见有夜热早凉、热退无汗者，则"不能纯用养阴……更不得任用苦寒"，而宜青蒿鳖甲汤咸寒合入辛凉，入阴搜邪，透热外出。

上述咸寒诸方，有的是以补阴之品为退热之用；有的一面补阴，一面搜邪；有的一面填阴，一面潜阳。吴氏归纳其用法区别为："壮火尚盛者，不得用定风珠、复脉。邪少虚多者，不得用黄连阿胶汤。阴虚欲痉者，不得用青蒿鳖甲汤。"

3．酸甘化阴（敛津）法　当温病津气严重损伤或耗散欲脱时，吴氏常以五味子、白芍、乌梅、木瓜等酸敛药合人参、麦冬、甘草等甘味药配伍，以酸甘化阴、敛气生津。其代表方是生脉散，症见"手太阴暑温……汗多，脉散大，喘渴"。通常亦用于夏令汗出而致津气耗伤之证。吴氏说："生脉散酸甘化阴，守阴所以留阳，阳留，汗自止也。"若太阴伏暑，舌赤、口渴、汗多者，则以沙参易人参，加生地、丹皮，即加减生脉散。由于酸味收涩，易于敛邪，故酸甘法一般只用于虚证，如有兼证，又必须合参他法。如暑邪深入少阴心肾，或肝肾真阴耗灼，而致消渴麻痹者，则主以连梅汤（化裁于仲景乌梅丸），为酸甘化阴兼酸苦泄热法。若暑湿伤气，疟邪伤阴，见"不饥不饱、不便、潮热、得食则烦热愈加，津液不复者"，则用麦冬麻仁汤，以麦冬、知母、首乌之甘寒伍乌梅、白芍之酸，酸甘以复胃阴。倘燥久伤及肝肾之阴，或内伤致燥，乙癸乏源，久虚难复者，则用专翕大生膏，以酸甘佐血肉有情之品，俾肾水充足，龙雷火潜，安其专翕之性。

4. 苦甘合化法 吴氏每取黄芩、黄连、山栀等苦寒之品，与麦冬、生地、玄参等甘寒之品配合运用，以苦甘合化阴气，滋其化源。在具体运用上，每多甘寒重于苦寒，意在防止苦燥伤阴。代表方如冬地三黄汤，常用于阴伤而兼夹邪热，病在上焦而致二便失利者。如阳明温病，肺金受灼，化气维艰，下焦热结，小便不利者，吴氏不用五苓、八正之类淡渗，而用冬地三黄汤，以三黄之苦配参、地、玄参之甘，合化阴气，滋其化源，则小便自通。吴氏指出："热病有余于火，不足于水，惟以滋水泻火为急务，岂可再以淡渗动阳而燥津乎。"对于燥热，也多用冬地三黄汤苦甘合化以滋阴润燥，而不可纯用苦寒。若太阴风温，热渐入里，则于银翘散中加入生地、麦冬保津液；再不解，或小便短者，则加知母、黄芩、栀子之苦寒，与麦、地之甘寒合化阴气，滋上以通下。温热内陷下焦，阴伤滞下，则用加减黄连阿胶汤，以黄连、黄芩苦寒与阿胶、白芍、甘草甘苦合化，立意亦在甘养苦清、育阴祛邪。

以上四法在临床应用时，颇难截然划分。叶天士指出："热邪不燥胃津，必耗肾液。"他主张在甘寒养阴的同时增入咸寒，尤其肾水素亏，虽未及下焦，也应"先安未受邪之地"，使肾阴充足，邪热无传入之机。而肝肾阴伤也必伴有肺胃津亏，故又当于咸寒之中增入甘寒之品。若邪尚有余，或阴虚阳亢，必佐以搜邪或潜镇。综观养阴法与其他方法掺杂应用之例尚多，如清营汤、清宫汤、化斑汤等即属咸寒甘苦合法，符合"热淫于内，治以咸寒，佐以苦甘"之旨；减味竹叶石膏汤、竹叶玉女煎、银翘汤等，则是辛凉甘寒合法；参芍汤，便是酸甘与辛甘相兼并用，再如一甲煎、一甲复脉汤，属咸寒兼涩法；地黄余粮汤，属酸甘兼涩法等等。诸如此类，临床应根据证情，灵活加以掌握。

温病伤阴表现在肺胃上、中焦阶段，只要治疗得法，大多可缩短病程。但如失治或误治，或由于疾病性质、体质因素的特异性，邪热深入下焦，导致肝肾阴亏，见有舌干绛无苔，或干枯瘦薄，或色如猪肝者，治疗较为困难。所以尽管吴氏以大量篇幅阐述咸寒、酸甘救阴以示人重视，但更应重视上、中焦阶段甘寒、甘苦及护阴存津等针对性治疗措施，防止病邪深入。

吴鞠通归纳温病死证不越五条："在上焦有二，一曰肺之化源绝者死；二曰心神内闭，内闭外脱者死。在中焦亦有二，一曰阳明太实，土克水者死；二曰脾郁发黄，黄极则诸窍为闭，秽浊塞窍者死。在下焦则无非热邪深入，消烁津液，涸尽而死也。"其中四条与严重阴伤密切相关，足见阴伤对疾病预后的影响和养阴之重要。临床所见重证温病，如流脑、乙脑、白喉、重症肺炎、败血症、流行性出血热等，当后期表现为严重水电解质紊乱、酸碱失衡、营养代谢紊乱、组织细胞有实质性损害、机体极度衰竭时，大多有低热不退、肌肤干燥、消瘦倦怠、便结尿少、唇焦口裂、舌质枯萎干绛无苔，甚或手足蠕动、时时欲脱等症状。这类患者病程长，预后差，后遗症多严重及死亡率较高。个人体会，如单用西药消炎抗毒、支持疗法、纠正水电失衡、补充高能合剂等，有时疗效并不理想。在心、肾功能不全和基层医疗单位实验室条件较差的情况下，有时也会引起不良后果。而单用中药养阴救液、扶正培本，虽更为积极主动，但一时也难速效。权衡之下，两者配合或交替使用，可互补长短，相辅相成，提高疗效。

温病的病后调理，虽然以养阴为主，但如素体阳虚或误伤寒凉，见有阳虚证者，又"不可固执养阴之说，以灭其阳火"。气液两亏者，又当于养阴之中配以益气，选用三才汤、加减补中益气汤等。

发热可致阴伤，阴伤可致发热，进一步可导致恶性循环。故必须正确处理清热与养阴两者的关系。当发热表现为矛盾的主要方面时，以清热祛邪为主，邪去则正安，清热即所以养阴；当阴伤表现为矛盾的主要方面时，需根据阴伤程度，甘寒、咸寒、酸甘等法随之，此即所谓扶正以祛邪，养阴有助于清热；当邪热阴伤并重时，则当清热养阴两顾之。

吴氏的养阴护津法是对叶天士等温病学家学术经验的整理、充实和提高，因而不能忽视叶氏的成就。尤需指出的是：运用本法必须参考叶氏的辨舌经验，重视舌诊在阴伤辨证上的重要性，但又不能过于信守。因目前临床使用输液机会较多，温病舌象变化并非那样典型。临床必须结合四诊，防止对病情估计不足而症重药轻，以致失去救治机会。

（本文原文发表于《江苏中医杂志》1981年第2期，有增删）

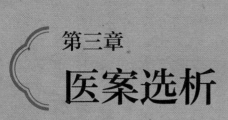

第三章
医案选析

第一节
脾胃病证

一、久泻

久泻，又称慢性泄泻，是指反复发作、久泻不愈的泄泻。患此病者，短则数月，长则数十年，缠绵难愈，影响患者生活质量。慢性久泻多为脾虚生湿，健运无权，或在脾虚基础上，肝气乘脾或肾阳不能助脾腐熟水谷所致，多属虚证或虚实夹杂。西医学消化系统的功能性或器质性病变所导致的慢性腹泻，如慢性肠炎、慢性结肠炎、功能性腹泻、小肠吸收不良综合征、胃源性腹泻、慢性细菌性痢疾、肠道病毒感染、肠道菌群失调等都与本病有关联。

1. 寒湿伤脾证

案例1

张某某，男，62岁。

初诊（2020年7月20日）：

吹空调后易腹泻，胃中怕冷，平时大便偏溏。舌苔腻，舌质嫩，脉细。此为脾阳素亏，外受风冷。治当温运燥脾。

处方：藿香 10g，苏梗 10g，肉桂 6g，白芷 10g，陈皮 10g，茯苓 15g，法半夏 10g，炒苍术 12g，炒白术 12g，制附子 10g，干姜 10g。7 剂，每日 1 剂，分两次服用。

二诊（2020 年 7 月 27 日）：

胃中已适，大便正常，耳鸣时作。上方加磁石 30g。7 剂。

案例 2

吕某，男，56 岁。

初诊（2020 年 7 月 9 日）：

多年来进食隔夜食物即腹泻，尤其夏季多见。苔腻，舌偏淡暗，脉濡细。此为脾虚夹湿之证。

处方：藿香 10g，苏叶 10g，炒白术 15g，陈皮 10g，茯苓 15g，厚朴 10g，大腹皮 15g，半夏 10g，焦神曲 12g，白扁豆 15g，黄连 6g，炙甘草 6g。7 剂，每日 1 剂，分两次服用。

二诊（2020 年 7 月 16 日）：

药后大便好转，大便呈"油"性。舌脉同前。油性状大便，湿之象。上方去炙甘草，加草豆蔻 10g。7 剂。

三诊（2020 年 7 月 23 日）：

药后大便明显改善，大便"油"状已除。上方 7 剂。

四诊（2020 年 7 月 30 日）：

"油"状便未再出现，余无不适。上方 7 剂以巩固。

按：例 1 辨为寒湿困脾为患。治当温运燥脾，兼以疏风散寒。方仿藿香正气散、附子理中丸意，均获显效。例 2 为饮食不节致病，饮食因素为夏季胃肠道常见致病因素。寒湿伤脾，亦以藿香正气散合半夏厚朴汤化裁。二诊见便质呈"油性"，为湿浊较盛，去炙甘草，加草豆蔻燥湿行气温中。三诊即愈。

2．脾虚湿困证

案例 1

王某某，男，47 岁。

初诊（2012 年 12 月 24 日）：

腹泻四年余，服用盐酸洛哌丁胺胶囊（易蒙停）即止，上午腹泻 3～4 次，早饭后即泻，质稀，量少，有气排出，春季加重，冬季略好转，舌苔薄白。此为脾虚湿困，寒热错杂。治拟清肠化湿调气，健脾除湿，兼调寒热。

处方：黄连 6g，黄芩 10g，银花炭 10g，木香 10g，槟榔 10g，白扁豆 15g，生薏苡仁 30g，山药 15g，焦楂、曲各 12g，陈皮 10g，砂仁 6g，制附子 10g，肉桂 6g，炮姜炭 10g。7 剂，每日 1 剂，分两次服用。

二诊（2013 年 1 月 7 日）：

服药后腹泻明显改善，大便成形。停药后尚有反复。上方 14 剂巩固之。

案例 2

童某某，男，37 岁。

初诊（2012 年 7 月 23 日）：

慢性腹泻 2～3 年，稀溏而散，有时呈黏冻样，腹中隐痛，口中发甜，进食油腻及生冷后即泻，舌暗，脉弦。此脾虚脾阳不振，湿邪郁久化热，寒热错杂，运化失司之征。

处方：制附子 10g，炒白术 15g，苏梗 10g，木香 10g，槟榔 10g，黄连 6g，黄芩 10g，银花炭 15g，马齿苋 15g，炮姜炭 10g，肉桂 6g，炒薏苡仁 30g，焦山楂 12g，怀山药 15g。7 剂，每日 1 剂，分两次服用。

二诊（2012年7月30日）：

大便好转，渐成形，口干，口黏好转。上方加厚朴10g。7剂。

三诊（2012年8月6日）：

大便已成形，自觉明显好转，舌暗，脉细。仍守原法。继服前方7剂巩固。

案例3

王某某，男，53岁。

初诊（2019年4月15日）：

大便日行5~6次，量少，解之不畅，进生冷则胃中不适。胃镜示：浅表性胃炎伴糜烂。无饥饿感，胃胀。舌质暗，多瘀点，脉弦。

处方：炒白术15g，炒薏苡仁30g，白扁豆15g，黄连6g，六神曲12g，茯苓15g，姜半夏10g，陈皮10g，白芍10g，乌贼骨15g，桂枝10g，制附子10g。7剂，每日1剂，分两次服用。

二诊（2019年4月23日）：

大便明显好转，日行1~2次，仍溏，解便已通畅。上方去黄连、白芍，加肉桂6g，芡实30g。7剂。

三诊（2019年5月1日）：

大便日行1~2次，稍成形，反酸，进食荤菜后大便易溏，舌苔白厚腻，脉弦。治以温健除湿为主。

处方：炒白术15g，炒薏苡仁30g，白扁豆15g，黄连6g，焦神曲12g，茯苓15g，姜半夏10g，陈皮10g，草豆蔻10g，制附子10g，肉桂6g，芡实30g。7剂，每日1剂，分两次服用。

四诊（2019年6月12日）：

药后大便成形，日行1~2次，停药后大便溏，苔白厚腻。此系脾虚湿困，中焦运化失司。当减温阳之品，稍用桂枝通阳除湿。上方去制附子、肉桂、草豆蔻，加炒苍术10g，砂仁6g，桂枝6g。14剂。

按：以上三例为湿困脾弱证，本证多因湿重困遏中焦，使脾气不伸，或久泻脾虚，脾虚生湿，再因内外致湿的诸种因素，如素嗜肥甘油腻、形体肥胖等，使湿困、湿滞较脾虚更为突出。方拟二陈平胃散或胃苓汤加减，燥湿实脾。大便不爽，或肛门有滞胀感，或便溏矢气多，矢气时未见稀便带出，均属肠道夹有湿热之象。此时配黄连等苦燥清肠作为反佐，往往可达较满意效果。如案例3，摄入荤菜等油腻食物后诱发腹泻，不可误为脾阳虚乏而单纯加以温补，需佐黄连坚肠。此外，湿重偏寒，苔白厚腻或苔白水滑，加炮姜炭、桂枝、草豆蔻。脾虚夹湿兼风证，如见肠鸣辘辘，苔厚腻，或食已即泻者，也可于健脾止泻中适当加升阳化湿药，如防风、羌活、苍术、川朴、葛根，或改用升阳益胃汤。因风能胜湿，其中苍术为运脾要药，味苦气香性温燥，燥脾助运，开郁宽中，疏化水湿。

3. 肠道湿热证

案例1

周某某，男，49岁。

初诊（2017年3月21日）：

大便常溏，每日一行，质黏，便后有肛门滞胀不适感，有痔疮史。舌红，苔黄腻，脉沉细。为肠腑湿热内滞证。

处方：黄连6g，枳壳10g，槟榔10g，大腹皮15g，厚朴10g，炒黄柏10g，熟大黄10g，炒白术10g，木香10g。7剂，每日1剂，分两次服用。

二诊（2017年3月27日）：

大便已成形，肛门不适好转，舌暗，苔腻，脉沉。继服前方7剂。

三诊（2017年4月11日）：

大便已正常，无其他不适。舌淡嫩，苔薄白，脉细。上方去厚朴、大腹皮，加黄芩10g，生地榆15g，槐米20g。7剂。

按：大便质黏，便后肛门滞胀感，有痔疮史，为湿热滞于肠腑，治宜清肠化湿，配以通因通用，取枳实导滞丸意，每能邪祛便实。

案例 2

陈某某，男，29 岁。

初诊（2020 年 5 月 26 日）：

结肠镜检查：直肠炎。近两年来大便有黏冻，便中带血，日行一次，偏溏，纳可，形体较瘦弱，舌嫩红，苔稍腻，脉细数。此乃肠腑湿热伤络，兼见脾虚之象。

处方：黄连 6g，白头翁 20g，生地榆 15g，仙鹤草 30g，党参15g，墨旱莲 15g，荷叶炭 15g，槐米 20g，地锦草 20g，生黄芪 30g，焦山楂 12g。7 剂，每日 1 剂，分两次服用。

二诊（2020 年 6 月 2 日）：

便血改善，大便成形，舌脉同前。上方加生白术 10g。7 剂。

三诊（2020 年 6 月 11 日）：

大便中已无血液、黏液，脉细略数。上方去墨旱莲。7 剂。

四诊（2020 年 6 月 25 日）：

大便正常，久坐后肛门有潮湿感，脉细略数。上方去焦山楂、荷叶炭，加炒苍术 15g，7 剂以巩固。

按：直肠炎、结肠炎类疾病多见黏液脓血便，质稀溏，病久往往兼见脾虚之象。治以清泄肠腑湿热，稍佐健脾扶正之品，标本兼顾。其中仙鹤草一味能行能止，善止血，并具治痢、强壮之功，对湿热型慢性泄泻兼见出血较为适宜。

案例 3

周某，男，33 岁。

初诊（2019 年 3 月 25 日）：

大便日行 3~4 次，已延多年，偏溏，质黏，解便欠通畅，舌淡红，脉细。肠腑湿热，久则脾虚，宜当兼顾。

处方：黄连 6g，黄芩 10g，葛根 15g，木香 10g，枳壳 10g，熟大黄 10g，薏苡仁 30g，白扁豆 15g，马齿苋 20g，焦神曲 12g。7 剂，每日 1 剂，分两次服用。

二诊（2019 年 4 月 3 日）：

大便减为每日 1~2 次，便中水分减少，但仍未成形，解便已通畅，舌脉同前。仍守前法。上方去熟大黄，加炒白术 15g。7 剂。

三诊（2019 年 4 月 29 日）：

药后大便日行 1~2 次，已成形。自诉饮白酒后或天热后大便好转。似示脾阳渐亏。

处方：黄连 6g，黄芩 10g，制附子 10g，干姜 10g，炒白术 15g，白扁豆 15g，薏苡仁 30g，焦神曲 12g。7 剂，每日 1 剂，分两次服用。

按：本例慢性泄泻，质黏欠畅，病机为肠道湿热，通降失司，治拟清肠化湿，通因通用。方以葛根黄芩黄连汤为主，加马齿苋、熟大黄清肠导滞，稍佐白扁豆和脾化湿。二诊腑气渐通，去大黄，加白术以健脾止泻。三诊患者述饮酒、天热得好转，示日久脾阳渐亏，湿热余邪未净。宜寒温并用，苦辛合方，芩、连、附子、干姜合用，祛邪扶阳较为妥切。

4．脾阳亏虚证

案例 1

熊某某，男，32 岁。

初诊（2017 年 8 月 14 日）：

晨起腹泻，大便偏溏，日行 1~2 次，已延多年，解便通畅，进生冷易加重。舌淡红略胖，苔淡黄腻，脉细。久泻脾阳渐亏，拟健脾温中为主。

处方：党参 15g，炒白术 15g，茯苓 15g，干姜 10g，怀山药 15g，炒薏仁 30g，莲子肉 10g，芡实 30g，砂仁 6g，制附子 10g，焦楂、曲各 12g。14 剂，每日 1 剂，分两次服用。

二诊（2017 年 8 月 28 日）：

大便已成形，日行 1~2 次，手心湿疹，有少许水疱，轻痒。上方去莲子肉、五味子，加车前子 15g。7 剂。

案例 2

陈某某，女，42 岁。

初诊（2012 年 9 月 18 日）：

患者诉自 2000 年左右因受凉引起腹泻，后反复发作，经中西医多方治疗未效。患者四季畏寒，不敢进食生冷之物，解稀溏便，日行 2 次，解便通畅，面色无华，舌淡，脉细。为寒凉伤阳，中阳不振之候。

处方：制附子 10g，肉桂 6g，炮姜炭 10g，补骨脂 15g，煨肉豆蔻 10g，五味子 10g，党参 15g，炒白术 15g，山药 20g，木香 10g，焦楂、曲各 12g，炙甘草 6g，大枣 15g。7 剂，每日 1 剂，分两次服用。

二诊（2012 年 9 月 24 日）：

药后大便即成形，日行一次，解便通畅，平时肢冷。上方加煨诃子 10g。7 剂，继服巩固。

案例 3

黄某某，男，54 岁。

初诊（2012 年 10 月 24 日）：

大便日行 2～3 次，质溏，便前腹中隐痛，不能进食生冷油腻，病延十余年，苔腻，舌偏淡。久泻脾阳亏损，内生寒湿。拟温阳健脾，温散寒湿。

处方：制附子 10g，干姜 10g，炒苍、白术各 12g，煨肉豆蔻 10g，藿香 10g，苏叶 10g，厚朴 10g，姜半夏 10g，茯苓 15g，焦神曲 12g，砂仁 6g，泽泻 10g，黄连 6g。7 剂，每日 1 剂，分两次服用。

二诊（2012 年 10 月 31 日）：

大便已正常，一般情况良好。上方加肉桂 6g。7 剂。

三诊（2012 年 11 月 7 日）：

大便已正常，进食油腻后不适，便前腹中隐痛。上方加木香 10g。7 剂。

按：脾阳不振几乎占慢性久泻之半。如辨证用药得当，80%左右可获满意效果，少则1周内可控制，久则数周。案例1以腹泻、进食生冷加重为主要症状，考虑虚寒性泄泻，辨证属于"脾阳不振"，选方以参苓白术散合附子理中丸加减。服药两周后大便已明显改善，由于手心有湿疹，故去收敛作用的莲子肉、五味子，加车前子利水渗湿。案例2以附子理中丸、四神丸合真人养脏汤意化裁组方，获显效。案例3除脾阳不振外，兼苔腻等寒湿征象，除附、桂、姜外，另加藿朴夏苓汤意。

5．脾肾阳虚证

案例1

徐某某，女，36岁。

初诊（2012年9月10日）：

进食生冷油腻后腹痛、腹泻，清晨即欲便，病情十余年，稍有腹胀，形瘦，面容清癯，舌淡，脉沉细。脾肾阳亏，水谷腐熟无权。

处方：制附子10g，炒白术15g，党参15g，干姜10g，补骨脂15g，肉桂6g，吴茱萸6g，煨肉豆蔻10g，益智仁10g，木香10g，砂仁6g，陈皮10g，焦楂、曲各12g。7剂，每日1剂，分两次服用。

二诊（2012年9月18日）：

大便正常，腹胀未作，唯胃脘隐隐不适，舌淡，脉细。仍予前方，再服7剂。

案例2

陈某，女，42岁。

初诊（2012年9月18日）：

腹泻，受凉后引起，初次泄泻发生于12年前，平时形寒怕冷，不敢进食生冷，多次治疗反复不愈。刻下症见：解稀溏便，日行2次，面色无华，舌淡，脉沉细。为脾肾阳虚，运化失司之象。

处方：制附子10g，肉桂6g，炮姜炭10g，补骨脂15g，煨肉豆蔻 10g，党参 15g，炒白术 15g，山药 20g，木香 10g，焦楂、曲各 12g，炙甘草 6g，大枣 15g。7 剂，每日 1 剂，分两次服用。

二诊（2012 年 9 月 24 日）：

药后大便即成形，日行 1 次，平时肢冷。上方加煨诃子 10g，继服 7 剂。

三诊（2012 年 10 月 2 日）：

大便已成形，日行 1 次，唯夜寐差，小腿皮肤瘙痒，局部浅红疹，舌淡，脉细。稍佐清利。

处方：制附子 10g，干姜 10g，炒白术 15g，山药 15g，生薏苡仁 30g，茯苓、茯神各 15g，车前子 15g，白鲜皮 15g，远志 10g，炒枣仁 20g，焦楂、曲各 12g。7 剂，每日 1 剂，分两次服用。

四诊（2012 年 10 月 9 日）：

大便好转，偶仍有便溏，日行 1 次，夜寐好转，小腿皮肤瘙痒已除，浅红疹消失，皮肤光滑，口唇经常裂口疼痛。上方加煨肉豆蔻 10g，黄连 6g。14 剂。

五诊（2012 年 10 月 24 日）：

大便已成形，下肢皮疹已消除，夜眠已正常，月经血块多，腰酸明显，舌淡嫩，边有齿痕。上方加泽兰 12g，生山楂 15g。14 剂。

案例 3

蒋某某，男，51 岁。

初诊（2020 年 4 月 6 日）：

自幼易腹泻，平时形寒怕冷，进食生冷则大便次数明显增多。刻下症见：大便日行 2～5 次，第一次解便均在清晨，大便稀溏，有时腹部隐痛，解便通畅，稍活动易出汗，形体消瘦，舌质淡，脉沉细。治拟温肾健脾，涩肠止泻。

处方：制附子 10g，肉桂 6g，炮姜炭 10g，党参 15g，炒白术 15g，煨肉豆蔻 10g，补骨脂 15g，木香 10g，山药 20g，白扁豆 15g，焦楂、曲各 12g，浮小麦 30g，糯稻根 15g，炙甘草 6g，大枣 15g。7 剂，每日 1 剂，分两次服用。

二诊（2020 年 4 月 13 日）：

药后大便次数减为日行 2～3 次，渐成形，出汗减少，畏寒，精神差，舌淡，脉细。上方加炙黄芪 30g，煨诃子 10g。7 剂。

三诊（2020 年 4 月 20 日）：

大便基本成形，偶溏，日行 1～2 次，出汗已止，精神好转，舌淡，脉细。上方去浮小麦、糯稻根，加芡实 30g。7 剂巩固。

四诊（2020 年 4 月 28 日）：

大便已成形，日行 1～2 次，精神好转，一般情况可，舌淡，脉细。上方继服 30 剂。

按：以上诸例，常因受凉或摄入生冷、油腻食物而发病，迁延数年不愈。久泻脾阳受损，进一步由脾及肾，脾肾之阳皆亏。本证多见于禀赋素弱，或阳亏之体，或老年阳火已残，久泻后容易由脾及肾以致命火衰微，火不暖土，影响肾关开合和脾的运化。五更泄泻为较特殊的症状，五更初醒，即感肠鸣腹痛，急欲登厕，泻下清稀或完谷，泻后即安。但临床并不一定皆具备，更为常见的是久泻滑泄不禁，伴腹部畏冷，形寒面白肢冷，腰酸乏力头晕，食少腹胀，大多呈舌淡苔白，脉沉细无力。一般治法以温肾健脾、涩肠止泻为主，用附子理中汤合真人养脏汤、四神丸化裁，处方剂量为制附子 10～30g（10g 以上宜先煎 1～2 小时）、煨肉豆蔻 10g、炮姜炭 6～15g、肉桂 6g、补骨脂 10～15g、吴茱萸 3～6g、党参 15g、炒白术 15g、煨木香 6g、炙甘草 6g。上述案例较典型，初诊拟方皆基于此。本证疗效不如单纯的脾阳不振，部分患者势极顽固，易反复。取效关键往往在于附子的剂量。据临床实践，四神丸传统剂似不如真人养脏汤效果好，在后者基础上加附、姜等，常可取效。

6. 寒热错杂证

案例 1

张某某，男，24 岁。

初诊（2012 年 7 月 10 日）：

腹泻已久，不能进食生冷，大便一日 2～3 次，偶有脐周隐痛，舌红，苔腻，脉弦。脾阳渐亏，寒湿气滞中阻，湿邪郁久化热。拟温阳除湿为主，少佐清肠。

处方：制附子 10g，肉桂 6g，干姜 10g，黄连 6g，炒白术 10g，藿香 10g，苏叶 10g，大腹皮 10g，陈皮 10g，茯苓 10g，姜半夏 10g，白芷 8g，焦楂、曲各 12g。7 剂，每日 1 剂，分两次服用。

二诊（2012 年 7 月 30 日）：

大便转实，腹痛已除。上方继服 7 剂。

三诊（2012 年 8 月 6 日）：

大便转为一日 1 行，腹胀已除，舌红，苔腻化薄，脉弦。仍当寒温并用。

处方：制附子 10g，炒白术 12g，山药 20g，肉桂 6g，当归 10g，白芍 10g，木香 10g，黄连 6g，黄芩 10g，银花炭 15g，炒薏苡仁 30g，白扁豆 15g，焦楂、曲各 12g，陈皮 10g。7 剂，每日 1 剂，分两次服用。

四诊（2012 年 9 月 11 日）：

大便已成形。前方再服 7 剂。

五诊（2012 年 9 月 19 日）：

大便已正常，腹痛消除，目前无自觉不适，舌红，苔薄，脉弦。上方 7 剂，巩固疗效。

按：脾阳亏损显见，肠道湿热之兼证唯有舌脉可资辨识。如专重温补，反可见便溏黏滞不爽，便次增多。此类教训不属个别。

案例 2

张某某，女，40 岁。

初诊（2019 年 8 月 27 日）：

溃疡性结肠炎病史十余年，肠镜示溃疡性结肠炎（直肠型），病理检查示（直肠）急慢性炎症伴糜烂及渗出；胶囊内镜小肠未见明显异常，浅表性胃炎伴胃窦糜烂。刻下症见：大便日行2~3次，脓血便，血色暗红，有凝血块，大便成形，解时通畅，有轻度里急后重感，不能进生冷及刺激性食物，贫血貌，舌质淡，苔薄腻，脉细。属脾虚，肠道湿热，当寒温并用。

处方：黄连6g，肉桂6g，槟榔10g，炒白芍10g，木香10g，黄芩10g，白头翁30g，仙鹤草30g，制附子10g，党参15g，苦参15g，炮姜炭10g，当归10g。14剂，每日1剂，分两次服用。

二诊（2019年9月16日）：

小腹坠胀好转，大便欠畅，肛门坠胀感，日行2~3次，有时夹有黏液脓血。仍当寒温并用，调气和血。上方去当归10g，加防风10g。继服14剂。

三诊（2019年10月22日）：

大便中仍夹血，大便偏稀，次数减少，有黏液，不能进生冷，肛门坠胀感。上方去苦参，加白术10g。14剂。

四诊（2019年12月3日）：

大便已正常，未见黏液血丝，左下腹隐痛，夜寐差，舌偏淡，脉细。上方去防风，加炒枣仁20g。14剂。

五诊（2020年5月28日）：

大便已正常，黏液脓血便已除，腹中气多。

处方：黄连6g，黄芩10g，肉桂6g，木香10g，槟榔10g，白头翁20g，苦参10g，党参15g，生白术10g，陈皮10g，制附子10g，干姜10g。7剂，每日1剂，分两次服用。

六诊（2020年6月10日）：

复查肠镜：肠腔未见明显异常。

按：直肠、结肠疾病是临床常见的久泻疾病，此例为肠道湿热蕴结，通降失司，素体正虚，脾阳不振，治当寒温并用，调气和血。黄连、黄芩、白头翁、仙鹤草、苦参清热除湿、凉血止血，肉桂、附子、炮姜炭温运脾阳，木香、槟榔理气导滞，白芍、当归养血和血。溃疡性结肠炎多参照久痢治法，清肠化滞，调气和血，兼顾脾土，权衡主次用药。忌兜涩，忌见血止血。宜参"痢无止法"原则。

案例 3

杨某某，男，38 岁。

初诊（2013 年 1 月 16 日）：

晨起解大便 3～4 次，晚上有便意感，蹲厕则舒，大便有时偏溏，平时不能进生冷。舌淡白，苔腻罩黄，脉细弦。脾虚脾阳亏损，肠道湿热兼夹，治当寒温并用。

处方：黄连 6g，干姜 10g，制附子 10g，山药 15g，白扁豆 15g，炒薏苡仁 30g，炒白术 10g，木香 10g，厚朴 10g，焦楂、曲各 12g，黄芩 10g，槟榔 10g，制大黄 10g，炙甘草 6g。7 剂，每日 1 剂，分两次服用。

二诊（2013 年 1 月 23 日）：

便意频症状消除，便次减为 2 次，水分减少，舌淡红，脉细。上方 7 剂。

按：晚间便意感，蹲厕则舒，属肠道湿热郁滞之象。

案例 4

朱某，男，19 岁。

初诊（2012 年 8 月 8 日）：

形体消瘦，进食生冷及油腻食物后易腹泻，平素大便尚可，舌尖偏红，苔薄白腻。气虚脾阳亏损为主，佐少许清肠为妥。拟连理汤化裁。

处方：制附子 10g，炒白术 12g，党参 15g，炒薏苡仁 30g，山药 15g，黄连 6g，焦楂、曲各 12g，陈皮 10g，姜半夏 10g，茯苓 15g，厚朴 6g，肉桂 6g。7 剂，每日 1 剂，分两次服用。

二诊（2012 年 8 月 14 日）：

大便尚可，全身皮肤湿疹，抓之渗水，瘙痒，舌偏红，苔薄。改从脾虚湿重调治。

处方：生白术 10g，生薏苡仁 30g，茯苓 15g，泽泻 15g，车前子 15g，黄连 6g，黄芩 10g，白鲜皮 30g，枳壳 10g。7 剂，每日 1 剂，分两次服用。

三诊（2012 年 8 月 27 日）：

湿疹明显好转，渗出及瘙痒已止，大便已成形，进食油腻后无不适，舌尖红，苔薄黄。上方加猪苓 15g、白扁豆 15g、焦神曲 12g。7 剂。

按：年轻形瘦患者要了解其平时生活饮食等习惯，确认虚寒之外是否有内热、湿热。因骤用温补药而出现湿疹肤痒，复诊时及时纠正，改拟健脾除湿更为恰当。

7. 肝脾不调证

案例 1

严某某，女，46 岁。

初诊（2017 年 11 月 27 日）：

18 年前"宫外孕"大量出血后即胃肠不适，进生冷油腻则引起腹泻，日行 1 次，便前腹痛，便后痛缓；平时血压偏低；月经初行 3 天欠畅，一周即净；形体较瘦，舌淡，苔滑，脉细。为肝脾不和，素体脾虚阳亏之象。

处方：炙黄芪 30g，红参片 10g，炮姜炭 15g，制附子 10g，肉桂 6g，补骨脂 15g，当归 10g，炒白术 15g，白芍 10g，防风炭 10g，陈皮 10g。7 剂，每日 1 剂，分两次服用。

二诊（2017 年 12 月 5 日）：

腹痛、腹泻未作，胃胀明显减轻。上方加木香 10g。14 剂。

按：本例患者因早年大量出血，气血大亏，经行初三日欠畅、畏生冷，及便前腹痛、便后痛缓。拟为脾肾阳亏，肝脾不调。以朱丹溪痛泻要方，加参片补气，姜炭、附片、肉桂、补骨脂温肾助阳，一周即愈。此证多见于肠胃功能紊乱或结肠过敏症，女性较多见，取效较理想。

案例 2

包某某，女，62 岁。

初诊（2020 年 10 月 12 日）：

近一年来经常腹痛、腹泻，常在早餐后腹泻 3 次以上，便前腹痛，大便呈稀水样。舌淡，苔白腻，脉沉细。肝脾不和，兼见脾虚，中焦运化失司。

处方：炒白术 15g，陈皮 10g，白芍 10g，防风 10g，党参 15g，白扁豆 15g，薏苡仁 30g，藿香 10g，苏梗 10g，煨肉豆蔻 10g，焦山楂 12g，焦神曲 12g。7 剂，每日 1 剂，分两次服用。

二诊（2020 年 10 月 19 日）：

大便水分明显减少，日行 1~2 次，夜寐口中流涎，舌淡，脉细。上方加制附片 10g，山药 30g，益智仁 10g。7 剂。

三诊（2020 年 10 月 26 日）：

大便已正常，便前腹痛未作，夜寐流涎已除。舌淡，脉细。上方 7 剂。

按：口中流涎，淡而质稀，佐加缩泉丸，每获显效。

案例 3

高某某，女，43 岁。

初诊（2017 年 3 月 27 日）：

大便稀溏，解便欠畅，日行 1~2 次，有时小腹胀痛，腹痛则欲便，腹中气多。舌淡，苔腻，脉弦。肝脾气滞，肠腑湿热内蕴，通降失司之象。

处方：炒白术 15g，白芍 10g，陈皮 10g，防风 10g，黄连 6g，黄芩 10g，肉桂 6g，炒白术 10g，厚朴 10g，大腹皮 15g，沉香曲 9g，焦神曲 12g。7 剂，每日 1 剂，分两次服用。

二诊（2017 年 4 月 20 日）：

大便成形，日行 1～2 次，小腹胀痛已除，腹中气已少。上方加木香 10g。7 剂。

按：便溏欠畅，腹中气胀作痛，显属实证，位在肝脾。

8．脾阴不足证

陈某，女，38 岁。

初诊（2013 年 1 月 8 日）：

夜寐差，晨起口中异味大，心慌，口干欲饮，大便偏溏，日行 1 次，舌红，脉细。为脾阴亏虚，虚火上浮之象。

处方：黄连 6g，竹叶 10g，黄芩 10g，生龙齿 20g，生枣仁 20g，莲子心 10g，生地 20g，知母 15g，远志 10g，莲子肉 15g，丹参 15g，丹皮 15g，麦冬 15g，炙甘草 6g。7 剂，每日 1 剂，分两次服用。

二诊（2013 年 1 月 15 日）：

夜眠明显改善，大便一日 1 行，已成形。上方加山药 20g。7 剂。

按：此患者辨证属阴虚心火偏旺。方以竹叶、芩、连等清降心火；知、地、麦冬等养阴清热；配枣仁、龙齿、莲肉、莲心、远志、丹参等养心安神。药后夜眠改善，大便正常，故守原方，加怀山药平补气阴，和脾敛津以收功。

9．酒湿伤脾证

案例 1

丁某某，男，45 岁。

初诊（2017 年 11 月 27 日）：

平时饮酒后大便次数增多，已延数年，近胃痛 10 余天，多于饮酒后引起，伴腹胀，大便日行 3～5 次不等，舌淡胖，苔白腻，脉细。酒湿伤脾，脾湿不化之象。

处方：炒苍、白术各 10g，木香 10g，青、陈皮各 10g，砂仁 6g，白豆蔻 6g，猪苓 15g，茯苓 15g，泽泻 15g，制附子 10g，桂枝 10g，干姜 10g，厚朴 10g。7 剂，每日 1 剂，分两次服用。

二诊（2017 年 12 月 6 日）：

大便日行 1~2 次，基本成形，胃痛已除，夜寐差，夜梦多。上方去泽泻，加炒薏苡仁 30g，党参 15g，炒枣仁 15g。7 剂。

三诊（2017 年 12 月 13 日）：

大便成形，日行 1 次，睡眠改善。前方 7 剂巩固之。

案例 2

孙某某，男，62 岁。

初诊（2013 年 1 月 16 日）：

患者有胆汁反流性胃炎、高血压、胃窦息肉等病史。现口苦，口干欲漱水，入夜尤甚，大便先成形后溏，饮烈性酒后大便次数增多，平时不能进生冷，舌嫩红，脉细。有数十年饮烈性白酒史。证属酒湿伤脾，湿邪郁久有化热耗津之象。治予健脾除湿，清肠调气。

处方：炒白术 12g，茯苓 15g，泽泻 15g，焦神曲 12g，黄连 6g，黄芩 10g，砂仁 6g，青、陈皮各 10g，炒薏仁 30g，山药 15g，枳壳 10g，银花炭 15g，乌梅炭 10g，生地炭 15g，白芍 10g。7 剂，每日 1 剂，分两次服用。

二诊（2013 年 1 月 23 日）：

大便基本成形，每日 1 次，药后口干、口苦均有减轻，夜尿 3~5 次。上方加怀山药 15g。继服 7 剂善后。

案例 3

徐某，男，65 岁。

初诊（2012 年 6 月 11 日）：

素喜饮啤酒，有慢性胃炎病史 4 年，在外地长期服用中药未能痊愈。每日早晨4~5时易胃胀，大便偏稀，日行1次，每年11月、12月发作较频。此次饮啤酒后胃痛、胃胀。舌质黯淡，苔白腻，脉细。证乃寒湿伤阳。当温补脾肾，祛寒除湿。

处方：高良姜10g，香附10g，沉香曲10g，木香10g，当归10g，乌贼骨15g，肉桂6g，制附子10g，荜茇10g，陈皮10g，炒白术15g，吴茱萸6g，干姜10g。7剂，每日1剂，分两次服用。

二诊（2012年6月19日）：

胃痛、胃胀、便溏明显好转，自觉乏力，舌质黯淡，脉细。守方，加炙黄芪30g。继进7剂后大便成形，胃肠已适。

按：以上三例属典型的酒泄。《景岳全书》云："酒泻证，饮酒之人多有之。"辨酒泄当先辨酒性，通常认为酒属热性，但张景岳认为"人但知酒有湿热，而不知酒有寒湿也"，朱丹溪治酒泄以理中汤为主，叶天士认为酒泄乃脾肾阳虚所致，故治疗偏重温肾收涩等。据临床观察，酒泄之属寒属热，与地域差异、体质类型、酒性属寒属热皆有关。一般而言，平素喜饮白酒者，酒泄多见湿热之象；喜饮啤酒、葡萄酒者，酒泄多见寒湿之象；喜饮米酒、黄酒者，症状多见湿邪内蕴之象。如上述案例2，患者饮白酒而呈湿热；案例3，患者素饮啤酒呈寒湿。从酿造工艺考虑，则蒸馏酒、高度酒、味辛者多偏热，发酵酒、低度酒、果酒、味苦者多寒凉；大米味甘性平，故大米酿造酒多湿性偏盛。当然临床辨治也不能据此一概而论，如饮白酒日久损耗脾阳也每见之。同时，酒泄涉及脏腑广泛，病机也较为复杂。素体阳气充实者，酒后腹泻可能是机体排出湿邪的过程，如果饮酒后没有腹泻，患者反而可能不舒服。素体阳气不足，脾胃功能较弱者，若稍饮白酒尚能补火助阳，但若过饮啤酒、葡萄酒等，则可能使脾胃为寒湿所困，导致患者发生酒泄。治疗多首选李东垣所创葛花解醒汤，功能分消酒湿、温中健脾，案例1即用葛花解醒汤方义治之。因白酒引起者，多表现为湿热阻滞胃肠，症见大便黏滞不爽、臭秽、肛门灼热，仿芍药汤、枳实导滞丸义，药用黄连、黄芩、金银花炭等，苦以燥湿，寒以清热，使胃肠湿热积滞得以清解。如案例2乃针对患者嗜饮烈酒，故以黄连、黄芩、金银花炭苦寒为主，清热祛湿，疗效明显。若因饮寒湿类酒如啤酒、葡萄酒等引起，多表现为脾虚寒湿，可见舌体多淡黯、边有齿痕、苔白厚腻，仿理中、附子理中之义，药用制附片、肉桂、干姜等，温中散寒除湿。此外酒性多湿，故无论寒性酒泄，抑或热性酒泄，都应重视祛湿药的使用。如案例3，久病湿邪难去，故于方中用香附、沉香曲、木香、陈皮等，理气以除湿。此外酒泄日久，必损耗脾胃，甚则及肾，故在治泄之时或泄止之后，当配以健脾补气益肾之品，渐复其阳，如四君、六君之义。

10. 胆囊切除术后腹泻

案例1

余某某，女，42岁。

初诊（2012年8月21日）：

有胆囊切除术史。稍多进食即腹泻，不能进食油腻及生冷，平时大便不成形，无口干，舌质淡暗，苔薄腻，脉细。体检血常规示：WBC 3.4×10^9/L，RBC 3.49×10^{12}/L，Hb 108g/L。脾胃虚寒之象。

处方：制附子10g，炒白术12g，白扁豆15g，薏苡仁30g，煨木香10g，乌梅炭10g，黄连6g，黄芩10g，肉桂6g，炮姜炭10g，陈皮10g，山药20g，炙甘草6g，大枣15g。14剂，每日1剂，分两次服用。

二诊（2012年9月4日）：

大便已成形，日行1次，胃脘有时不适，舌质淡暗，苔薄腻，脉细。上方加厚朴6g，砂仁6g。7剂。

三诊（2012年9月11日）：

大便成形，胃脘已适，舌质淡暗，苔薄腻，脉细。前方7剂。

案例2

陈某某，女，56岁。

初诊（2012年7月18日）：

胆囊切除术后致胃肠不适，腹泻半年，既往有慢性胃病史。刻下症见：大便偏溏，日行 1 次，完谷不化，嗳气，平时不能进食生冷，夜眠差，形体消瘦，舌嫩暗，脉细。脾虚，脾阳不振，运化失司之象。

处方：党参 15g，炒白术 12g，茯苓 15g，陈皮 10g，法半夏 10g，木香 10g，砂仁 6g，焦楂、曲各 12g，肉桂 6g，炮姜炭 10g，黄连 6g，制附子 10g，苏梗 10g。7 剂，每日 1 剂，分两次服用。

二诊（2012 年 7 月 25 日）：

大便渐成形，日行 1 次，自觉胸闷，嗳气，矢气多，夜寐较差，舌偏淡，脉细。上方加厚朴 10g，炒枣仁 15g。7 剂。

案例 3

曹某某，女，38 岁。

初诊（2017 年 5 月 8 日）：

因胆囊结石行腹腔镜胆囊切除术后半月，大便质黏，日行 2 次；月经 2 个月 1 行，舌淡，脉细。气虚脾弱，脾阳亏损之象。

处方：党参 15g，炒白术 15g，制附子 10g，肉桂 6g，山药 20g，柴胡 10g，当归 10g，香附 10g，艾叶 10g，吴茱萸 6g，鹿角霜 15g。7 剂，每日 1 剂，分两次服用。

二诊（2017 年 5 月 16 日）：

大便已成形，日行 1 次，劳累时小腹不适，舌脉同前。仍予前方 7 剂。

三诊（2017 年 5 月 23 日）：

大便已正常，月经未届。继予前方 7 剂巩固。

按：脾虚、脾阳不振，选取香砂六君子汤合附子理中丸加减。这与胆囊切除后人体正气受损，加之胆囊缺失，胆中精汁不足，影响脾胃运化有关。此类患者如无禁忌证，常需加用黄连、黄芩之类，或黄连、制附子等寒温并用、温中坚肠。胆囊术后引起的慢性腹泻，治疗效果较之其他类型的慢性腹泻总体要逊色得多，有待探索。

二、胃脘痛

1．肝郁气滞证

案例 1

苏某某，男，65 岁。

初诊（2020 年 7 月 21 日）：

近日胃镜示：浅表萎缩性胃炎、反流性食管炎。胃脘疼痛作胀，反酸，舌淡，苔薄白腻，脉软。肝郁气滞，肝胃不和之象。拟柴胡龙骨牡蛎汤合左金丸化裁。

处方：柴胡 15g，龙骨 30g，牡蛎 30g，黄连 6g，吴茱萸 6g，黄芩 10g，党参 15g，法半夏 10g，乌贼骨 20g，焦神曲 12g。7 剂，每日 1 剂，分两次服用。

二诊（2020 年 7 月 28 日）：

胃痛胀及反酸已止，偶感上腹不适，舌偏淡，苔薄腻，脉偏软。改用小柴胡汤合左金丸化裁。

处方：柴胡 15g，黄芩 10g，法半夏 10g，党参 15g，黄连 6g，吴茱萸 6g，海螵蛸 20g，焦神曲 12g，鸡内金 10g，生白术 10g，木香 10g。7 剂，每日 1 剂，分两次服用。

三诊（2020 年 8 月 5 日）：

一般情况良好。前方续服一周。

案例 2

顾某某，男，62 岁。

初诊（2020 年 4 月 1 日）：

反复胃脘胀痛半年，嗳气。胃镜显示：糜烂性胃炎。曾在多处服用西药治疗，未见明显好转。舌淡，苔薄白，脉细弦。肝郁气滞之象。

处方：柴胡 10g，黄芩 10g，苏梗 10g，香附 10g，枳壳 10g，陈皮 10g，白芍 10g，白豆蔻 6g，徐长卿 15g，生谷、麦芽各 12g。7 剂，每日 1 剂，分两次服用。

二诊（2020 年 7 月 28 日）：

胃脘痛胀已止，偶嗳气，舌偏淡，苔薄腻，脉偏软。再守原法。前方 7 剂。

按：本例胃痛发作与饮食无明显关系，伴有嗳气，此多肝气郁滞、肝胃不和之证。治当以疏肝解郁，健脾和胃。此类肝郁犯胃患者，除注意是否有偏热、偏寒之象以适当调整具体药物外，还应注意心理暗示，减轻患者心理负担，有助于起到更好的效果。

2．肝郁化热证

案例 1

郭某某，女，52 岁。

初诊（2019 年 8 月 27 日）：

近四个月来因家庭琐事致情绪刺激后出现胃脘胀痛，口干、口苦、口黏腻，大便困难，夜寐差，需服地西泮，舌苔白，脉细弦。胃镜显示:（胃小弯）轻度萎缩性胃炎。肝郁化热，木旺克土之象。

处方：柴胡 10g，香附 10g，郁金 15g，虎杖 15g，黄芩 10g，苏梗 10g，茯神 15g，延胡索 15g，木香 10g，焦神曲 12g，姜半夏 10g。7 剂，每日 1 剂，分两次服用。

二诊（2019 年 9 月 3 日）：

胃脘胀痛基本消除，仍口干、口苦、口黏腻，大便已通畅，舌苔白，脉细弦。肝胃郁热挟湿之象。

处方：黄连 6g，黄芩 10g，栀子 10g，淡竹叶 15g，郁金 15g，虎杖 15g，车前子 15g，生大黄 10g，枳壳 10g，连翘 15g，泽泻 15g。7 剂，每日 1 剂，分两次服用。

三诊（2019 年 9 月 12 日）：

胃脘胀痛消除，仍口干、口苦、口腻，大便欠成形，日行 1~2

次，夜寐差，苔黄腻，脉细。改用蒿芩清胆汤化裁。

处方：青蒿 15g，黄芩 10g，姜半夏 10g，陈皮 10g，茯苓 15g，竹茹 10g，白豆蔻 6g，薏苡仁 30g，白扁豆 20g，藿香 10g，焦神曲 12g。7 剂，每日 1 剂，分两次服用。

四诊（2019 年 9 月 19 日）：

胃脘痛胀消除，大便已正常，口干、口苦、口腻好转，苔黄腻，脉细。上方加佩兰 10g。7 剂。

五诊（2019 年 11 月 12 日）：

胃无不适。口中渐适，夜寐改善，苔薄黄腻，脉细。前方 7 剂。

按：本例患者发病有明显情志因素，结合症状，辨为肝郁化热、肝胃不和。治以清肝安胃、疏肝和胃；方拟柴胡疏肝散，加虎杖、黄芩清解郁热，郁金、茯神等兼能安定心神。二诊胀痛基本消除，郁火湿热仍在，转而从胆胃湿热调治，取得较为满意效果。苔腻口干，始终用清化疏利而未用滋阴药，乃因湿热祛除，则中焦之邪得以和化，津液得布，口干自除；若用滋柔之品，反助湿壅热，口干更甚。

案例 2

周某某，女，62 岁。

初诊（2018 年 5 月 2 日）：

胃中疼痛作胀 2～3 个月，胃中烧灼感，胃镜示"浅表 - 萎缩性胃炎伴炎性增生"；夜寐差，不易入睡；舌红，苔薄黄，脉细弦。肝郁化热，横逆犯胃，心神受扰之象。

处方：柴胡 10g，郁金 10g，白芍 10g，黄连 6g，黄芩 10g，苏梗 10g，白豆蔻 6g，浙贝母 15g，生龙骨 20g，生牡蛎 20g，白花蛇舌草 30g，炒酸枣仁 20g，生麦芽 12g，生谷芽 12g。7 剂，每日 1 剂，分两次服用。

二诊（2018 年 5 月 9 日）：

胃痛已除，胃胀改善，烧心已减，夜寐差，舌红，苔少薄黄，脉细弦。稍加清润安神。

处方：白薇 15g，知母 15g，石斛 15g，黄连 6g，竹叶 10g，莲子心 10g，柴胡 10g，蛇舌草 30g，山栀 10g，香附 10g，白芍 12g，炒酸枣仁 20g，远志 10g。7 剂，每日 1 剂，分两次服用。

三诊（2018 年 5 月 16 日）：

胃痛、胃胀明显改善，夜寐好转，舌红，苔薄黄，脉细弦。上方加瓦楞子 30g。7 剂。

按：此例为肝郁气滞，日久化热犯胃，故胃脘灼热，泛酸嘈杂，烦躁，心神为郁热所扰。故初诊用疏肝解郁、清热安神调治，胃痛、胃胀即明显好转。但夜寐仍差，此肝郁化火属思虑过度、医患沟通不足所致，这是目前临床上很常见的一种现象。故转以清肝和胃，佐以养阴清热安神。目前胃镜检查稍见黏膜充血，即诊断为"浅表 - 萎缩性胃炎"。"胃炎"应不是引起上述各种自觉症的主因，除因上述胃的"炎"性因素外，应与患者缺乏基本常识、望文生义、情绪影响有关，这是必须与患者强调的一点。设法减少患者思想顾虑，配以中医疏和，一般多能取效。

3. 肝郁湿热证

袁某，女，29 岁。

初诊（2012 年 8 月 29 日）：

胃痛有痉挛感，生气时疼痛加重；月经淋漓十余天方净，周期正常，白带量多色白，外阴略痒，夜眠欠佳，经前小腹痛；无口干，舌淡红，苔薄腻，脉细弦。证属肝郁化热，挟湿下注。治拟疏肝解郁，清热除湿。

处方：丹皮 12g，山栀 10g，柴胡 10g，白芍 15g，茯苓 10g，香附 10g，枳壳 10g，车前子 15g，地肤子 15g，生、熟枣仁各 15g，黄芩 10g。7 剂，每日 1 剂，分两次服用。

二诊（2012 年 9 月 5 日）：

胃痛已少，白带仍多，无阴痒，睡眠欠佳。上方去茯苓，加茯神

15g，乌贼骨 20g。7 剂。

三诊（2012 年 9 月 12 日）：

胃痛消除，白带已少，自觉头晕，舌嫩红，苔薄白，脉细。

处方：柴胡 10g，车前子 10g，茵陈 15g，党参 15g，荆芥 10g，椿根皮 15g，鸡冠花 10g，香附 10g，白蒺藜 15g，龙胆草 10g，山栀 10g，陈皮 10g，白芍 10g。7 剂，每日 1 剂，分两次服用。

按：本证多在生气恼怒后加重，而外阴略痒、白带量多，可知其为肝郁化热、挟湿下注所致。用药当疏肝理气为主。待气滞得疏，尚需转手和胃健脾巩固之。故治疗以丹栀逍遥散为基础，疏肝解郁，清热除湿。二诊时见胃痛已减，而白带仍多，外阴瘙痒已除，故于处方中加乌贼骨燥湿止带。三诊时更加山栀、龙胆草以清利肝经湿热之邪。

4．肝脾不调证

案例 1

王某某，男，44 岁。

初诊（2013 年 6 月 3 日）：

去年查胃镜，示：胃息肉。胃脘隐痛，矢气多，时有腹痛，痛后即欲大便，大便常不成形，苔腻，舌质偏淡，脉细。肝脾不和，肝郁脾弱之候。

处方：炒白术 10g，防风 10g，白芍 10g，陈皮 10g，怀山药 15g，桂枝 10g，炒薏苡仁 30g，木香 10g，砂仁 6g，党参 15g，焦楂、曲各 12g。7 剂，每日 1 剂，分两次服用。

二诊（2013 年 6 月 18 日）：

胃脘痛胀已除，大便成形，左胁作胀，睡眠梦多，舌质偏红，舌苔黄腻，脉弦。宜去温燥，增清化以和之。

处方：柴胡 10g，枳壳 10g，青、陈皮各 10g，黄芩 10g，山栀 10g，生薏苡仁 30g，白扁豆 20g，藿香 10g，厚朴 10g，茯苓 15g，广郁金 12g，车前子 15g。7 剂，每日 1 剂，分两次服用。

三诊（2013 年 6 月 25 日）：

一般情况良好。上方去茯苓，改茯神 15g。7 剂。

按：本案以痛泻要方为基础，加怀山药、炒薏苡仁以健脾，辅以疏肝。二诊时胃痛、胃胀已除，大便亦成形，唯有胁肋部作胀，苔由白转黄，肝郁有化热之势，故用药及时纠正，以得取效。

案例 2

陈某某，女，77 岁。

初诊（2012 年 6 月 27 日）：

近半年内胃脘酸痛，痛则欲便，便后痛减，伴腹鸣，乏力消瘦，受凉易腹泻，多进食则胃中不适，寐差，舌淡暗，脉细软无力。脾胃虚寒，肝脾不调之候。

处方：炒白术 12g，防风 10g，白芍 10g，陈皮 10g，制附子 10g，木香 8g，肉桂 6g，煨肉豆蔻 10g，砂仁 6g，焦楂、曲各 12g，厚朴 6g，干姜 10g。7 剂，每日 1 剂，分两次服用。

二诊（2012 年 7 月 10 日）：

脘腹痛消除，大便成形，食后不易消化，乏力明显，舌质嫩，脉细软。脾阳不振，心脾不足。

处方：党参 15g，炒白术 15g，茯神 15g，炙甘草 6g，陈皮 10g，姜半夏 10g，木香 6g，砂仁 6g，肉桂 6g，焦楂、曲各 12g，干姜 10g，炙黄芪 30g，山药 15g。7 剂，每日 1 剂，分两次服用。

按：此患者平素脾胃虚寒，阳气不振；痛则欲便，为肝脾不调之象。故治疗当予健脾温阳，疏肝理气，用痛泻要方加温健脾阳药，取得明显效果。二诊时见胃脘疼痛消除，大便已成形，但消化不良、乏力，改用香砂六君子汤稍加益气助运以善后。

5. 肝郁胃热证

方某某，女，67 岁。

初诊（2017 年 5 月 10 日）：

胃脘胀痛，反酸，口干欲饮，耳鸣。胃镜显示：中度充血渗出伴出血性胃窦炎。病理检查显示：黏膜慢性炎。舌偏红，脉弦细。此肝郁胃热伤阴之象。

处方：柴胡 10g，黄芩 10g，白芍 10g，苏梗 10g，香附 10g，麦冬 15g，黄连 6g，吴茱萸 6g，枳壳 10g，煅瓦楞子 20g，山茱萸 15g，灵磁石 30g。7 剂，每日 1 剂，分两次服用。

二诊（2017 年 5 月 17 日）：

胃胀、口干、反酸已止，仍耳鸣，情绪激动后胃脘易不适。上方加龙胆草 10g。7 剂。

按：本案胃脘胀痛明显，伴反酸、嗳气，显属气郁化热之象；口干欲饮，舌红，脉弦细，考虑郁热伤阴，故辨证属于"阴虚胃热，肝气失疏"。用柴胡、黄芩、苏梗、香附、白芍疏肝理气止痛；黄连、吴茱萸苦辛止酸；麦冬、山茱萸养阴和胃；灵磁石镇摄。

气滞有肝郁气滞、胃气郁滞、脾气壅滞之别。如肝郁则侧重用四逆散、柴胡疏肝散；胃气郁滞侧重于香苏饮加味；脾气壅滞考虑用厚朴温中汤、香砂二陈汤。肝郁还要注意是否化热伤阴、犯胃气逆，胃气郁滞要注意偏寒、偏热，脾气壅滞要注意是否兼脾虚肝郁或兼夹湿热。

6. 脾胃虚寒证

案例 1

夏某某，男，50 岁。

初诊（2018 年 6 月 19 日）：

胃痛多年，饥饿时及进食生冷后易疼痛，得温食则缓，唇紫，脉细。显系脾胃虚寒，气血失于温养之象。拟建中温胃，养血和血。归芪建中汤合良附丸化裁。

处方：炙黄芪 30g，桂枝 10g，白芍 10g，当归 10g，高良姜 10g，香附 10g，乌贼骨 20g，沉香曲 10g，青皮 10g，甘松 10g，川芎 10g。7 剂，每日 1 剂，分两次服用。

二诊（2018 年 7 月 3 日）：

胃痛明显好转，唯大便偏结，舌暗，脉细。上方加火麻仁 15g。7 剂。

按：胃痛多年，久痛多虚；饥饿时胃痛明显，得食则缓，进食生冷后加重，显系中虚胃寒，在十二指肠球部溃疡和十二指肠球炎中较常见；久病入络，唇紫，气血失养。习用归芪建中汤合良附丸化裁，对于脾胃虚寒型胃痛屡易见效。显效后，宜适当守方巩固治疗，大多可提高胃的抗御寒邪的能力。

案例 2

黄某某，男，66 岁。

初诊（2017 年 7 月 31 日）：

胃脘板结，有时刀割样作痛，胃镜示"十二指肠球炎，浅表 - 萎缩性胃炎伴局部糜烂"，纳可，形瘦，口不干，不能进生冷，大便干结，舌淡，脉细。脾胃虚寒，气血失和之象。

处方：炙黄芪 30g，桂枝 10g，白芍 10g，当归 10g，制附子 10g，香附 10g，乌贼骨 20g，砂仁 6g，杏仁 10g，火麻仁 15g。7 剂，每日 1 剂，分两次服用。

二诊（2017 年 8 月 14 日）：

胃痛已除，胃脘板结好转，大便已正常，舌淡，脉细。上方加莪术 15g、公丁香 6g。14 剂。

按：十二指肠球炎特点为不能进生冷，疼痛多在饥饿时。本案患者脾胃虚寒，气血失和失养，故出现胃脘疼痛。予归芪建中汤益气温阳，养血活血；乌贼骨加强止酸。二诊时，加用公丁香、莪术温通气血，行气止痛，以巩固疗效。

案例 3

丁某某，男，74 岁。

初诊（2019 年 4 月 23 日）：

胃痛，饭后易作，每次疼痛持续数分钟，受凉后明显，自觉有气上冲，大便日行 3～5 次。心电图示：房室传导轻度延迟。舌淡红，脉偏软。胃寒厥气上逆，年老脾肾亏乏之象。

处方：桂枝 12g，炒白芍 10g，公丁香 6g，荜澄茄 10g，当归 10g，炒白术 15g，山药 15g，荜茇 10g，高良姜 10g，沉香曲 10g。7 剂，每日 1 剂，分两次服用。

二诊（2019 年 5 月 1 日）：

胃痛已止，自觉仍有气上冲，胃中隐隐不适，大便已正常，轻度咳嗽，舌体胖，脉细。再拟建中温胃降逆法。

处方：炙黄芪 30g，桂枝 12g，白芍 10g，丁香 6g，荜澄茄 10g，砂仁 6g，高良姜 10g，山药 15g，炒白术 15g，姜半夏 10g，干姜 10g。7 剂，每日 1 剂，分两次服用。

三诊（2019 年 5 月 8 日）：

胃痛已止，胃中隐隐不适，气上冲已少，偶有咳嗽，夜间口干，舌体胖，脉细。上方去干姜，加百合 20g。7 剂。

四诊（2019 年 5 月 15 日）：

胃中已适，未见气冲现象，一般情况良好。

按：脾胃虚寒，胃气上逆，治以建中安胃、降气和中。方拟归芪建中汤合良附丸，加荜茇、荜澄茄、丁香祛心胃之寒，温胃止逆，行气止痛。二诊仍觉冲逆，加半夏降逆。三诊口干咳嗽，虑温燥伤阴，加百合。虚寒性胃痛胃胀治程中兼见口干，大多干不欲饮，应慎用滋阴类药，故仅选百合以润降肺气。

7. 寒凝中焦证

顾某某，女，46 岁。

初诊（2012 年 8 月 29 日）：

脘腹痛 20 余年，每与进食无关，得矢气则痛减；不能进食生冷及辛辣，大便一日 6 次，质稀，量少，已迁延 3～4 年；舌质正常，苔薄腻，脉细弦。先从寒阻中焦，胃肠失于温养调治。拟温中散寒法。

处方：高良姜 10g，香附 10g，沉香曲 12g，木香 10g，当归 10g，厚朴 10g，大腹皮 15g，干姜 10g，制附子 10g，肉桂 6g，枳壳 10g，焦楂、曲各 12g。7 剂，每日 1 剂，分两次服用。

二诊（2012 年 9 月 5 日）：

胃痛已止，大便已减为每日 1 次，渐成形，脘腹作胀，苔薄腻，脉细弦。虑用药过于辛温，于上方加黄连 6g，槟榔 10g。7 剂。

按：本例患者胃痛 20 余年，不能进食生冷及辛辣，大便稀溏，每日达 6 次。此为中焦阳虚，寒邪凝滞，不通则痛。实寒之胃痛，一般以良附丸、厚朴温中汤合用即可取效；但若寒邪凝滞气机太甚，或久病难解，亦可加入肉桂、制附子、益智仁、吴茱萸等散寒之品。故本例加干姜、制附子、肉桂等强化温阳散寒之力。二诊时胃痛已止，大便成形，胃胀仍在，加川连、槟榔降气通滞。此患者进食生冷、辛辣均易诱发腹泻，其舌脉无异常，但考虑病史已久，故先以温阳祛寒药直入，竟获满意效果。同时体会到临床处模棱之际，或可择其可能性大的方面入手，效则可，不效再作调整亦不迟。

8. 寒湿伤脾证

黄某某，男，65 岁。

初诊（2012 年 6 月 11 日）：

患者患"胃炎"四年，长期服中药，每年 11 月、12 月易复发胃痛，此次饮酒后胃痛加重，胃胀。胃镜示：平坦糜烂性胃炎。刻下症见：清晨四五点易胃胀，大便偏稀，日行 1 次。舌质暗，苔白腻，脉细弦。此为寒湿伤脾，寒湿气滞困中之象。

处方：高良姜 10g，香附 10g，沉香曲 10g，木香 10g，当归 10g，乌贼骨 15g，肉桂 6g，制附子 10g，荜茇 10g，陈皮 10g，法半夏 10g，吴茱萸 6g，干姜 10g。7 剂，每日 1 剂，分两次服用。

二诊（2012 年 6 月 19 日）：

胃痛、胃胀、便溏均有明显好转，自觉乏力，舌暗，脉细弦。前方加炙黄芪 30g。7 剂。

三诊（2012 年 6 月 27 日）：

诸症均除，仍当温中健脾调气以巩固之。继用上方 7 剂。

按：本例迁延反复胃痛，多于冬季复发，今次因饮酒诱发，原已久病脾土衰惫，内湿困厄，今又寒湿相加，寒性收引，凝滞气血，则生胀痛。寒湿伤脾、寒湿气滞困中，法当温中健脾、理气止痛。方拟良附丸出入，加沉香曲疏表化滞，舒肝和胃；木香理气止痛；乌贼骨专止胃痛，兼能收涩制酸；二陈理气燥湿；吴茱萸、桂、附温补脾阳，祛寒止痛，故胃脘痛胀、便溏均告获愈。

9. 寒热错杂证

潘某某，男，35 岁。

初诊（2012 年 6 月 5 日）：

胃脘部刺痛，饥饿时明显，进食后稍胃胀，进食辛辣后感觉恶心、泛酸、嗳气，进食生冷后大便偏溏，舌暗红，苔薄黄，脉弦。此乃寒热错杂之象。治拟寒热并进，辛开苦降。

处方：黄连 6g，黄芩 10g，吴茱萸 6g，乌贼骨 20g，肉桂 6g，高良姜 10g，当归 10g，徐长卿 15g，赤、白芍各 12g，苏梗 10g，炙甘草 6g。7 剂，每日 1 剂，分两次服用。

二诊（2012 年 6 月 13 日）：

胃脘症状有所改善。前方加香附 10g，制附子 10g。7 剂以继进。

三诊（2012 年 7 月 3 日）：

胃脘胀痛已除，一般情况良好。上方加大枣 15g。7 剂。

按：患者以胃痛为主诉，进食后则胃胀，食用辛辣热性、刺激性食物后则诸症迭出，进食生冷则腹泻，显属寒热错杂。因此在治疗上应寒热并进、辛开苦降，如黄连、黄芩苦寒清热；吴茱萸、肉桂、高良姜辛热散寒；以乌贼骨制酸；以赤白芍、徐长卿缓急止痛。除了寒热错杂外，刺痛感虑有瘀血，本例所用当归、赤白芍即为此而设。

三、痞满

1. 虚痞——脾虚气滞证

案例 1

何某某，女，70 岁。

初诊（2017 年 2 月 15 日）：

上脘部胀闷，劳累后易作，曾在外院中药治疗数月后效果未显；咽中如物作堵，后背觉"板结"，舌淡红，脉细弦。属中虚气滞证。

处方：党参 15g，炒白术 10g，茯苓 15g，法半夏 10g，陈皮 10g，木香 10g，砂仁 6g，厚朴 10g，苏梗 10g，沉香曲 10g，枳壳 10g，川芎 10g。7 剂，每日 1 剂，分两次服用。

二诊（2017 年 2 月 22 日）：

上脘作闷明显改善，劳累后胃脘不适，心下"发抖"，舌淡红，脉细弦。宜加强益气扶正。上方去川芎，加炙黄芪 30g。7 剂。

按：此例痞满，劳累后加重，加之年高，结合舌脉象，辨为虚痞。选用香砂六君子汤、半夏厚朴汤加减化裁。用药一周后收效显著。二诊时，加用炙黄芪，以加强益气健脾。

案例 2

王某某，男，55 岁。

初诊（2012 年 10 月 30 日）：

胃脘痞满不适 2 年，腹中似有气块，嗳气则舒，夜间甚，大便可，舌淡暗，脉细。证属中虚气滞，胃气不降。治拟健脾，疏利气机。

处方：党参 15g，炒白术 10g，茯苓 15g，炙甘草 6g，法半夏 10g，陈皮 10g，木香 10g，砂仁 6g，苏梗 10g。7 剂，每日 1 剂，分两次服用。

二诊（2012 年 11 月 12 日）：

胃胀减轻，仍嗳气。上方加白豆蔻 6g。7 剂。

三诊（2012 年 11 月 20 日）：

痞胀不显，苔薄黄。再守前方 7 剂。

按：此例舌淡脉细，胃脘胀满不适，为虚痞，首当健脾益气。切不可见痞就滥行疏利，反伤脾胃。故治当以健脾助运为先，用香砂六君子汤为基础，加苏梗调畅气机。

案例 3

张某某，女，57 岁。

初诊（2019 年 9 月 16 日）：

胃脘作堵，饭后加甚，伴嗳气，反酸，消化力差，平时不能进生冷，舌嫩，苔薄白，脉细。属中虚气滞，中焦运化乏力之候。

处方：党参 15g，白术 10g，茯苓 15g，木香 10g，砂仁 6g，法半夏 10g，陈皮 10g，沉香曲 12g，枳壳 10g，炒谷、麦芽各 12g。14 剂，每日 1 剂，分两次服用。

二诊（2019 年 10 月 10 日）：

胃胀痞满明显改善，伴少许烧心，反酸，嗳气，口干欲饮，舌脉同前。改用苦辛泄痞法。

处方：黄连 6g，吴茱萸 6g，瓦楞子 20g，海螵蛸 20g，炒枳壳 10g，炒鸡内金 10g，生麦芽 12g，陈皮 10g，佛手 10g，白豆蔻 6g，乌梅炭 10g。7 剂，每日 1 剂，分两次服用。

三诊（2019 年 10 月 17 日）：

胃胀已除，烧心、反酸均明显好转，少许嗳气，口干减轻。

处方：黄连 6g，吴茱萸 6g，厚朴花 10g，砂仁 6g，生栀子 10g，佛手 10g，枳壳 10g，生谷、麦芽各 12g，白豆蔻 6g，苏梗 10g，连翘 15g。7 剂，每日 1 剂，分两次服用。

四诊（2019 年 10 月 31 日）：

胃中已适，无反酸烧心，口不干，一般情况良好。

处方：黄连 6g，吴茱萸 6g，柴胡 10g，郁金 12g，陈皮 10g，佛手 10g，黄芪 20g，合欢皮 15g，海螵蛸 12g，白豆蔻 6g。7 剂，每日 1 剂，分两次服用。

按：本例起初为中虚气滞，治宜和中理气、健补脾胃。方予香砂六君子汤加消食健胃、理气和中之品。二诊时症状改善，见轻度烧心、反酸、嗳气、口干等症状，方随证转，以苦辛泄痞法。予左金丸加减，配以理气和中、消食制酸获效。

2. 虚痞——中焦虚寒证

案例 1

顾某某，男，62 岁。

初诊（2012 年 3 月 26 日）：

胃脘胀闷 30 余年，反复做胃镜未见明显异常，餐后痞胀明显，不能进食生冷，不能受凉，舌淡暗，苔淡黄腻，脉细。证属中焦虚寒，湿阻气滞。治拟温中行气化湿，厚朴温中汤加减。

处方：厚朴 8g，甘松 10g，沉香曲 9g，香附 10g，陈皮 10g，茯苓 15g，干姜 10g，草豆蔻 10g，木香 6g，党参 12g，佛手片 10g，苏梗 10g，砂仁 6g。7 剂，每日 1 剂，分两次服用。

二诊（2012 年 4 月 2 日）：

胃胀基本已除，大便一日 2 行，便软成形，舌淡，苔腻。上方去香附、茯苓，加炒白术 10g，焦神曲 12g。7 剂。

三诊（2012 年 4 月 10 日）：

脘腹痞胀已除，大便成形。近因腰部骨折引起腰痛，苔腻，脉弦。

处方：柴胡 10g，三棱 10g，莪术 12g，厚朴 10g，陈皮 10g，草豆蔻 10g，木香 10g，制没药 6g，红花 10g，鸡内金 15g，香附 10g，焦神曲 12g。7 剂，每日 1 剂，分两次服用。

四诊（2012年4月17日）：

自觉症状消除，未见腹痛，舌淡，脉细。上方7剂巩固。

按：此例患者胃脘作胀30余年，属陈年痼疾，平素不能进食生冷和外感寒凉，可诊断为中焦虚寒；而餐后症状加重，可知有气滞、运化失司之象。因此治疗上以温中调气和中为要。用厚朴温中汤为主，少佐益气之品，加沉香曲、佛手片、砂仁等增强温中行气之力。至三诊时，由于突发骨折腰痛，造成胃胀反复，因此在厚朴温中汤基础上，加三棱、莪术、红花、没药等活血化瘀止痛。

还需注意本例舌苔淡黄腻，而不是黄厚腻，加之其他症状和体征，显属脾阳不振、湿从寒化。故用药偏温，化湿温运脾阳方为妥切。不可见苔淡黄腻胃胀，而从实证辨治，免犯虚虚实实之弊。

案例2

徐某，女，32岁。

初诊（2012年10月31日）：

胃脘痞胀多年，腹中气多，大便不规律，时有腹泻，消化能力差，面色萎黄无华，脉细，舌嫩红。证属中焦虚寒，气失运转。治拟温中散寒调气。香砂六君子汤加减。

处方：木香10g，砂仁6g，党参15g，炒白术10g，茯苓12g，陈皮10g，法半夏10g，枳壳10g，黄连6g，焦楂、曲各12g，炒谷、麦芽各12g，炙甘草6g。7剂，每日1剂，分两次服用。

二诊（2012年11月6日）：

脘腹胀满已不明显，食欲可，易饥，大便仍不规律，口干欲饮。舌体偏红，脉细。上方去砂仁、炒谷麦芽，加石斛15g，玉竹15g，佛手10g。7剂。

三诊（2012年11月14日）：

诸症均见好转，大便渐趋正常。上方加山药15g，继服7剂。

四诊（2012年11月21日）：

大便正常，胃胀已除。前方7剂巩固。

五诊（2012年11月28日）：

已无不适，自觉良好，要求膏方调理。

按：虚痞临证十分多见，切勿见痞即行疏利，只可从健脾一法缓缓图之。本例患者痞满多年，消化能力差，且面色萎黄无华，此为虚痞。大便不规律，时有腹泻，予温中健脾散寒。以香砂六君子为基础，加枳壳、黄连、焦楂曲、炒谷麦芽理气消导。后因口干舌转红，去香燥，加益阴和脾取效。

案例3

瞿某某，男，48岁。

初诊（2017年2月13日）：

胃脘痞胀2个月余，矢气多，大便质黏，日行1次，曾有"十二指肠球部溃疡伴出血"，面色无华，形瘦，舌淡暗，脉细。中阳不振，脾虚气滞夹湿之象。

处方：炙黄芪30g，桂枝10g，白芍10g，制附子10g，厚朴10g，砂仁6g，炒白术10g，黄连6g，焦神曲12g。7剂，每日1剂，分两次服用。

二诊（2017年2月20日）：

胃胀明显减轻，矢气减少，大便改善；唯有时耳鸣。上方加杜仲15g，茯苓15g。7剂善后巩固。

按：此例痞满伴有大便质黏，矢气多，多因脾虚运化失司，湿邪困遏中焦，气机不调所致；患者又曾有"十二指肠球部溃疡"出血史，凡此类患者多有气虚，脾阳不振，不能统血之病理基础；加之舌淡，脉细，面色无华，四诊合参，病机更可明确，证以中阳不振和脾虚为主，兼见气滞夹湿。故取黄芪建中汤加附子理中丸以建中温阳，祛除寒湿；另加厚朴、砂仁以燥湿和胃。对于大便质黏溏者，可在大队温阳药中稍佐黄连以燥湿坚肠，常使大便黏滞不畅得到改善。

3. 虚痞——肝郁脾虚证

周某某，男，55岁。

初诊（2012年6月27日）：

多进食则胃中不适，稍胀，大便偏稀，日行1~2次，有"糖尿病"史、"胆囊结石"手术史和"脑梗死""心动过速"病史，劳累后胸闷，进食生冷易腹泻，嗳气，无泛酸，舌质淡暗，脉细。证属中焦虚寒，肝脾气机失调。治拟温中散寒，和调肝脾。

处方：厚朴10g，陈皮10g，茯苓12g，草豆蔻10g，砂仁6g，炒白术12g，干姜10g，木香6g，焦楂、曲各12g，苏梗10g，法半夏10g，肉桂6g，炙甘草6g。7剂，每日1剂，分两次服用。

二诊（2012年7月4日）：

胃胀、嗳气、大便情况均好转，肛门有热感。上方加黄连6g。7剂。

三诊（2012年7月17日）：

大便已成形，胃胀除，肛门无不适，脉缓，舌淡暗。再服上方7剂以巩固。

按：本例患者为痞满与泄泻并见，痞满兼嗳气频繁，为肝脾气机不调之象，进食生冷后泄泻易作，为中焦虚寒之象。故而以温中散寒为主，兼顾疏肝理气。以厚朴温中汤为基础，加苏梗、肉桂温中理气。二诊时见诸症好转，但肛门灼热，应防辛温之药助火，故稍加黄连以纠偏，且可除湿坚肠。

4. 虚痞——气阴不足证

蒋某某，男，52岁。

初诊（2019年7月22日）：

近两个月来乏力易倦，精神差，口干，饭后胃中作胀，平时咽部欠适，夜间咽痒易咳，形体消瘦，大便质黏，偏溏，日行1次，每于夏季易起皮疹，瘙痒；苔黄腻，脉细。气阴不足，暑湿内困，肺脾不和之征。

处方：太子参 20g，麦冬 10g，青蒿 15g，黄芩 10g，山栀子 10g，竹叶 10g，知母 15g，荷梗 10g，白鲜皮 30g，车前草 20g，赤茯苓 15g。7 剂，每日 1 剂，分两次服用。

二诊（2019 年 8 月 5 日）：

大便水分减少，精神改善，胃胀已除，咽痒易咳。上方去麦冬，加薄荷 10g，泽泻 15g。7 剂。

三诊（2019 年 8 月 19 日）：

大便稍有反复，偏稀，日行 1 次，解便通畅，自觉皮肤好转，遇热出汗后皮肤瘙痒。再从肺脾湿热调治，少佐益气。

处方：太子参 20g，青蒿 15g，黄芩 10g，山栀 10g，竹叶 10g，荷梗 10g，白鲜皮 30g，车前草 20g，赤茯苓 15g，黄连 6g。7 剂，每日 1 剂，分两次服用。

四诊（2019 年 8 月 27 日）：

大便成形，日行 1 次，皮肤已不痒，脉细。上方去车前草、竹叶，加车前子 15g。7 剂。

五诊（2019 年 10 月 21 日）：

无自觉不适。拟益气和脾，清化湿热余邪以巩固之。

处方：黄连 6g，黄芩 10g，马齿苋 20g，薏苡仁 30g，白扁豆 20g，太子参 15g，山药 20g，枳壳 10g，焦神曲 12g。7 剂，每日 1 剂，分两次服用。

按：暑热当令，据症辨为气阴不足，暑湿内困，肺脾不和。治当益气养阴，佐以清除暑热湿邪。方拟生脉散合蒿芩清胆汤加减，将车前草改为车前子，利于清热化痰，利肺止咳。

5．实痞——食滞胃肠证

案例 1

王某某，女，55 岁。

初诊（2012年7月30日）：

胃中板结，食后尤甚，嗳气，有时嗳腐，大便偏结，苔薄白腻，脉细。证属食积胃肠。治拟消食导滞。

处方：胡黄连6g，连翘12g，大腹皮15g，槟榔10g，莱菔子15g，焦楂、曲各12g，木香6g，陈皮10g，法半夏10g，苏梗10g，枳壳10g，炒谷、麦芽各12g。7剂，每日1剂，分两次服用。

二诊（2012年8月6日）：

大便已通畅，胃中板结减轻，嗳气。上方加香橼皮10g。7剂。

三诊（2012年8月14日）：

大便通畅，无自觉不适。

处方：酒大黄10g，莱菔子15g，大腹皮15g，厚朴10g，苏梗10g，砂仁6g，沉香曲12g，法半夏10g，郁李仁15g，黄连6g，枳实10g。7剂，每日1剂，分两次服用。

按：胃中板结，食后尤甚，嗳腐，此为食积肠胃之象，以保和丸加减调治。本例大便硬结，故加用槟榔、大腹皮、火麻仁、莱菔子等通降消导，使积邪有出路。槟榔、大腹皮，前者为种子，后者为果皮，两者合用，宽中、行气、导滞。二诊时大便已通畅，胃脘痞满即除。

案例2

朱某某，男，8岁。

初诊（2020年6月2日）：

近因饮食不慎引起胃脘作胀，烧心，纳差，大便秘结三四日1行，舌偏红，脉细数。肠胃积滞，郁而化热。

处方：连翘12g，生大黄6g，枳壳10g，鸡内金10g，生山楂12g，生谷、麦芽各12g，竹叶12g，蝉蜕6g，莱菔子15g，生薏苡仁30g。7剂，每日1剂，分两次服用。

二诊（2020年6月9日）：

胃脘烧灼感已除，胃中已适，食纳增，大便正常。上方去莱菔子，再服 7 剂。

按：小儿胃胀，纳差，便秘，烧心，为胃肠实热积滞，治拟清热导滞。仿保和丸、承气汤意，大黄、枳壳通降肠腑；鸡内金、生山楂消积化滞；莱菔子消食除胀；积滞易化热，故用连翘、竹叶、蝉蜕清热。二诊烧灼感已除，去莱菔子以免伤正。

6. 实痞——寒湿气滞证

案例 1

王某某，女，35 岁。

初诊（2013 年 1 月 1 日）：

进油腻及生冷后胃胀，夜间加重，嗳气，得矢气则舒，夜眠欠佳，凌晨 2 时左右早醒，偶有便秘，二三日 1 行，受凉后易腹泻。胃镜：浅表性胃炎。形体消瘦，面色无华。舌淡，苔白腻，脉弦。证属寒湿气滞交阻，腑浊不降。治拟温化导滞。

处方：厚朴 10g，砂仁 6g，陈皮 10g，姜半夏 10g，茯苓 15g，当归 10g，干姜 10g，草豆蔻 10g，木香 10g，槟榔 10g，大腹皮 15g，焦楂、曲各 12g。14 剂，每日 1 剂，分两次服用。

二诊（2013 年 1 月 14 日）：

药后胃部渐适，未见痞胀，大便好转。上方加苏梗 10g。14 剂。

按：患者进食油腻、生冷均感胃胀、嗳气、苔腻，此为痰湿内阻，从阴化寒，气机不利之象；且大便时秘时溏，此为气机壅遏胃肠，影响受纳腐熟。故当行气温中、导滞除满，用厚朴温中汤，加槟榔、大腹皮等通调肠腑。二诊即见效，大便通畅。

案例 2

陈某某，女，70 岁。

初诊（2020 年 5 月 11 日）：

上脘板结，嗳气，大便秘结，三四日 1 行，口干欲饮，尿色浑浊，苔根偏腻，脉弱。证属湿阻气滞，气化失司，津气不能上承。取五苓散意。

处方：桂枝 3g，生白术 10g，泽泻 15g，猪苓 15g，茯苓 15g，白豆蔻 6g，枳壳 10g，杏仁 10g，生薏苡仁 30g，通草 6g，佛手 10g。7 剂，每日 1 剂，分两次服用。

二诊（2020 年 5 月 18 日）：

上脘板结较前改善，大便已通畅，尿色已清，苔根偏腻，脉弱。仍守前法。上方加车前子 15g。7 剂。

三诊（2020 年 5 月 25 日）：

诸症续见改善，唯感乏力，背部不适，纳欠，苔根偏腻，脉弱。拟健脾，温散寒湿，佐以通络。

处方：党参 15g，生白术 10g，陈皮 10g，法半夏 10g，茯苓 15g，焦神曲 12g，白豆蔻 6g，厚朴 10g，丝瓜络 15g，伸筋草 15g，生黄芪 30g。7 剂，每日 1 剂，分两次服用。

按：本案据证辨为湿阻气滞，气化失司，津气不能上承。治当利水渗湿，温阳化气。方予五苓散加味，加白豆蔻、枳壳温中行气，散湿滞之阴霾；患者高年，肠中津少，杏仁润下，助解便秘；生薏苡仁、通草利水渗湿；佛手疏肝理气和胃。三诊诸症改善，见背部不适，纳欠，为气虚痰湿阻络，中焦湿阻气滞，脾胃不苏。六君子汤加厚朴、白豆蔻理气，另用丝瓜络、伸筋草舒筋通络，生黄芪补中益气兼利水。

7. 实痞——肝脾不和证

案例 1

严某某，女，70 岁。

初诊（2012 年 9 月 17 日）：

胃镜显示：浅表胃炎，十二指肠球炎。服西药后好转，停药后病情反复，自觉食管及胃中有气，胃胀，反酸，不能进食生冷，舌质淡红，脉细弦。证属肝脾不和。治拟疏肝为主，兼以温中。

处方：柴胡 10g，苏梗 10g，陈皮 10g，香附 10g，砂仁 6g，代赭石 15g，法半夏 10g，党参 15g，干姜 10g，焦楂、曲各 12g，炒谷、麦芽各 12g。7 剂，每日 1 剂，分两次服用。

二诊（2012 年 9 月 24 日）：

胃胀减轻，反酸已除，但仍嗳气。上方加公丁香 6g，厚朴 10g。7 剂。

三诊（2012 年 10 月 2 日）：

胃胀、嗳气已除，舌暗，苔薄，脉细。上方加黄连 5g，吴茱萸 5g。7 剂。

按：本例痞满治疗上应着重疏肝理气、和胃降逆，故以柴胡疏肝散、旋覆代赭汤为基础。二诊时仍见嗳气，加公丁香、厚朴温降胃气。

案例 2

朱某某，女，67 岁。

初诊（2012 年 12 月 31 日）：

胃脘作胀，嗳气不畅，饥饿时胃有烧灼感，大便溏，日行 2 次，多于上午，解便畅，舌嫩暗，脉细弦。证属木旺土虚，肝脾不调。治拟疏肝解郁，调和脾胃。

处方：黄连 6g，姜半夏 10g，苏梗 10g，砂仁 6g，柴胡 10g，香附 10g，枳壳 10g，黄芩 10g，蒲公英 20g，白术 10g，鸡内金 15g，生谷、麦芽各 15g，佛手 10g。7 剂，每日 1 剂，分两次服用。

二诊（2013 年 1 月 9 日）：

胃胀已除，大便已正常，无嗳气，头晕，体位改变后头晕加重，舌嫩而胖，有高血压病史，脉细弦。证属脾虚生痰，夹虚阳上扰。治拟健脾祛风，平肝化痰。

处方：天麻 15g，炒白术 12g，姜半夏 10g，陈皮 10g，茯苓 15g，泽泻 15g，车前子 15g，白蒺藜 15g，白菊花 12g，钩藤 12g，焦神曲 12g。7 剂，每日 1 剂，分两次服用。

按：此例患者痞满、嗳气不畅，为肝胃不和、肝脾气机郁滞之象。治疗取泻心汤、柴胡疏肝散之意，加白术健脾。二诊时诸症均减，但头晕加重，此为气机恢复之后，虚阳挟痰上扰所致。改予健脾平肝化痰，以半夏白术天麻汤合天麻钩藤饮化裁。

8. 实痞——湿热气滞证

钱某某，男，55岁。

初诊（2012年8月6日）：

胃脘作胀，大便质溏，日行2次，解时不畅，饮酒后胃脘痞胀不适，矢气较多。2012年5月胃镜示：糜烂性胃炎。肠镜示：结肠多发性息肉，慢性结肠炎。病理示：炎性增生性息肉伴慢性炎，灶性上皮轻度不典型增生。腹部CT示：①肝左叶小囊肿；②左肾盂小结石；③左肾上腺略增粗。去年因形体消瘦发现"结肠息肉"，在肠镜下行息肉摘除术。舌淡，苔薄腻，脉细。治拟健脾化湿，佐以清肠。

处方：黄连6g，黄芩10g，炒白术12g，苏梗10g，木香10g，砂仁6g，焦楂、曲各12g，厚朴10g。7剂，每日1剂，分两次服用。

二诊（2012年8月22日）：

胃胀减轻，大便仍日行1~2次，质偏溏，解便已觉通畅。上方加陈皮10g，生薏苡仁30g，银花炭15g。7剂。

三诊（2012年8月29日）：

大便已成形，脘腹胀满亦轻微。上方加甘松10g。7剂。

按：便溏解而不畅，此属实证。湿热蕴结肠胃，气机受阻，当以清肠化湿利气，佐以扶中。

9. 实痞——肝郁血瘀证

蒋某某，男，55岁。

初诊（2013年3月6日）：

既往胃镜示：食管炎。餐后胃脘作胀，自觉腹中气多，胸脘隐痛，大便正常，舌暗，脉弦。证属肝气夹瘀热。拟疏肝解郁，清泄瘀热。

处方：胡黄连 6g，连翘 10g，枳壳 10g，陈皮 10g，法半夏 10g，柴胡 10g，苏梗 10g，徐长卿 15g，赤芍 12g，焦楂、曲各 12g。7 剂，每日 1 剂，分两次服用。

二诊（2013 年 3 月 13 日）：

胃胀及胸脘隐痛好转。上方加丹参 15g。7 剂。

三诊（2013 年 3 月 20 日）：

胃中及胸脘处已适，夜间足底烫，大便正常。上方加地骨皮 12g，丹皮 15g。7 剂。

按：餐后胃胀，食积化热，先取保和丸意。因有"食管炎"史，胸脘不适，故加徐长卿、赤芍、山楂等行瘀，合连翘、胡黄连清瘀兼清胃热。

10. 虚实夹杂——气虚痰滞证

孙某某，男，61 岁。

初诊（2012 年 7 月 4 日）：

嗳气多年，胃胀。胃镜显示：慢性浅表性胃炎。既往有肺气肿病史，大便尚可，舌质淡胖，苔腻，脉弦。证属肺脾两虚，痰湿困遏气机。治拟健脾养肺，理气燥湿化痰。

处方：薤白 10g，瓜蒌皮 10g，法半夏 10g，厚朴 10g，枳壳 10g，陈皮 10g，紫石英 20g，党参 15g，苏梗 10g，苏子 10g，茯苓 15g，干姜 10g，草豆蔻 10g，焦神曲 12g。7 剂，每日 1 剂，分两次服用。

二诊（2012 年 7 月 24 日）：

胃胀、嗳气明显好转。再服上方 7 剂。

三诊（2012 年 8 月 1 日）：

胃胀、嗳气未作，稍感气急。苔腻，舌淡嫩而胖，脉细。

处方：薤白 12g，苏子 12g，厚朴 10g，杏仁 10g，法半夏 10g，瓜蒌皮 10g，当归 10g，陈皮 10g，党参 15g。7 剂，每日 1 剂，分两次服用。

四诊（2012 年 8 月 8 日）：

自觉症状均消除。上方加沉香 6g。7 剂。

按：此例患者以胃胀、嗳气为主诉，但有肺气肿病史，且舌质淡胖、苔腻，故可知肺脾两虚。脾为生痰之源，肺为储痰之器，治疗上不仅要理气燥湿化痰，也应顾及健脾养肺。以瓜蒌薤白半夏汤为基础，再加党参、紫石英等肺肾双补、扶正纳气之品。二诊时即见症状好转，之后围绕这一治法，取得效果。

11．虚实夹杂——阴虚内热证

朱某某，男，40 岁。

初诊（2012 年 12 月 10 日）：

胃脘痞满，嗳气频繁三年余，Hp（＋），夜间咽干不适，有黄痰，舌红，苔少，脉弦。证属肝肺气郁，化热伤阴。治拟疏肝清肺，和阴调气。

处方：柴胡 10g，枳壳 10g，桔梗 10g，浙贝母 15g，麦冬 15g，南、北沙参各 15g，竹茹 10g，枇杷叶 10g，山栀子 10g，佛手 10g，银花 15g，连翘 12g。7 剂，每日 1 剂，分两次服用。

二诊（2012 年 12 月 17 日）：

胃胀、嗳气明显减少，咽中有黄痰。上方加桑白皮 12g。14 剂。

三诊（2012 年 12 月 31 日）：

胃痞胀已少，痰减，咽干，舌红，苔少，脉细弦。原法加减。

处方：南、北沙参各 15g，麦冬 15g，生地 15g，海蛤粉 15g，百部 15g，紫菀 15g，枳壳 10g，杏仁 10g，佛手 10g，桑白皮 15g，浙贝母 15g，天竺黄 10g，知母 15g，香橼皮 10g。7 剂。

四诊（2012 年 1 月 7 日）：

诉自觉无不适。前方 7 剂巩固。

按：痞满一证，肝肺同病者虽不多见，但气机不畅，实为两脏病机共性。古人有"肝升肺降"之论，本质上指的就是肝肺在气机运行中起到枢纽作用。本例患者，痞满、嗳气，又兼有咯吐黄痰、咽喉不利，为肝肺同病，肝胃气郁则痞满，肺气郁结则酿痰。因此治疗应肝肺同治，疏肝清肺，调畅气机。柴胡、枳壳、佛手、山栀子等疏理肝气；桔梗、浙贝母、金银花、连翘以清肺化痰；另加麦冬、南北沙参以养阴润肺，佐竹茹、枇杷叶以清降肺胃。守方月余，至三诊时，胃胀、黄痰等症已不显。

四、腹痛

1．肠腑瘀热证

田某某，女，32 岁。

初诊（2019 年 9 月 16 日）：

八天前感上腹疼痛，后移至两侧少腹疼痛，阑尾处有压痛，轻度反跳痛，腹肌紧张不明显，大便秘结，口气重，苔薄黄。拟从肠痈，肠腑瘀热证施治。

处方：红藤 30g，败酱草 30g，川楝子 10g，醋柴胡 15g，生大黄 10g，枳实 10g，黄芩 15g，赤芍 12g，炒白芍 10g，木香 10g，槟榔 10g，蒲公英 30g，黄连 6g，甘草 6g。7 剂，每日 1 剂，分两次服用。

二诊（2019 年 9 月 23 日）：

腹痛明显减轻，偶感腹部不适，大便通畅，近日白带增多，阴痒，舌苔黄，脉细。

处方：败酱草 30g，生大黄 10g，枳实 10g，黄芩 10g，赤芍 15g，槟榔 10g，紫花地丁 20g，龙胆草 10g，车前子 15g，茵陈 15g，丹皮 15g，黄柏 12g。7 剂，每日 1 剂，分两次服用。

三诊（2019 年 9 月 30 日）：

腹痛已止，腹中已适，阴痒、白带已明显改善。上方加土茯苓 20g。7 剂善后巩固。

按：本案虽缺少最终确诊依据，但应参照"肠痈"论治，系瘀热内结肠腑。红藤、败酱草两味清热解毒，活血止痛，消痈排脓，为肠痈要药，故重用；再合大柴胡汤通腑泄热，利湿排脓；木香槟榔丸导滞消积；蒲公英清热解毒，消痈排脓。二诊肠痈已得到控制，重点转至白带增多、阴痒，为肠腑瘀毒余邪未净，肝经湿热下注使然。大黄、枳实、槟榔等通腑清肠；龙胆草、茵陈、车前子、黄芩、黄连等清肝胆湿热；赤芍、丹皮凉血散瘀。

2．肝胆湿热证

杨某某，女，67 岁。

初诊（2019 年 7 月 3 日）：

脐腹部经常疼痛，胆囊已切除，大便颗粒状，稍困难，舌苔薄黄腻，脉细弦。属肝胆湿热，余邪未净。

处方：莱菔子 15g，牛膝 15g，法半夏 10g，黄连 6g，黄芩 15g，干姜 6g，枳壳 10g，桂枝 10g。7 剂，每日 1 剂，分两次服用。

二诊（2019 年 7 月 10 日）：

脐腹部疼痛改善，大便较前通畅，苔薄黄腻，脉细弦。上方加柴胡 10g。7 剂。

三诊（2019 年 7 月 24 日）：

脐周疼痛未作，大便通畅，日一行，苔薄黄腻，脉细弦。上方加连翘 15g，白芍 10g。7 剂。

按：本例肝胆湿热余邪未净，中焦失和，法当和解，苦辛和中，稍佐通导。以半夏泻心汤合柴胡桂枝干姜汤加减；莱菔子、牛膝针对便秘，理气润肠；桂枝交通阴阳，调和中焦。

3．湿热气滞证

孙某某，女，54 岁。

初诊（2021 年 2 月 8 日）：

腹部手术后肠粘连多年，反复腹部胀痛，多次经西医输液治疗后好转。近日因功能失调性子宫出血行清宫治疗后再次诱发，腹痛腹胀，大便量少欠畅，舌苔厚腻，脉细弦。为湿热气滞，壅阻胃肠之象。

处方：砂仁6g，苏梗10g，香附10g，陈皮10g，法半夏10g，茯苓15g，焦神曲12g，厚朴10g，全瓜蒌30g，川楝子10g，莱菔子15g，草豆蔻10g，黄芩15g，槟榔10g，枳实10g。7剂，每日1剂，分两次服用。

二诊（2021年2月18日）：

腹痛已除，腹胀明显改善，大便正常，舌苔厚腻，脉细弦。前方7剂。

三诊（2021年2月25日）：

腹中已适，大便偏溏，苔偏腻，脉细。上方去全瓜蒌、川楝子。7剂。

四诊（2021年3月1日）：

腹痛、腹胀未作，大便正常。上方7剂。

按：肠粘连所致腹胀多属肝脾气滞，或可夹湿，郁久易化热，湿热郁阻肝脾气机，导致腹胀腹痛，反复发作，中医辨证治疗有较满意效果。

五、消化性溃疡

脾胃阳虚证

案例1

许某，女，48岁。

初诊（2012年7月30日）：

胃镜：十二指肠球部多发溃疡（A1期）；浅表性胃炎。胃胀，饥饿时胃痛，不能进食生冷，舌质暗，脉细弦。证属中阳不振，气滞血瘀。治拟建中温胃，养血止痛。

处方：炙黄芪20g，桂枝10g，白芍12g，当归12g，乌贼骨

15g，高良姜 10g，香附 10g，沉香曲 12g，木香 10g，砂仁 6g，苏梗 10g，荜茇 10g，炙甘草 6g，大枣 15g。7 剂，每日 1 剂，分两次服用。

二诊（2012 年 8 月 6 日）：

饥饿时胃痛，食后胃胀，有"慢性咽炎"病史，平时不能进食生冷，舌暗红，脉细。改用平调寒热，建中调气法。

处方：黄连 6g，黄芩 10g，法半夏 10g，干姜 10g，桂枝 10g，炙黄芪 15g，赤、白芍各 10g，瓦楞子 20g，香附 10g，徐长卿 15g，苏梗 10g，炙甘草 6g。7 剂，每日 1 剂，分两次服用。

三诊（2012 年 8 月 13 日）：

胃痛已止，胃胀好转，舌暗红，脉细。仍当寒热并用。上方 14 剂。

2012 年 9 月 10 日，陪家属来我处就诊，诉胃部已适。复查胃镜，溃疡已愈合。

按：患者饥饿时胃痛、不能进食生冷，此为典型的十二指肠球部溃疡中阳不振之象，治疗当以归芪建中汤、良附丸为基础，加乌贼骨制酸，沉香曲、木香、砂仁、苏梗、荜茇等辛温理气。胃痛中阳不振之证，在建中温阳的同时，若见一些热象，如进食后胃胀、咽喉不利等，应稍用寒凉药反佐，如黄连、黄芩、半夏，呈泻心汤之意。

案例 2

侯某某，男，31 岁。

初诊（2012 年 7 月 9 日）：

胃镜：十二指肠球部溃疡（A1 期）；糜烂性胃炎。胸脘胀满，纳谷不香，欲吐，胃中有烧灼感，舌淡红，脉细。证属脾胃阳虚。治拟建中温阳，少佐苦辛。

处方：炙黄芪 15g，桂枝 10g，白芍 10g，当归 10g，乌贼骨 20g，木香 10g，砂仁 6g，黄芩 10g，法半夏 10g，吴茱萸 6g，徐长卿 15g，石见穿 15g，苏梗 10g。7 剂，每日 1 剂，分两次服用。

二诊（2012 年 7 月 17 日）：

反胃消除，纳谷增加，胸膺部感舒适。上方加陈皮 10g。7 剂。

三诊（2012 年 7 月 23 日）：

胃脘痛及烧灼感减轻大半。上方加山栀子 10g，乌贼骨 15g。7 剂。

四诊（2012 年 7 月 30 日）：

一般情况良好，舌偏红，脉细弦。上方加黄连 6g。7 剂。

五诊（2012 年 8 月 9 日）：

胃部舒适。今日复查胃镜：十二指肠球部溃疡已愈合。上方 7 剂巩固之。

按：此例患者为十二指肠球部溃疡，核心病机为脾胃虚寒，主方选用黄芪建中汤。纳谷不香，时时欲吐，并有烧灼感，故加用黄芩、法半夏辛开苦泄、寒热并用，并加适量行气止痛药，最终取得效果。

案例 3

徐某，男，42 岁。

初诊（2012 年 12 月 24 日）：

胃镜：十二指肠球部溃疡（A1 期）；慢性浅表性胃炎伴糜烂。胃痛，饥饿时痛，可进生冷，无泛酸，无胃胀，大便尚可。舌淡，脉细。证属脾胃阳虚。治拟建中温阳。

处方：炙黄芪 30g，桂枝 10g，白芍 15g，当归 12g，煅龙骨 30g，丹参 15g，乌贼骨 20g，木香 10g，砂仁 6g，陈皮 10g，炙甘草 6g。7 剂，每日 1 剂，分两次服用。

二诊（2013 年 2 月 18 日）：

胃中无不适，夜间盗汗明显，口干，舌偏红，苔少，脉细。上方有偏热之虑。

处方：冬桑叶 15g，竹叶 10g，生龙齿 20g，生枣仁 15g，天、麦冬各 15g，白芍 15g，丹参 20g，五味子 10g，远志 10g，乌贼骨 20g，炙甘草 6g，大枣 15g。14 剂，每日 1 剂，2 次煎服。

三诊（2013 年 2 月 27 日）：

胃中已无不适感，盗汗已止，服药后矢气增多，舌暗红，脉细，拟建中活血制酸。

处方：炙黄芪 30g，白芍 12g，当归 10g，乌贼骨 15g，瓦楞子 20g，柴胡 10g，徐长卿 15g，木蝴蝶 10g，三七粉（分冲）3g，生地 30g，百合 20g，丹参 20g，炙甘草 6g，大枣 15g。7 剂，每日 1 剂，分两次服用。

按：本例为十二指肠球部溃疡，饥饿时疼痛明显，但尚可进食生冷，因此在脾胃阳虚之外，要考虑其他病理因素，故治疗使用归芪建中汤。后出现盗汗、腹中矢气增多，考虑药性偏温，此时应及时调整治法方药，从温阳健脾转为滋阴敛汗，同时兼顾脾阳，盗汗即止，胃中无不适。三周后胃镜复查示十二指肠球部溃疡已愈合。

案例 4

严某某，男，24 岁。

初诊（2012 年 4 月 2 日）：

上腹痛，解少量暗红色稀便三天，大便完谷不化，因进食不慎引起。既往有慢性腹泻史。胃镜示：十二指肠球部溃疡（A1 期），慢性浅表性胃炎。舌淡，有瘀点，苔薄腻，脉细。证属脾胃阳虚。治拟建中温运脾胃。

处方：炙黄芪 15g，桂枝 10g，白芍 15g，炒白术 12g，黄芩 10g，法半夏 10g，炙甘草 6g，大枣 15g，制附子 10g，怀山药 20g，焦神曲 12g，干姜 10g。7 剂，每日 1 剂，分两次服用。

二诊（2012 年 4 月 11 日）：

大便正常，胃脘无不适。上方加乌贼骨 15g。7 剂。

（三诊~六诊，略）

七诊（2012 年 6 月 18 日）：

复查胃镜：十二指肠球部溃疡已愈合。胃中无不适，头面部红疹，舌质偏红，有瘀点。证属脾胃阳虚，风热外袭。治拟兼顾。

处方：黄芩10g，银花15g，连翘15g，瓦楞子20g，丹皮12g，丹参15g，赤、白芍各10g，生黄芪20g，炙甘草6g，大枣15g。7剂，每日1剂，分两次服用。

八诊（2012年7月3日）：

十二指肠球部溃疡愈合期，自觉无特殊不适，面部红疹转浅，舌脉同前。前方7剂。

按：本例为典型的十二指肠球部溃疡脾胃阳虚证，大便见稀溏、完谷不化。故而以黄芪建中汤为基础，加怀山药健脾止泻；另加制附子、干姜等增强温阳之力；黄芩、法半夏，取泻心汤之意，协理中焦。二诊时即见腹痛、腹泻症状消失。但到七诊时，患者新感风热，头面皮肤红疹，故治疗上增加金银花、连翘、丹皮、丹参等疏风清热。临床治疗主症时，常会遇到有新感病邪的干扰，此时对矛盾主次先后的把握尤为重要。大便出血，应系肠黏膜少量渗血，无碍姜、附使用。

案例5

汪某，男，55岁。

初诊（2012年3月20日）：

胃脘时有疼痛。近日胃镜示：胃体窦部溃疡（活动期）。不能进生冷，大便时溏，舌淡，苔薄腻，脉细。证属中阳不振，气血失养。治拟建中温养气血。

处方：炙黄芪20g，桂枝10g，白芍10g，当归12g，乌贼骨20g，炒白术15g，制附子10g，黄芩10g，白及12g，木香8g，焦神曲12g，炙甘草6g。7剂，每日1剂，分两次服用。

二诊（2012年3月27日）：

目前无自觉不适。继服上方14剂。

三诊（2012年4月11日）：

无自觉症状，大便成形，舌淡，边有齿痕，脉细。上方去白及，加吴茱萸5g。7剂。

四诊（2012年4月18日）：

胃脘无不适，大便成形，自觉良好，脉细，舌淡，苔薄腻。益气温中和脾以巩固之。

处方：炙黄芪30g，桂枝10g，当归10g，党参15g，炒白术15g，制附子10g，砂仁6g，法半夏10g，陈皮10g，乌贼骨15g，炙甘草6g，大枣15g。14剂，每日1剂，2次煎服。

患者2012年5月15日复查胃镜为慢性胃炎。溃疡已愈合。

按：患者胃痛时作，不敢进食生冷，大便有时稀溏，此为中阳不振之虚寒证，当以归芪建中汤温阳，加乌贼骨、白及止酸收敛溃疡，制附子、黄芩兼顾寒热平衡。溃疡愈后，宜守方以提高脾胃抗御寒邪的能力。

案例6

丁某某，女，67岁。

初诊（2012年5月15日）：

胃镜示：十二指肠多发溃疡。诉平时不能进食生冷，纳少不知饥，舌苔腻，舌质淡红，脉细。证属中虚脾弱，寒湿困中。治拟益气健脾，温中理气化湿，少佐清泄。

处方：桂枝10g，干姜10g，高良姜10g，香附10g，黄连3g，黄芩10g，姜半夏10g，沉香曲12g，砂仁6g，炒白术10g，生谷芽15g。7剂，每日1剂，分两次服用。

二诊（2012年5月22日）：

一般情况可，知饥，胃中适，苔薄腻，脉细。前方加乌贼骨15g。14剂。

三诊（2012年6月5日）：

十二指肠球部溃疡经治疗，自觉症状消除，胃镜复查溃疡已愈合，舌脉同前。予上方去黄芩，加丹参15g。14剂。

四诊（2012年6月19日）：

胃中无不适，舌质嫩红。前方14剂。

按：十二指肠溃疡虽以脾胃虚寒最多见，但对溃疡的治疗，不能被"病"所局限，仍必须以辨证为主，适当结合辨病。此例证属中阳亏虚、寒湿气滞困中，除用良附丸、桂枝、干姜辈温中散寒之外，亦取半夏泻心汤辛开苦降，用沉香曲、砂仁等理气化湿。本病在治疗中需适当配合行瘀、止酸，少佐苦泄，但全方总的原则应当是温、补、调，不宜过用苦寒。

案例7

卢某某，男，46岁。

初诊（2012年7月29日）：

胃镜示：胃角溃疡。现胃胀胃痛，舌质偏红，脉细弦。治拟清胃抑酸，调其气血。

处方：黄连6g，黄芩10g，浙贝母15g，瓦楞子20g，乌贼骨15g，白及10g，三七粉（分冲）3g，丹参20g，赤、白芍各10g，炙甘草6g，大枣15g。20剂，每日1剂，分两次服用。

二诊（2012年8月27日）：

自觉症状消除。上方加丹皮12g。14剂。

三诊（2012年9月11日）：

自觉症状基本消除，舌转淡暗，脉弦细。改用建中为主，清胃调气和血为辅。

处方：炙黄芪30g，桂枝10g，白芍10g，乌贼骨20g，白及12g，三七粉（分冲）3g，香附10g，丹参15g，蒲公英20g，苏梗10g，炙甘草6g，大枣15g。14剂，每日1剂，分两次服用。

四诊（2012年10月9日）：

胃部无自觉症，舌淡暗，脉细弦。胃镜复查溃疡已愈合。上方7剂巩固。

按：本例患者胃胀、舌红、脉弦，此中焦郁热、气滞血瘀。予黄连、黄芩清热，浙贝母、瓦楞子、乌贼骨制酸，白及、三七止血，丹参、赤白芍凉血活血散瘀。二诊症状消除，加丹皮凉血活血。三诊舌转淡暗，改以建中为主，兼顾清胃调气和血，方拟归芪建中为主加减。表明了胃溃疡个体差异性，需要根据证候特点，灵活变化。

六、黄疸

湿热瘀毒证

王某某，女，26 岁。

初诊（1987 年 9 月 8 日）：

因全身皮肤瘙痒 5 个月，进行性皮肤、巩膜黄染 4 个月。于1987 年 8 月 27 日住入北京协和医院，诊断为肝内阻塞性黄疸（原因待查）；淤胆型肝炎（？）。查血清总胆红素 37mg%；直接胆红素28.5mg%，A/G 比值为 3.2/4.0，GPT、ALP、γ-GT 正常，HBsAg 阴性，抗 -HBc 阳性，尿胆原 2.0mg/24h，胆红素（+++）。11 月 11 日行腹腔镜检，见肝大，表面呈暗黄绿色，底面有颗粒感。12 月 11 日行经皮肝穿刺，病理报告有点、片状坏死，弥漫性肝细胞胆汁淤滞，毛细胆管及小胆管高度扩张、淤胆，部分肝窦扩张，肝巨噬细胞增生。汇管区有较多的中性粒细胞浸润及碎片状坏死。病变符合淤胆型肝炎、慢性活动性肝炎诊断。9 月 3 日起予泼尼松 30mg/24h，胆红素改变不明显（37mg%）；后改泼尼松龙 30mg/24h 加联苯双酯，黄疸仍无改善，遂来我处门诊。症见目、肤色黄极深、偏暗，尿黄赤，皮肤奇痒，纳少，心胸烦热，易汗，大便或干或溏，舌淡有裂纹，脉弦微数。证属肝胆湿热内盛，疏泄不利，内及血分，久病里阴已亏；治拟清利肝胆，凉血解毒，佐以柔肝扶正。

处方：茵陈（煎汤代水）90g，金钱草 30g，白茅根 30g，板蓝根15g，郁金 10g，赤芍 10g，连翘 10g，黄芩 10g，山栀 10g，生甘草5g。7 剂，每日 1 剂，分两次服用。

二诊（1987年9月15日）：

尿色转浅，肤痒改善，心烦、汗出已止，大便成形，口渴思凉饮，腹胀。前方去赤芍、连翘，加生地30g，虎杖15g，柴胡10g，芦根30g。7剂。

三诊（1987年9月22日）：

胆红素已降至24mg%，身痒基本消除，唯感腹部稍胀，肤燥。原方去板蓝根，加黑料豆12g，楮实子10g，大腹皮10g。7剂。

此后在上方基础上曾先后加用枸杞子、土茯苓、败酱草、海金沙、生皂角刺、炮穿山甲、制大黄、鳖甲、紫草、柴胡、泽兰、丹参、马鞭草、夏枯草、赤芍、半枝莲、桂枝等。

四诊（1987年11月20日）：

血清胆红素已降至13.7mg%，黄疸已减大半，肤燥改善，唯脘腹堵闷，舌淡暗，苔薄腻。肝胆湿热未净，肝经血瘀气滞。

处方：茵陈90g，金钱草30g，车前草30g，海金沙15g，鳖甲15g，赤芍12g，茯苓12g，柴胡10g，山栀10g，制大黄10g，炮穿山甲10g，生皂角刺10g，枳壳10g，楮实子10g，桂枝5g。30剂。

五诊（1987年12月22日）：

12月1日血清胆红素降至7.5mg%，现已降至3.3mg%，肤燥好转，尿色明显转清，一般情况良好，B超示肝脏缩小。带中药续服，嘱1个月后复查。

六诊（1988年2月12日患者来信）：

胆红素0.8mg%，皮肤干燥无光泽，脐周作堵，手心发热，余正常。

更方续服：生地30g，丹参20g，北沙参15g，麦冬15g，枸杞子12g，女贞子12g，白芍10g，鳖甲10g，阿胶10g，香橼皮10g，甘草3g。

1988年6月27日患者来京：察其皮肤、巩膜色泽无异常，体重增加20斤，无任何自觉不适，曾去原所住医院复查，各项指标正常。

按：该病临床少见，西药泼尼松对降胆红素并不理想，且副作用多；而中医治疗本病的报道不多。此病突出表现为黄疸，也涉及癥积、臌胀，故辨证识病当从黄疸始。本案显系阳黄，湿热合瘀毒结于肝胆，除大剂清利外，还需凉血化瘀软坚。茵陈用至90g；并用生皂角刺、炮穿山甲通透瘀毒；大黄通瘀泄热，与茵陈合用有利胆汁排泄，只要大便不甚稀，可坚持使用。由于久用大剂清利，邪虽祛而阴分耗伤，引起顽固之肤燥、五心烦热，及时改用育阴清热、柔肝涵木之剂，不仅可加速肝内胆汁排泄，而且可纠正用药之偏。清利湿热瘀毒，在体质允许的情况下，务求彻底；切不可一见黄退即减药减量，一见阴伤就不敢清利，或湿热未除，早用补益，本末倒置，使邪恋难愈。

七、胆瘅

1．胆热肝郁证

陆某某，女，32岁。

初诊（2012年9月18日）：

口苦明显，胃脘作堵连及两胁胀，嗳气，胸闷，腹中气多，夜寐差，心烦，反酸，胃镜提示胆汁反流性胃炎，舌淡，脉细。胆热内扰，心肝气郁之象。

处方：黄连6g，黄芩10g，柴胡10g，苏梗10g，香附10g，炒竹茹12g，法半夏10g，陈皮10g，茯苓15g，枳壳10g。7剂，每日1剂，分两次服用。

二诊（2012年9月25日）：

口苦未作，胸闷心烦好转，胃脘仍作堵，纳谷不香，夜寐差。上方加酸枣仁15g。7剂。

三诊（2012年10月2日）：

胃脘作胀、嗳气明显好转，夜寐可，食纳增加，月经将行，小腹隐痛，舌淡红，脉细。上方加当归10g。7剂。

按：胆瘅在诊断上应以口苦为主症，胃镜显示的胆汁反流也可作为参考依据。本案患者以口苦反酸、两胁作胀为主症，伴心烦寐差，证属胆热内扰、肝郁气滞。当以黄连温胆汤合柴胡疏肝散为主。

2．胃阴不足证

张某某，女，21岁。

初诊（2012年10月1日）：

口苦口干，胃脘隐隐不适，嘈杂烧心，大便偏干，夜寐差，舌红，苔少，脉细。胃镜：胆汁反流性胃炎。治拟清胆和胃，滋阴润降。

处方：黄连6g，山栀10g，北沙参15g，麦冬12g，法半夏10g，陈皮10g，茯苓15g，枳壳10g，竹茹10g，芦根20g，炒酸枣仁20g。7剂，每日1剂，分两次服用。

二诊（2012年10月7日）：

口苦未作，夜寐改善，大便正常，胃脘仍嘈杂，口干欲饮，有时痞胀，舌红，苔少，脉细。上方加石斛15g，佛手10g。7剂。

三诊（2012年10月14日）：

胃胀已除，口稍干，夜寐已正常。前方14剂巩固。

按：患者口苦，胃脘隐隐不适，嘈杂烧心，口干，大便偏干，舌红，苔少，脉细，一派胆热胃火阴虚之象。治宜养阴，清降胆胃。麦冬、半夏养阴不碍胃，降逆不燥土。甘寒之剂易伤气碍胃，故不用生地、玄参，而以北沙参、石斛甘凉而不伤脾之品。

3．脾胃虚寒证

任某某，女，54岁。

初诊（2016年3月9日）：

晨起口苦，泛吐苦水，反复胃脘不适10余年，不能进生冷，劳累后加重，不思纳谷，精神倦怠，形瘦，大便欠成形，日行1～2次，多次查胃镜示"慢性浅表-萎缩性胃炎"，舌质淡胖，苔白腻，脉细。

宜健脾和中，调其寒热。

处方：黄连 6g，黄芩 10g，法半夏 10g，陈皮 10g，茯苓 15g，枳壳 10g，竹茹 10g，党参 15g，炒白术 10g，炒山药 15g，白豆蔻 6g，生谷芽 12g，炙甘草 6g。7 剂，每日 1 剂，分两次服用。

二诊（2016 年 3 月 16 日）：

患者泛吐苦水已少，胃脘不适已缓，大便尚欠成形。上方加芡实 30g，炮姜炭 10g。14 剂。

三诊（2016 年 3 月 30 日）：

泛吐苦水已止，胃中已适，大便正常。继守前方 14 剂，巩固治疗。

按：本案晨起口苦，泛吐苦水，反复胃脘不适，证属胆瘅；不能进生冷，不思纳谷，精神倦怠，大便欠成形，此属脾胃虚寒，治疗以易功散合黄连温胆汤加减。本证临床较常见，少数病人在治疗初期表现为实证、热证，经治疗，实邪、热邪消除后，往往表现出脾胃气虚或脾胃虚寒证。此例患者也属虚实寒热并见，治疗胆瘅的同时需要兼顾脾胃虚寒之本，用药要避免见口苦而妄用清泄。

4. 胆胃郁热证

案例 1

吴某某，女，67 岁。

初诊（2015 年 3 月 30 日）：

口苦口黏，饥饿时胃脘隐痛，进食后胃脘作胀，嗳气，口干不欲饮，有时胸脘灼热感，大便稀溏，日行 2 次，胃镜提示浅表萎缩性胃炎伴胆汁反流，舌红，苔黄腻，脉细弦。胆胃郁热，素本脾弱之候。治拟辛开苦降，健脾和中。

处方：黄连 6g，黄芩 10g，法半夏 10g，陈皮 10g，茯苓 15g，枳壳 10g，竹茹 10g，党参 15g，苏梗 10g，麦冬 15g，山栀 10g，炙甘草 6g。7 剂，每日 1 剂，分两次服用。

二诊（2015年4月6日）：

口苦口黏减轻，胃痛消失，饭后仍感胃脘痞胀，大便偏溏。上方去麦冬，加炒白术10g。7剂。

三诊（2015年4月13日）：

患者胃中已适，口苦未作，大便渐成形。继守前方7剂，巩固治疗。

按：该案饥饿时胃脘隐痛，进食后胃脘作胀，大便稀溏，为中虚脾弱气滞之象；又见口苦口黏，胸脘灼热感，此为胆胃郁热。本证虚实寒热错杂，故仍以黄连温胆汤为主方；由于饥饿时胃痛，得食则缓，便溏，考虑脾胃气虚，故加参、术扶脾。

案例2

朱某某，男，46岁。

初诊（2015年3月17日）：

晨起口苦明显，午后常感反酸、烧心，胃脘痞胀，不知饥，舌苔厚腻，脉细。治拟清胆行气消导。

处方：黄连6g，黄芩10g，法半夏10g，陈皮10g，茯苓15g，枳壳10g，代赭石20g，苏梗10g，大腹皮15g，炒谷、麦芽各15g，炒莱菔子15g。7剂，每日1剂，分两次服用。

二诊（2017年3月24日）：

晨起口苦及烧心、胃脘痞胀明显好转，胃呆已苏。上方加山栀10g，鸡内金10g。7剂。

按：《黄帝内经》云"邪在胆，逆在胃"。胆瘅目前在临床上也较为常见。胆瘅为胆经实火或虚火引胆汁上溢逆胃所致，清胆和胃、通降胃气是常用大法。胆热内郁易滋湿邪内伏。黄连温胆汤清胆泄胃，疏利胆胃之气，正是最为适当的代表方剂。本方对胆瘅各证，均可随证加减使用。

八、腹鸣

1. 肝脾气滞证

沈某某，男，47 岁。

初诊（2017 年 3 月 1 日）：

腹鸣多日，腹中辘辘，矢气多，嗳气，二便正常，舌偏红，有瘀点，脉细弦。治拟调和肝脾气机。

处方：柴胡 10g，黄芩 10g，法半夏 10g，党参 15g，煅龙骨 30g，煅牡蛎 30g，炙甘草 6g，大枣 15g，苏梗 10g。7 剂，每日 1 剂，分两次服用。

二诊（2017 年 3 月 8 日）：

腹鸣、嗳气均明显减少。上方 7 剂。

三诊（2017 年 3 月 15 日）：

自觉症消除，舌偏红。上方加石斛 15g。7 剂。

四诊（2017 年 3 月 22 日）：

诸症已瘥，改服小柴胡汤散剂以善后。

按：初诊时辨为肝脾气滞，用柴胡龙骨牡蛎汤增苏梗，疏理肝脾气机，尚属恰当。

2. 肺肠积热证

徐某某，男，84 岁。

初诊（2019 年 10 月 10 日）：

每遇发热后即打嗝，泛吐涎沫，腹鸣腹胀，大便干结难解。一周前发热，经西医退热治疗后热已退。刻下症仍时有打嗝，泛吐涎沫，轻度咳嗽，大便困难，舌淡。肺与大肠相表里，治拟通腑下泄，以降胃气。

处方：制大黄 10g，生甘草 3g，法半夏 10g，陈皮 10g，茯苓

15g，代赭石 20g，枇杷叶 10g，苏梗 10g，白豆蔻 6g，竹茹 10g，郁李仁 15g。7 剂，每日 1 剂，分两次服用。

二诊（2019 年 10 月 17 日）：

打嗝已止，仍泛吐涎沫，大便已通畅，舌淡。上方加苦杏仁 10g。7 剂。

按：本例患者每当发热后即打嗝吐涎，又见便结。《金匮要略》云："食已即吐者，大黄甘草汤主之"。加代赭石、竹茹、枇杷叶清降肺胃，使肺胃之热随肠热下泄，肺得清肃，胃气得于和降。

九、便秘

1. 气虚肠燥证

金某某，男，81 岁。

初诊（2019 年 9 月 9 日）：

血压偏低，易疲劳，平素怕热，大便偏干，数日一行，舌淡，脉弱。气虚推助无力。治拟扶正为主。

处方：党参 15g，黄芪 30g，生白术 10g，肉苁蓉 15g，怀牛膝 15g，炒枳壳 10g，郁李仁 15g，桃仁 10g，薤白 12g，全瓜蒌 30g，生大黄 6g，炙甘草 6g。7 剂，每日 1 剂，2 次煎服。

二诊（2019 年 9 月 16 日）：

疲劳改善，大便通畅，日一行，脉弦。上方 7 剂。

按：年老脾肾气虚，肠燥津枯，阴火内生。当益气润肠，寓通于补。方拟济川煎合黄芪汤加减，桃仁、郁李仁润肠通便，兼能行血润燥；薤白能泄滞气，瓜蒌润肠通降。二诊即排便通肠，便次正常，疲劳亦得改善，原方继予。

2. 湿热内结证

周某某，女，73 岁。

初诊（2019 年 12 月 23 日）：

便艰，数日一行，易便中带血，有糖尿病病史，口干不明显，舌淡，苔黄腻，脉弦数。湿热困遏肠腑，通降失司。治拟清肠通腑润导。

处方：全瓜蒌30g，生大黄10g，蚕沙15g，桃仁10g，杏仁10g，郁李仁15g，枳壳10g，槟榔10g，生地榆20g，生白芍10g，番泻叶3g。7剂，每日1剂，分两次服用。

二诊（2019年12月30日）：

大便较前通畅，嗳气，舌苔淡黄腻，脉弦数。上方加苏梗10g。7剂。

三诊（2020年1月6日）：

大便已通畅，仍嗳气，腹中气多。上方去生白芍，加大腹皮15g。7剂。

四诊（2020年1月20日）：

大便通畅，腹中气已少。无其他不适，舌脉同前。继服上方14剂，二日一剂。

按：大便难，易便血，舌淡苔黄腻，脉弦数，为肠腑湿热蕴积，气机升降失司，热迫血络所致。治以清肠化湿，泄热通腑。瓜蒌、大黄、枳壳、槟榔，取枳实导滞丸意，化滞通腑；桃仁、杏仁、郁李仁，诸仁润肠通便；地榆凉血止血；少佐番泻叶清热，促进排便。二、三诊排便渐通，见嗳气、腹胀，加苏梗、大腹皮以导气下行。

3. 瘀热内结证

潘某某，女，42岁。

初诊（2012年10月24日）：

便秘，三四日一行，量少，大便呈栗状；有盆腔炎史，小腹隐痛，月经夹血块；主诉平素易上火，面部皮肤起密集红疹、红块，苔腻，脉细弦。热毒夹湿蕴结肺肠，波及冲任营血。

处方：败酱草30g，黄柏15g，生大黄12g，紫花地丁20g，川楝子 10g，厚朴 10g，龙胆草 10g，赤芍 15g，丹皮 15g，泽兰 12g。7 剂，每日 1 剂，分两次服用。

二诊（2012 年 11 月 13 日）：

大便较前通畅，日行一次，腹痛减轻，痤疮好转。上方加山栀 10g。30 剂。

三诊（2020 年 12 月 12 日）：

中药治疗以来，大便已畅行，日一次，未见腹痛；面部红疹明显好转，色转浅红；经来无血块，色正，按月行，舌脉同前。前方 20 剂，两日一剂以巩固之。

按：本例患者便秘且易上火，面部斑块红色明显，苔腻，此热毒挟湿蕴积肺肠；波及女子胞宫气血，冲任营血为热煎熬，为湿黏滞，故小腹隐痛，月经带血块。治疗以泻下湿热，清肝和营为主。予小承气汤，仿三和散、通幽汤兼行血分为试。以败酱草、紫花地丁、丹皮、赤芍等清热破瘀，川楝子、龙胆草、黄柏清热疏肝除湿，泽兰利水行瘀。二诊症情好转，更加山栀清热利水除烦。三诊诸症皆愈，原方巩固。

十、大便失禁

1．肝脾湿热气滞证

刘某某，女，8 岁。

初诊（2019 年 9 月 19 日）：

经常大便失禁伴腹痛，大便有时粗、硬，苔淡黄腻。证属肝脾湿热气滞，肠腑通降失司。

处方：柴胡 10g，川楝子 8g，当归 10g，炒白芍 12g，莱菔子 12g，枳实 10g，黄芩 10g，法半夏 10g，木香 10g，延胡索 10g，黄连 3g，炙甘草 6g，生白术 10g。7 剂，每日 1 剂，分两次服用。

二诊（2019 年 9 月 26 日）：

腹痛未作，近日大便失禁等情况未见发生。上方 7 剂。

三诊（2019年10月2日）：

一般情况良好，前方一周，改二日一剂以巩固之。

按：经曰"魄门亦为五脏使"。魄门启闭有赖于五脏调节，脾气升提，肝气调达，方能启闭有节。本例患儿腹痛、便粗而硬、苔黄腻，辨为肝脾湿热气滞之实证。方拟大柴胡汤清泻里热，解郁开结，调和肝脾。小儿肝常有余，脾常不足，故大柴胡汤去大黄稍减泻下之力，加川楝子、莱菔子增强理气之功，黄连加强清热燥湿，加当归止痛养血柔肝，生白术健脾渗湿，木香运脾，延胡索行气止痛。活用经方，根据小儿体质量体裁衣，7剂见效。后以原方巩固，未再发生。

2. 脾肾两虚证

案例1

刘某某，男，69岁。

初诊（2020年7月26日）：

经常大便失禁，平时大便日行数次，偏溏，有脑梗死病史，肢体活动差。舌暗，苔白腻，脉弦。中虚脾弱及肾之象。

处方：党参15g、炒白术15g、茯苓15g、白扁豆15g、陈皮10g、山药15g、莲子肉10g、砂仁6g、芡实30g、干姜10g、补骨脂15g。7剂，每日1剂，分两次服用。

二诊（2020年8月2日）：

大便成形，日行一次，无大便失禁现象。上方7剂。

案例2

严某某，女，79岁。

初诊（2017年9月27日）：

近一个月来大便失禁伴大便稀溏，日行1~2次；后发际有片状肥厚粗糙皮损，表面落屑较多，瘙痒甚；头昏，乏力易倦，夜寐差，舌淡，脉细。脾虚及肾，久病肝肾阴血不足，夹有湿热之象。

处方：生黄芪30g、炒白术15g、山药30g、芡实30g、女贞子

15g，车前子 15g，酸枣仁 20g，煨诃子 10g，生地 15g，白鲜皮 20g，薏苡仁 30g。14 剂，每日 1 剂，分两次服用。

二诊（2017 年 10 月 9 日）：

大便失禁明显改善，后发际皮损变浅。上方加槐米 20g，赤石脂 15g。14 剂。

三诊（2017 年 10 月 21 日）：

大便失禁已止，后发际皮损变浅，皮屑减少。上方 14 剂。

按：以上两例均为老人，后天不足，先天阳火衰残，不能腐熟水谷，固涩大便。除健脾补肾外，尚需用芡实、诃子等加以固涩收敛，以防进一步耗伤正气。

十一、肛门坠胀

中虚气陷证

赵某某，女，54 岁。

初诊（2019 年 11 月 21 日）：

肛瘘手术后四个月余，现肛门经常有下坠感，大便偏溏，经常阴痒，夜寐不实，面色无华，形体怕冷，唇干，舌偏淡，脉细。中虚气陷，魄门湿热余邪未尽。

处方：太子参 15g，黄芪 30g，炒白术 10g，升麻 8g，柴胡 10g，黄芩 10g，黄柏 10g，当归 10g，茯神 15g，远志 10g，炒枣仁 20g，萆薢 12g。7 剂，每日 1 剂，分两次服用。

二诊（2019 年 11 月 28 日）：

阴痒未作，大便欠成形，便后肛门仍有下坠感，形寒，舌淡，脉细。加强益气扶正，调益心脾之品。

处方：党参 15g，炒白术 15g，茯苓 15g，陈皮 10g，白扁豆 20g，山药 20g，莲子肉 10g，砂仁 6g，薏苡仁 30g，黄芪 40g，当归 10g，升麻 3g。7 剂，每日 1 剂，分两次服用。

三诊（2019 年 12 月 9 日）：

肛门下坠感明显改善，大便日行 1 次，欠成形，阴痒已除。守原法。上方 7 剂。

四诊（2019 年 12 月 16 日）：

肛门下坠感已消除，大便已正常，脚冷，面色无华，脉细。仍从中虚清气下陷调治。上方去升麻，加黄芩 10g，7 剂。

按：自觉肛门下坠，便溏脉细，面色无华，此为气血两亏，中虚气陷，肠腑湿热余邪留恋。当补中益气，升阳举陷，兼清肠腑湿热；予补中益气汤合归脾汤加减，稍加清热利湿之品。二诊阴痒未作，余症如前，加强益气扶正、调益心脾之品。三诊诸症改善，仍守原法。四诊排便、肛门下坠基本正常，遂去升提之品。

十二、排便不净

1. 中虚气陷证

陆某某，男，38 岁。

初诊（2020 年 1 月 13 日）：

病史十多年，自觉大便有不净感，两日一行，肠镜检查未见明显异常，曾是运动员，辗转大医院无明显效果，形体消瘦，面色无华，脉细。拟为中虚气陷。

处方：党参 15g，生白术 30g，炙黄芪 30g，陈皮 10g，柴胡 10g，升麻 8g，当归 10g，火麻仁 15g，生白芍 10g，炙甘草 6g，大枣 15g。7 剂，每日 1 剂，分两次服用。

二诊（2020 年 1 月 23 日）：

刻下大便已通畅，日一行，无大便不净感，舌淡，脉细。上方加山药 15g。7 剂。

按：自觉大便不净，形瘦脉细，面色无华，排便间日一行，此为中虚气陷，肠腑通降失司。治当升提中气，通调肠腑；予补中益气汤加当归、火麻仁、白芍等养血润肠。二诊即见效。

2．肠腑湿热证

周某某，女，36岁。

初诊（2019年9月26日）：

大便黏、臭、稠，解便欠通畅，矢气多，舌质、苔大致正常，脉弦。肠腑湿热滞结，气失通降。

处方：黄连6g，黄芩10g，马齿苋20g，蚕沙15g，枳壳10g，全瓜蒌30g，生大黄6g，槟榔10g，大腹皮15g。7剂，每日1剂，分两次服用。

二诊（2019年10月24日）：

一般情况有所改善。上方加炒黄柏10g，炒苍术10g。15剂。

三诊（2019年11月11日）：

大便已通畅，成形，大便黏、臭等象已除。守原法巩固。前方14剂。

按：便质黏臭稠，矢气多，此为肠腑湿热内蕴，下坠魄门，气机受阻。治以清肠化湿，调畅气机。仿葛根芩连汤、木香槟榔丸、枳实导滞丸意。此类病例临床较为多见，大多与饮食辛辣肥腻、作息不规律有关。

第二节
内科其他各系病证

一、尿频

1．湿热下注证

案例1

任某某，男，55岁。

初诊（2012年10月30日）：

夜间尿频 3~4 次，解尿时尿道疼痛，尿略黄。B 超（2012 年 10 月 30 日）：前列腺稍大。有高血脂、高血糖病史，口干欲饮，舌偏红，苔薄黄，脉细弦数。证属肾虚血瘀，湿热下注。治拟益肾活血，利湿清热，虚实并顾。

处方：白茅根 60g，石韦 15g，银花 20g，车前子 15g，六一散 15g，瞿麦 15g，王不留行 15g，桃仁 10g，山药 30g，茯苓 15g，桑螵蛸 10g，山栀 10g。7 剂，每日 1 剂，分两次服用。

二诊（2012 年 11 月 6 日）：

尿频、尿痛好转，尿黄改善。上方加知母 15g，黄柏 15g。7 剂。

三诊（2012 年 11 月 13 日）：

尿频、尿痛已除。上方 7 剂。

四诊（2012 年 11 月 21 日）：

夜尿减为 1 次，舌暗。前方 7 剂善后巩固。

按：此例患有前列腺增大，夜间尿频，病史已久，系肾气不足兼湿热下注。急则治标，故治疗以清热利湿为主，兼顾益肾活血。处方以八正散为基础，加用王不留行、桃仁通络活血；桑螵蛸、怀山药益肾固摄；白茅根达 60g，取其利尿通淋，清热生津。二诊见尿频好转，尿黄色淡，药已中的，增知母、黄柏加强清利。本例患者尿频日久，既有肾虚之本，又有湿热之标，故清利治标为主，兼顾肾虚，取得疗效。

案例 2

朱某某，女，44 岁。

初诊（2013 年 2 月 27 日）：

多年来反复出现尿频、尿不尽感，伴口干，尿量少，尿时小腹隐痛不适，舌尖红，苔黄腻，脉细弦。证属膀胱湿热留恋，日久伤阴。治拟清利，兼顾滋肾。

处方：龙胆草 10g，山栀 10g，银花 20g，黄柏 15g，紫花地丁 20g，淡竹叶 10g，车前子 15g，六一散 15g，石韦 20g，木通 6g，生地 30g，白茅根 30g，泽泻 15g。7 剂，每日 1 剂，分两次服用。

二诊（2013 年 3 月 6 日）：

尿频好转，小便时小腹疼痛已不显。前方去木通。7 剂。

三诊（2013 年 3 月 13 日）：

尿频现象消除，小便通畅，无尿不尽感，多梦，口干，乏力，苔淡黄腻，舌尖红，脉细弦数。湿热余邪未尽，久则耗伤气阴。

处方：竹叶 10g，山栀 10g，石韦 20g，银花 15g，生地 30g，白茅根 30g，麦冬 15g，太子参 15g，远志 10g，龙胆草 10g，楮实子 15g，六一散 15g。7 剂，每日 1 剂，分两次服用。

四诊（2013 年 3 月 20 日）：

尿解正常，余症均见改善。

按：患者多年尿频、尿急，有尿不尽感，舌苔腻。此为膀胱湿热余邪留恋，治用龙胆泻肝汤、六一散，加金银花、黄柏、紫花地丁、石韦、白茅根清利为主。二诊时尿频已见好转。三诊时尿频尿急、尿不尽感已除，但有口干、乏力、舌尖红等症，此为湿热耗伤气阴之候，加麦冬、太子参、远志、楮实子等益气养阴，以复正气。此类慢性泌尿系感染，中老年女性常见。中药淡渗清利，兼扶正气，较之长期服用并较频繁更换抗生素为优，对清除病根，减少复发有较大优势。

案例 3

陈某某，女，52 岁。

初诊（2017 年 12 月 27 日）：

尿频、尿急 20 余天，尿检白细胞（++）。曾予口服抗生素，有好转但不明显。舌偏红，脉细。此膀胱湿热，气化失司。治拟清利下焦，佐以疏泄。

处方：柴胡 10g，丹皮 15g，车前子 15g，白茅根 40g，银花 20g，石韦 20g，生地 20g，竹叶 10g，山栀 10g，远志 10g，炒黄柏 10g。14 剂，每日 1 剂，分两次服用。

二诊（2018年1月8日）：

尿频、尿急好转，夜寐差。

处方：白茅根40g，石韦30g，龙胆草10g，生地15g，麦冬15g，柴胡10g，远志10g，炒枣仁15g，竹叶10g，车前子15g，山栀10g。7剂，每日1剂，分两次服用。

三诊（2018年1月15日）：

尿频、尿急消除，查尿白细胞（±），夜寐有较明显改善。仍守前方7剂。

按：本案拟诊断为"热淋"，属湿热蕴结下焦，膀胱气化不利。以车前子、石韦、白茅根、山栀、黄柏以清热利湿通淋；丹皮、银花清热凉血散瘀；生地、竹叶养阴生津，使得清热利湿不伤阴；远志清心宁神；柴胡疏泄以助清利。二诊患者诉尿频、尿急好转，但夜寐较差，加龙胆草清肝泻火，炒枣仁、麦冬清心安神。

大凡急性热淋，实证多选用龙胆泻肝汤、八正散，由于湿热易伤阴，多选用白茅根，既利湿清热又滋阴；如有小腹不适，可稍加柴胡以疏泄之。

2．湿热伤阴证

何某某，女，50岁。

初诊（2012年3月13日）：

尿频一周，既往有长期肾盂肾炎病史，小便发烫，色偏黄，伴耳鸣，头晕，口干，舌红，苔少，脉细。证属湿热稽久伤阴，虚阳上越。治拟清热利湿，育阴潜阳。

处方：银花20g，龙胆草10g，山栀10g，石韦20g，竹叶10g，柴胡10g，生地30g，白茅根30g，泽泻15g，瞿麦15g，六一散15g，磁石30g。7剂，每日1剂，分两次服用。

二诊（2013年3月19日）：

尿路刺激征减半，口干好转，稍头晕，舌红，苔少，脉细。原法稍增滋潜之品。

处方：龙胆草10g，山栀10g，银花20g，石韦20g，黄柏15g，生地30g，白茅根30g，女贞子20g，磁石30g，泽泻15g，阿胶珠10g，石决明30g，车前子15g。7剂，每日1剂，分两次服用。

三诊（2013年3月27日）：

尿路刺激征消除，口干好转，腹部有不适感，有便意，头晕已除，晨起耳鸣，苔薄黄，脉细。滋潜过重易伤脾。仿耳聋左慈丸意。

处方：生地30g，白茅根30g，山茱萸15g，山药20g，丹皮15g，茯苓15g，泽泻15g，灵磁石30g，石菖蒲10g，黄芩10g，石韦15g，六一散15g，茯神15g，苏梗10g。7剂，每日1剂，分两次服用。

四诊（2013年4月2日）：

尿路刺激征已消除，口干好转，头晕未作，大便成形，疲劳乏力，舌红，脉细。

处方：生地15g，白茅根30g，银花20g，石韦20g，竹叶10g，生黄芪30g，山药20g，车前子15g，山栀10g，柴胡10g，麦冬15g，六一散15g，太子参15g。7剂，每日1剂，分两次服用。

按：患者既往有肾盂肾炎病史，诸症表现系由湿热日久伤阴，引致虚阳上越。故治疗当虚实兼顾，在龙胆泻肝汤加瞿麦、六一散、竹叶等清热利湿的同时，加用阿胶珠、女贞子、石决明等滋阴潜阳。取效尚称满意。后增益气扶正以善后。

3. 心肾两虚证

卢某，女，26岁。

初诊（2012年11月26日）：

夜尿频多，每2小时一次，伴口干，头晕，舌嫩暗红，苔少，脉细。证属心肾两亏，治拟调益心肾。

处方：山药30g，益智仁10g，乌药10g，桑螵蛸10g，当归

10g，远志 10g，九节菖蒲 10g，煅龙骨 20g，党参 15g，炙龟甲 15g，鸡内金 10g，五味子 6g，炙甘草 6g，大枣 15g。7 剂，每日 1 剂，分两次服用。

二诊（2012 年 12 月 5 日）：

夜尿减为每 5 小时一次，头晕好转，舌暗。上方加女贞子 15g。7 剂。

三诊（2012 年 12 月 12 日）：

夜尿减为每晚 1~2 次，全身状况改善。前方 7 剂。

按：夜间尿多，无尿痛、尿热感，口干头晕，诊为心肾两亏、肾虚固涩无权。治疗应温肾滋阴，补益心神，涩尿固脬，以缩泉丸、桑螵蛸散加大枣、五味子组方。二诊时即见夜尿已大为改观。

4．肾阳虚衰证

案例 1

王某某，男，72 岁。

初诊（2016 年 8 月 31 日）：

夜尿频，一夜 6~7 次，尿道无不适，夜寐差，平素怕冷，舌暗淡偏胖，苔白腻，脉弦细。显属肾阳亏虚，固摄无权之象。

处方：怀山药 30g，益智仁 10g，乌药 10g，党参 15g，桑螵蛸 10g，茯神 15g，砂仁 6g，覆盆子 15g，炙甘草 6g。7 剂，每日 1 剂，分两次服用。

二诊（2016 年 9 月 13 日）：

夜尿频明显好转，夜尿减为 2~3 次，伴纳差，寐艰，不思饮食，舌淡暗偏胖，苔白腻，脉弦细。上方加当归 10g，远志 10g，炒枣仁 20g，鸡内金 10g。14 剂。

三诊（2017 年 3 月 27 日）：

尿频显著改善，夜尿 1 次，食纳增加，耳鸣，腰酸，口稍干，两目干涩，苔净，脉弦细。遵阴中求阳，阳中求阴法。

处方：生、熟地各 15g，山茱萸 12g，桑螵蛸 10g，怀山药 30g，益智仁 10g，党参 15g，制附子 10g，枸杞子 15g，磁石 30g，乌药 10g，生谷、麦芽各 12g。7 剂，每日 1 剂，分两次服用。

按：多尿一候，古人多归属于虚证、寒证，更多责之肾虚阳衰，不能责司二阴，摄纳无权，以缩泉丸合桑螵蛸散加减，常能取得明显效果。此例年高，肾气、肾阳虚衰，舌脉征象辨证明确，用药几无疑虑，但对老年男性必须问及解尿是否通畅，以与前列腺疾病鉴别。在辨证用药上，两者虽有共同之处，但前列腺疾病往往在益肾温阳同时，稍加清利，否则易导致癃闭。

案例 2

严某某，女，32 岁。

初诊（2018 年 5 月 14 日）：

近数月来小便次频、量多，每晚解尿 4~5 次，尿检无异常，平素易怕冷，经量较少，舌偏淡，脉沉细。证属肾虚血亏，固涩无权。

处方：益智仁 10g，山药 30g，乌药 10g，桑螵蛸 10g，煅龙骨 20g，当归 10g，熟地 15g，远志 10g，制附子 10g，茯神 15g。7 剂，每日 1 剂，分两次服用。

二诊（2018 年 5 月 21 日）：

仍感尿频，夜尿 3~4 次，无尿痛，自觉精神差，易烦躁，平素口干欲饮，大便偏干，两日一行，舌脉同前。治以益肾固脬，兼顾气阴。

处方：怀山药 30g，乌药 10g，益智仁 10g，覆盆子 15g，五味子 6g，车前子 15g，生、熟地各 15g，山茱萸 15g，桑螵蛸 10g，党参 15g。7 剂，每日 1 剂，分两次服用。

三诊（2018 年 5 月 28 日）：

尿频改善，夜尿一次，此次月经量、色较前明显改善，口干已不明显。上方加女贞子 15g。7 剂。

按：本例舌淡脉沉，畏寒经少，为肾阳亏损，膀胱虚寒，致固涩无权，治当温肾祛寒。方予缩泉丸温肾缩尿，桑螵蛸散兼调心肾，加制附子10g补火助阳；山药固摄下元，用量宜大，为张锡纯法。二诊未有好转，反见烦躁，故采用阳中求阴、益肾固脬。仍以缩泉丸为主以图温肾，加覆盆子、五味子、车前子、山茱萸、生熟地等大队滋阴养血。三诊见效，夜尿仅一次，月经改善。守前法，加女贞子补肝益肾、清热育阴。

二、精癃

湿阻气滞证

黄某，男，43岁。

初诊（2019年10月14日）：

近日尿急、尿频，解尿欠通畅，无尿痛，大便日行2～3次，苔腻，脉弦。治拟清利为主，佐以疏泄化瘀。

处方：车前子15g，泽泻15g，冬葵子20g，瞿麦15g，山栀10g，柴胡10g，三棱15g，莪术15g，石韦20g，紫花地丁20g。7剂，每日1剂，分两次服用。

二诊（2019年10月28日）：

解尿较前通畅，尿急好转，大便日一行，颈部酸胀，舌脉同前。上方加葛根12g。7剂。

三诊（2019年11月5日）：

解尿通畅，无尿急现象，头痛、颈椎症状改善，B超提示前列腺轻度增生。上方续服7剂。

按：本例患者精癃尿急，苔腻脉弦，知湿热浊邪内蕴，气机失疏，治当利湿通淋，佐以疏泄为法。方予车前、泽泻、冬葵子、瞿麦、山栀、紫花地丁、石韦利湿通淋，用柴胡、三棱、莪术疏肝活血调气。二诊改善，新见颈部酸胀，原方加葛根疏解项背。三诊时诸症均得改善。

三、遗尿

膀胱虚冷证

严某，男，60岁。

初诊（2019年3月26日）：

夜尿2~3次，解尿通畅，经常遗尿，四肢冷感明显，大便稍困难，舌嫩红，苔薄，脉细弦。为气虚阳亏，膀胱虚冷证。

处方：山药30g，党参15g，茯苓15g，桑螵蛸10g，乌药10g，益智仁10g，鸡内金10g，砂仁6g，焦神曲12g，火麻仁15g，生黄芪30g。7剂，每日1剂，分两次服用。

二诊（2019年4月2日）：

近1周遗尿未见，大便已正常，四肢怕冷有改善，舌脉同前。上方加菟丝子20g。14剂。

三诊（2019年4月24日）：

遗尿未再出现，夜尿次数减为1~2次，乏力思睡，大便仍较困难。上方去火麻仁，加肉苁蓉15g，制附子10g。14剂。

四诊（2019年5月8日）：

遗尿及夜间尿频均已见除，大便渐畅，腿软。仍守原法。

处方：肉苁蓉15g，当归15g，牛膝15g，炙黄芪30g，薤白15g，火麻仁15g，杏仁10g，生白术15g，炒白芍10g，小茴香6g。7剂，每日1剂，分两次服用。

五诊（2019年5月16日）：

大便正常，无遗尿，全身状况改善，舌脉同前。前方14剂。

按：患者年高夜尿频，遗尿，四肢畏寒，此为下元不足，膀胱虚冷。法宜温肾固涩，予缩泉丸加鸡内金、缩砂仁、焦神曲健脾消导。二诊遗尿已去，畏寒亦有改善，加菟丝子益肾固精缩尿；因大便仍坚，加入牛膝、肉苁蓉、火麻仁、杏仁、薤白等温润通导。体虚肾亏之老年人尽量不用峻猛之大黄、番泻叶、玄明粉之类。

四、咳嗽

1. 风痰伏肺证

案例 1

李某，女，24岁。

初诊（2019年5月28日）：

感冒20余天，病初咳嗽，咽痛，咳痰，流清涕。刻下夜间咳嗽剧烈，受风后加剧，服抗生素、止咳药水均无效，舌嫩红，脉细。此为风痰伏肺之象。

处方：白前10g，款冬花15g，百部15g，南沙参15g，前胡10g，黄芩10g，桑叶10g，牛蒡子10g，桔梗10g，紫菀15g。7剂，每日1剂，分两次服用。

二诊（2019年6月4日）：

咳嗽明显减轻，舌嫩红，脉细。前方加芦根15g，续服7剂。

按：感冒后遗症，夜间、受风加剧，为风痰伏肺、肺气失宣之象，治当解表疏风、润肺止咳，予止嗽散合沙参麦冬汤加减。

案例 2

杨某某，女，29岁。

初诊（2012年7月18日）：

咳嗽10余天，服西药后病情加重，输液无好转，胸片未见炎症。现干咳咽痒，甚时有胸痛，稍有气喘，大便尚可，脉细数，苔薄腻。属风痰伏肺，虞其耗阴，当两相兼顾。

处方：苏子10g，海蛤粉15g，牛蒡子10g，桔梗10g，杏仁10g，前胡10g，南沙参15g，麦冬15g，炙麻黄6g，桑白皮15g，炙冬花10g，生甘草6g。7剂，每日1剂，分两次服用。

二诊（2012年7月24日）：

咳嗽明显好转，咽部痰黏，苔薄腻，脉细。上方加白前 6g。7 剂。

按：咳嗽不可见咳止咳。本例咳嗽十余日，口服西药、输液未有好转反而加重，为外邪未净，风痰伏肺，邪无出路。干咳咽痒，兼有胸痛、气喘，苔薄腻，辨为风痰伏肺。风为阳邪，痰郁又易生热，今见时有胸痛、脉细而数，虑阴津受损，故当兼顾疏风化痰、养阴润肺。方拟三拗汤、沙参麦冬汤出入。其中海蛤一味，能软坚去伏痰。二诊时改善显著，唯痰黏、苔腻，原方加白前。白前微温而不燥，能降冲逆而止嗽，破壅塞而清痰，且无伤阴之患。

2．风热痰阻证

刘某，女，77 岁。

初诊（2013 年 3 月 6 日）：

咳嗽半月余，痰白，质黏，不易咳出，咽痒，咽干，舌红，脉细。证属风热犯肺伤津，肺气失于宣降。治拟疏风散热，兼及肺津。

处方：冬桑叶 10g，薄荷 10g，牛蒡子 10g，桔梗 10g，杏仁 10g，苏子 10g，海蛤粉 15g，南沙参 15g，麦冬 12g，前胡 10g，紫菀 12g，生甘草 6g。7 剂，每日 1 剂，分两次服用。

二诊（2013 年 3 月 12 日）：

咳嗽明显好转，夜寐差，舌红苔净，脉细弦。前方加五味子 10g，远志 10g。7 剂。

按：患者咳嗽半月余，伴黏痰、咽痒，此为风热犯肺，肺失宣肃，治予疏散风热。舌红咽干为风热伤及肺津之象，取桑菊饮、止嗽散义，加南沙参、麦冬。病程不长，轻清为主。此类患者甚多，中药治疗为宜，勿动辄输注抗生素之类。

3．痰热结胸证

卢某某，男，59 岁。

初诊（2012 年 5 月 9 日）：

数日来咳嗽，咳黄痰，胸脘有时刺痛，气急，午后低热，咽痒，食纳可，舌苔黄腻，脉弦数。痰热结胸，肺失肃降。治当清热涤痰肃肺。

处方：黄连 6g，法半夏 10g，瓜蒌皮 12g，枳壳 10g，杏仁 10g，黄芩 10g，银花 30g，川贝母 10g，重楼 20g，百部 15g，连翘 15g，紫菀 15g，赤芍 15g。7 剂，每日 1 剂，分两次服用。

二诊（2012 年 5 月 15 日）：

低热已退，咳嗽渐止，胸闷刺痛已消除，无气急，大便偏溏，舌淡，苔淡黄腻。转从清肺祛湿，兼顾肺脾。

处方：黄芩 12g，冬瓜子 20g，白扁豆 15g，山药 15g，生薏苡仁 30g，桔梗 10g，紫菀 15g，桑白皮 12g，杏仁 10g，川贝母 10g。7 剂，每日 1 剂，分两次服用。

三诊（2012 年 5 月 23 日）：

大便已正常，近日无发热，咳嗽、胸闷未再出现，舌淡，苔转白腻。上方加炒白术 10g 以善后。

按：胸闷刺痛，气急，低热，兼见苔黄腻，可视为痰热结胸。治予小陷胸汤，加杏仁、黄芩、金银花、重楼、赤芍、川贝、紫菀、百部清肺涤痰，清肃肺气。二诊见结胸痰热之象已除，咳嗽已止，而大便稀溏，此为寒凉伤脾之象，或因素体脾弱。此时标实大致已除，及时兼顾肺脾，兼清肺经余邪，始得全功。

4. 痰热蕴肺证

案例 1

秦某某，男，78 岁。

初诊（2012 年 12 月 10 日）：

感冒后咳嗽有痰，不易咳出，胸膺闷胀不适，伴头痛，咽痛，无咽痒，既往 WBC 14.6×10^9/L，输液后降至正常，口苦，不欲饮食。既往有房颤病史。舌暗红，苔薄黄，脉弦。证属痰热蕴肺，脾胃不舒之象。治拟清热化痰，理气醒脾，兼顾肺津。

处方：黄芩 10g，桑白皮 15g，杏仁 10g，前胡 10g，生薏苡仁 30g，冬瓜子 20g，南、北沙参各 15g，紫菀 15g，生谷、麦芽各 12g，金银花 15g，百部 12g，白菊花 15g，麦冬 10g。7 剂，每日 1 剂，分两次服用。

二诊（2012 年 12 月 26 日）：

主诉服上方效果明显，咳嗽已止，纳增；夜眠欠佳二年，需西药助眠，醒后难以入睡；舌暗，苔薄黄腻，脉弦。痰热渐退，老人心脾不和。治宜调和心脾，化痰安神。

处方：杏仁 10g，生薏苡仁 30g，炒竹茹 10g，茯神 15g，合欢花 12g，生、熟枣仁各 15g，炒谷、麦芽各 15g，枳壳 10g，远志 10g，麦冬 10g，炙甘草 6g。7 剂，每日 1 剂，分两次服用。

按：患者感冒后咳嗽、咳痰、咽痛，此痰热蕴肺所致，用黄芩、金银花、桑白皮、杏仁、前胡、紫菀、百部清化痰热，用冬瓜子、生薏苡仁化痰醒脾，南北沙参、麦冬养阴；不欲饮食是老人运化乏力，故用生谷、麦芽等健脾和胃。老人痰热既清，夜寐差，善后之道，重在调和心脾，使其食欲、夜寐改善，兼顾余邪即可。

案例 2

许某某，女，29 岁。

初诊（2012 年 7 月 3 日）：

反复胸闷、气短、乏力，易烦躁，大便困难，二三日一行，腹中气多，鼻旁窦炎，头昏，鼻塞，咽部有痰，咽干，声音作哑，形体瘦，舌尖红，苔薄黄，脉细。为阴虚痰热蕴肺，肺浊不降之候。

处方：桔梗 10g，射干 10g，玄参 15g，麦冬 15g，浙贝母 15g，黄芩 10g，金银花 15g，连翘 15g，枳壳 10g，全瓜蒌 30g，苍耳子 10g，山栀 10g，生甘草 6g。7 剂，每日 1 剂，分两次服用。

二诊（2012 年 7 月 17 日）：

药后鼻塞已通，咽干、咽痒、有痰等均明显好转，大便已畅通，胸闷改善，乏力，纳差，舌红，苔薄黄，脉细。上方加生谷、麦芽各12g。7剂。

按：肺主气机宣降，脾主升清运化。本例见反复胸闷、气短、便难、鼻塞、腹中气多，此为气机转输不利，清不升，浊不降；又见易烦、头昏、咽干、音哑、形瘦，参合舌脉，知痰热内蕴，阴分已伤。黄芩、金银花、连翘清上焦痰热，桔梗、浙贝母、射干等清热祛痰利咽，玄参、麦冬养阴润肺，苍耳子通窍、瓜蒌、枳壳宽胸、通导大肠，山栀子泻火除烦。二诊时诸症好转，仍乏力、纳差，故加生谷、麦芽以助消化。

案例3

石某某，男，46岁。

初诊（2019年11月19日）：

一夜未眠，心烦，近日感冒，咽干，咳嗽，痰不易咳出，舌红，苔薄黄，脉浮略数。此为风燥伤阴，痰火扰心之象。

处方：桑叶15g，玉竹15g，麦冬15g，竹茹10g，天竺黄10g，川贝母6g，黄芩10g，车前子15g，黄柏15g，竹叶15g，青礞石15g。7剂，每日1剂，分两次服用。

二诊（2019年11月28日）：

咽干、咳嗽已止，心情急躁，夜间睡眠2小时即醒，苔黄腻。痰火扰心，风热余邪未净，营分已伤。

处方：淡竹叶15g，灯心草3g，莲子心10g，生栀子10g，麦冬15g，玉竹15g，生地30g，竹茹10g，黄芩10g，黄连6g，芦根30g。7剂，每日1剂，分两次服用。

三诊（2019年12月5日）：

心情急躁改善，夜间睡眠好转，苔黄腻。上方去生地、黄连，加青礞石15g。7剂。

四诊（2019年12月12日）：

病情显著改善，诸症均不明显，继守前方7剂。

按：感冒咳嗽，痰不易咯，咽干，为风燥伤肺，肺津被灼，此为燥咳；失眠、心烦为痰热扰心。治当清热化痰，润燥安神。仿清金化痰汤意，其中天竺黄清热化痰，兼能清心；青礞石能坠痰下气，清热镇惊，为治痰火常用。二诊咽干、咳嗽已止，主要矛盾为失眠，系为痰火扰心，风热余邪未净，营分已伤，治以清心降火、清热化痰养阴组方。三诊心急、夜寐改善，苔仍黄腻，痰火未净，前方去黄连加青礞石，再除痰热。四诊已见显效，继守前方善后。

5．肺阴不足证

案例1

杨某某，女，34岁。

初诊（2019年3月19日）：

感冒后引起肺炎，后伴泌尿系结石行手术治疗，咳嗽已久，痰少不易咳出，咽干。CT示：右肺下叶有少许炎性变。苔净，脉细。此系风热伤津之象。

处方：石韦20g，车前子15g，杏仁10g，南沙参15g，芦根30g，百部15g，牛蒡子12g，款冬花15g，麦冬15g，炙紫菀15g。7剂，每日1剂，分两次服用。

二诊（2019年4月9日）：

咳嗽明显减轻，近日大便偏干。上方加瓜蒌皮15g。7剂。

三诊（2019年4月16日）：

CT检查肺部炎症已吸收，刻下无自觉症，一般情况良好。前方7剂。

按：本例为手术后肺炎咳嗽，痰少难咳，咽干，为阴虚肺燥，治当养阴润肺止咳，同时兼顾泌尿系结石。方予石韦散、止嗽散加减。二诊时便干，加瓜蒌皮通便，兼能利气宽胸。石韦不仅清利膀胱湿热，清肺利痰亦常用。

案例2

顾某某，男，23岁。

初诊（2020年5月19日）：

咳嗽3个月，受凉诱发，咽痒，少量白痰，咽干，苔净，脉细。此为风邪犯肺，肺津受损。

处方：桑叶10g，牛蒡子12g，杏仁10g，桔梗10g，南沙参15g，百部15g，玉竹15g，前胡10g，炙紫菀15g，五味子10g，知母12g。7剂，每日1剂，分两次服用。

二诊（2020年5月25日）：

咳嗽好转，咽痒已少，咽干，舌脉同前。风邪犯肺耗津，肺气失宣。

处方：牛蒡子12g，杏仁10g，桔梗10g，南沙参15g，炙百部15g，玉竹15g，前胡10g，五味子10g，陈皮10g，紫菀15g。7剂，每日1剂，分两次服用。

三诊（2020年6月8日）：

咳嗽已止。前方7剂。

按：病已3个月，咽痒，咽干，痰少，风痰犯肺伤津，肺失宣降。当宣肺解表，润肺止咳。仿桑杏汤、止嗽散意。

6．气虚痰湿证

沈某某，男，70岁。

初诊（2012年9月25日）：

慢性支气管炎、肺气肿，两上肺陈旧性结核。咳嗽，痰多，痰黏，气急，有胃大部切除术史（因胃角溃疡）十余年，矢气，排便不畅，舌淡，苔白腻，脉沉细弦。久病肺脾两亏，痰浊蕴肺，气机升降失司。治拟温肺化痰，通调气机。

处方：白芥子15g，莱菔子15g，苏子10g，葶苈子10g，厚朴10g，法半夏10g，茯苓10g，紫石英15g，杏仁10g。7剂，每日1剂，分两次服用。

二诊（2012年10月2日）：

痰已少，大便偏溏，夹有黏冻，仍咳嗽气急，舌脉同前。上方去葶苈子、杏仁，加苍、白术各10g、炒薏苡仁30g。7剂。

三诊（2012年10月9日）：

痰已少，大便正常，一般情况可，仍感气短，舌暗，脉弦偏软。上方加党参15g。7剂。

四诊（2012年10月16日）：

除感气短外，余均正常。上方加沉香曲12g。14剂。

按：本例患者有慢性支气管炎、肺气肿病史，长期咳嗽，痰多，痰黏，气急。老年人久嗽，肺脾两亏，脾虚生痰，肺不主气，予三子养亲汤祛痰浊，苍白术、薏苡仁、法半夏健脾以除生痰之源，后加党参、沉香曲益气健脾、行气化痰以善后。治程中用葶苈子、杏仁似欠妥，不宜泻肺滑润，及时予以调整，取得较满意疗效。

7. 肺肾两虚证

宋某某，女，39岁。

初诊（2012年11月28日）：

哮喘16年，产后出现，间断服用茶新那敏及激素吸入剂，近二年加重，平素走平路时即喘，无咳嗽及咳痰，无喘鸣，劳力后加重，头晕，脉细略数。此为咳喘既久，肺肾渐亏。当补肺纳肾，兼以清肃。

处方：党参15g，五味子10g，桑白皮15g，沉香10g，苏子10g，黄芩10g，葶苈子15g，枳壳10g，紫石英15g，钩藤15g。7剂，每日1剂，分两次服用。

二诊（2012年12月5日）：

近日感冒，咳嗽，气喘，痰难咳出，舌红，脉细。风热犯肺，先拟清宣。

处方：炙麻黄8g，杏仁10g，生石膏20g，桑白皮15g，苏子10g，地龙12g，白菊花15g，冬桑叶10g，桔梗10g，南沙参15g。7剂，每日1剂，分两次服用。

三诊（2012年12月25日）：

咳嗽已除，咳喘消失。上方14剂。

四诊（2013年1月22日）：

已无自觉症，要求膏方调理。

按：肺主气，肾主纳气，若金水不得相生，肺虚而肾不纳气则喘。本例咳喘患者为久病，肺虚久耗，母病及子，肾亦受累，故无时不喘。平素脾土尚能助金，劳力则损中土，金不足，水更虚，故作头晕。立法补肺纳肾，兼以清肃。拟方苏子降气汤加减，加党参补益肺脾之气，五味子收敛肺气，桑白皮泄肺平喘，紫石英助温肾纳气，钩藤解痉利于平喘。久病多瘀，地龙功能平喘清热通瘀。二诊时新发感冒，属风热犯肺，以麻杏石甘汤加味清宣平喘。后以膏方图本。

五、胸闷

气虚血瘀证

赵某某，男，83岁。

初诊（2020年5月28日）：

胸闷，夜间易作，四肢乏力，食纳差，胃脘痞胀，口干，舌暗红，脉细。胸痹，气虚痰瘀互阻所致。

处方：黄连6g，法半夏10g，瓜蒌皮10g，枳壳10g，香附10g，杏仁6g，黄芪30g，生谷、麦芽各12g，当归10g，党参15g，陈皮10g。7剂，每日1剂，分两次服用。

二诊（2020年6月4日）：

胸闷明显改善，食纳增加，胃胀减轻，口不干，仍乏力明显，舌暗红，有瘀点，脉细。上方加生晒参10g。14剂。

三诊（2020年6月18日）：

无胸闷，乏力和食纳明显好转。前方加桂枝10g。7剂。

按：本案患者胸闷脘痞，乏力纳呆，为邪结阳明，气虚血瘀。予小陷胸汤加行气宽胸、益气活血之品。二诊时诸症明显改善，仍有乏力、血瘀之症，"气为血之帅"，考虑患者年高，故加生晒参补气行血。三诊胸闷、咳嗽皆愈，加用桂枝温通心脉。

六、鼻塞

肺热脾弱证

陈某某，女，4岁。

初诊（2020年5月28日）：

腺样体肥大，鼻甲肥大，经常鼻塞，鼻衄较频，纳欠，大便不成形，舌红，脉略数。为肺热脾弱之候。

处方：薏苡仁30g，川贝母4g，金银花15g，生麦芽10g，黄芩10g，甘草3g，白茅根20g，苍耳子6g，连翘15g，白扁豆15g。7剂，每日1剂，分两次服用。

二诊（2020年6月4日）：

鼻衄未作，大便已成形，日行1～2次，纳谷不思，张口呼吸，舌红，脉略数。上方加生石膏15g，生山楂10g。7剂。

三诊（2020年7月9日）：

大便正常，隔日一行，鼻衄未作，鼻塞好转，纳谷不思，舌尖红，脉细。

处方：川贝母6g，桑叶10g，白茅根20g，麦冬12g，蝉蜕6g，黄芩10g，甘草3g，生谷、麦芽各12g，连翘10g。7剂，每日1剂，分两次服用。

四诊（2020年7月23日）：

纳增，大便成形，鼻衄未作，鼻塞明显改善。前方7剂。

按：小儿鼻塞鼻衄，为肺热气壅；纳欠、排便不成形，为肺脾不和之证。治疗以清肺泄热通窍为主，兼调肺脾。重用生薏苡仁，兼能补脾清肺；连翘、白茅根清热凉血止衄；金银花、生石膏清肺泄热，兼顾脾运，诸症得以控制。

七、水肿

气虚阳衰证

杨某某，男，80岁。

初诊（2017年4月3日）：

两腿浮肿十余天，伴气急，尚能平卧，中下肺可闻及较密集啰音，两腿可及压凹性水肿，脉律不齐，口唇发绀，苔腻，脉有间歇。考虑心衰可能。证属气虚阳衰，气化不及。

处方：防己12g，生黄芪30g，生白术10g，车前子30g，大腹皮15g，木香10g，制附子10g，茯苓15g，葶苈子15g，砂仁6g，猪苓15g，桂枝10g，大枣15g。7剂，每日1剂，分两次服用。

二诊（2017年6月18日）：

下肢浮肿已退，气急好转，脉律已整，4月3日心电图示频发室上性期前收缩，苔黄厚腻。仍当益气利湿，兼化痰浊。

处方：生黄芪30g，生白术10g，车前子15g，玉竹10g，泽泻15g，猪苓15g，法半夏10g，黄连6g，桂枝6g，太子参15g，丹参15g，大枣15g。7剂，每日1剂，分两次服用。

按：本例患者为心源性水肿，两腿浮肿，肺部啰音，口唇发绀，脉有间歇，辨为气虚阳衰，气化不及。予防己黄芪汤、五苓散合葶苈大枣泻肺汤，益气温阳，化气行水，加车前子、木香、大腹皮行气利水，运脾化湿；制附子温肾化气。二诊时肿退，气急好转，已趋平稳。苔黄厚腻，示痰郁化热。增加玉竹、黄连等清热养阴之品，加太子参、丹参平补气阴、清心活血。

八、头痛

1. 风寒外袭证

陈某某，女，48岁。

初诊（2017年10月25日）：

偏侧头痛，经行或吹风后易作，休息后可缓解，夜寐梦多，舌淡，苔薄白腻，脉细。拟温经养血，调理冲任，兼祛外风。

处方：制川乌10g，细辛6g，白芷10g，川芎10g，怀牛膝15g，香附10g，珍珠母30g，天麻15g，钩藤15g，僵蚕10g，茺蔚子15g。7剂，每日1剂，分两次服用。

二诊（2017年11月1日）：

此周头痛未作，夜梦仍多，月经未届，舌暗红，脉弦细。上方去珍珠母，加当归10g，羌活10g，丹参15g。7剂。

三诊（2017年11月15日）：

月经已行，头痛未作，夜梦多，口干欲饮，舌暗，中有裂纹，脉细。

处方：制川乌10g，细辛6g，川芎10g，当归10g，生地30g，知母15g，白芍10g，百合20g，柏子仁15g，羌活10g，炙甘草6g。7剂，每日1剂，分两次服用。

按：本例头痛特点为吹风后及经行头痛发作，休息后可缓解，辨证属血虚、风寒袭络，与冲任气血有关。予制川乌、细辛、白芷祛风散寒止痛；天麻、钩藤、僵蚕祛风止痛；茺蔚子既能活血调经，又能祛风调肝；珍珠母能镇摄安神；川芎载药上行；怀牛膝引血下行以调经。二诊时头痛即明显好转，去珍珠母，加当归、丹参养血调经，羌活善行上部、祛风散寒止痛。三诊时，月经已行，头痛未作，口干欲饮，故加生地、知母、百合等滋阴养血。

2. 风热袭络证

杨某某，女，27岁。

初诊（2012年11月13日）：

头痛反复发作，鼻炎，晨起打喷嚏，流脓涕，整个头部均头痛，经前头痛加重，舌红，苔少，脉细弦数。证属肺经蕴热，风热外袭；治拟清肺疏风散热。

处方：白菊花 15g，白芷 10g，防风 10g，白僵蚕 10g，赤、白芍各 12g，蝉蜕 6g，羌活 10g，生石膏 30g，夏枯草 15g，黄芩 10g，细辛 6g，生甘草 6g。7 剂，每日 1 剂，分两次服用。

二诊（2012 年 11 月 21 日）：

头痛发作减轻、频次减少，鼻涕色变浅，药后曾出现便溏。上方去生石膏，加葛根 12g，生薏苡仁 30g。7 剂。

三诊（2012 年 11 月 28 日）：

头痛未作，鼻塞流涕未见，大便已实。前方 7 剂。

按：整个头部疼痛，且有鼻炎、打喷嚏、流脓涕史，属肺经蕴热、风热外袭之候。故用九味羌活汤为基础，加白菊花、白僵蚕祛风热，生石膏、黄芩、夏枯草泻肺火。二诊时见头痛减轻，用药过于寒凉，大便偏溏，故去生石膏，加葛根、生薏苡仁升阳健脾止泻，辛夷通鼻窍。经曰"火郁则发之"，故用白芷、白菊花、细辛等。

3．肝郁气滞证

黄某某，女，26 岁。

初诊（2017 年 12 月 11 日）：

多年来经常偏侧头痛，以太阳穴痛为主，每在情志抑郁或多思虑后易作，月经过期十天未行，舌暗红，苔薄白，脉弦细。此为肝郁，脑络失和之证。

处方：柴胡 10g，郁金 15g，香附 10g，天麻 15g，钩藤 15g，僵蚕 10g，延胡索 15g，川芎 10g，白芍 15g，制没药 6g，炙甘草 6g。7 剂，每日 1 剂，分两次服用。

二诊（2017 年 12 月 18 日）：

近日头痛发作明显减少，夜寐尚可，舌暗红，脉弦细。上方 7 剂。

三诊（2017 年 12 月 26 日）：

近日头痛未作，舌暗，脉弦。上方去没药，加珍珠母 30g。7 剂。

四诊（2018年1月3日）：

近日头痛未作，一般情况可，经行已正常。舌脉同前。

处方：天麻15g，钩藤15g，白蒺藜15g，生白术15g，川芎10g，赤、白芍各10g，女贞子15g，没药6g。7剂，每日1剂，分两次服用。

1个月后患者复诊诉，头痛一直未作，月经已正常。

按：肝郁易化热生风，肝郁气滞，久则脑络痹阻，故头痛。初诊时用柴胡、香附、白芍、郁金疏肝解郁；天麻、钩藤、僵蚕平肝息风；川芎、延胡索、制没药活血止痛，川芎且能载药上行而达病所。初服7剂，即有显效。月经过期未行，与抑郁伤肝、冲任瘀阻有关。女子以肝为先天，所用药物均围绕疏肝清肝、平潜风阳、养血活血选择，故取得满意效果。

4．肝经湿热证

朱某某，女，38岁。

初诊（2012年11月6日）：

头痛头晕，不敢睁眼，恶心欲吐感，已延月余，既往有颈椎病病史，血压正常，大便2～3日一行，气候潮湿会加重，舌苔薄白腻，脉细弦。此为肝经湿热上腾，脑络失和。

处方：白菊花15g，决明子30g，夏枯草15g，车前子15g，泽泻15g，木通6g，黄芩10g，龙胆草10g，天麻10g，怀牛膝15g。7剂，每日1剂，分两次服用。

二诊（2012年11月13日）：

近日头痛未作，大便正常，稍头胀。上方去木通，加羌活10g。7剂。

三诊（2012年11月20日）：

头痛及头晕已止。上方去怀牛膝，再服7剂。

按：结合诸症，诊为肝经湿热证。头痛不敢睁眼，同时大便干结，选用清肝利湿潜降之品。予龙胆泻肝汤合天麻钩藤饮加决明子，清泻肝胆实火，清利肝经湿热。患者感头胀，颈项部为太阳经所过，故加用羌活。

5. 厥阴寒湿证

案例1

施某某，女，28岁。

初诊（2017年9月27日）：

头痛十余年，劳累后易诱发加重，头部怕冷明显，易倦，舌暗，苔薄白腻，脉细。此为气虚，厥阴寒湿稽留。拟益气温阳，祛寒除湿。

处方：肉桂6g，川乌10g，细辛6g，天麻12g，当归10g，生白术10g，吴茱萸6g，炙黄芪30g，党参15g，白芍10g，川芎10g，炙甘草6g。14剂，每日1剂，分两次服用。

二诊（2017年10月11日）：

头痛发作明显减少，夜寐改善，大便偏溏，日行一次，月经将行，平素经行血块较多，舌淡，脉细。仍当益气温督为主，稍佐养血活血。上方加川芎10g，红花6g。14剂。

三诊（2017年10月25日）：

头痛未作，精神改善，大便渐成形，此次月经刚净，无血块，舌淡暗，脉弦细。上方加羌活10g。14剂。

四诊（2017年11月8日）：

头痛未作，大便正常，精神好转，舌淡暗，脉细。首方14剂。

按：本例头痛特点为劳累易诱发，患者平素易疲劳，怕冷，系为气虚；痛在颠顶，颠顶为厥阴经所过，寒湿侵袭厥阴经，以致经气不舒。予黄芪、党参、白术、当归、白芍益气和血；川乌、细辛、吴茱萸、肉桂温督止痛；羌活引药上行，又能祛除寒湿；配以天麻祛风，川芎活血，均为头痛之要药。

案例2

张某某，女，45岁。

初诊（2012年11月14日）：

头痛反复发作，遇风、冷天加重，过去经行亦疼痛，痛势较剧，需服止痛片缓解，多处治疗未能根治。刻下头痛较剧，痛在"脑中"，舌偏淡胖，脉细弦。此为厥阴寒湿久稽。拟温督祛寒止痛。

处方：制川、草乌各10g，细辛6g，僵蚕10g，白芷10g，干姜10g，羌活10g，川芎6g。7剂，每日1剂，分两次服用。

二诊（2012年11月21日）：

头痛未作，自觉精神好转。上方7剂。

三诊（2012年11月28日）：

无自觉不适，一般情况良好。前方14剂。

案例3

李某某，男，46岁。

初诊（2013年3月5日）：

头痛十余年，痛在颠顶，痛势剧，天阴下雨或天冷均易诱发加重，甚时欲吐。曾于多处治疗，予止痛片、镇静剂未见明显效果。舌暗瘀紫，苔腻，脉细弦。此为寒湿久稽脑髓，脑络不和。治拟温厥祛湿，养血活血。

处方：制川、草乌各10g，细辛6g，炒苍术12g，白芷10g，吴茱萸6g，干姜10g，荜茇10g，川芎15g，炙甘草6g。7剂，每日1剂，分两次服用。

二诊（2013年3月12日）：

诉痛去如拭，头部舒适，舌转暗红，脉弦。再守原法。前方加白芍10g。14剂。

按：受风或屡感风寒湿邪，客于脑腑，稽久影响脑络气血运行，故屡发头痛。用制川草乌、细辛、僵蚕、白芷疏风散寒，温经止痛。厥阴头痛，位于颠顶，可加用吴茱萸直达病所。

6. 肝火上扰证

陈某，女，26岁。

初诊（2013 年 1 月 21 日）：

自觉头皮发麻、发紧，头痛 3 个月余，呈阵发性，短时间可自行缓解，眼前有飞蚊感，外院查为玻璃体混浊（2012 年 9 月 4 日），双眼高度近视（900 度）。夜眠欠佳，多梦，舌嫩红，脉细。证属肝肾亏虚，肝经虚火上扰。治拟清泻肝火为主，兼益肝肾。

处方：冬桑叶 10g，白菊花 15g，赤、白芍各 10g，白蒺藜 15g，钩藤 15g，女贞子 15g，墨旱莲 15g，当归 12g，川芎 10g，石决明 20g。7 剂，每日 1 剂，分两次服用。

二诊（2013 年 3 月 13 日）：

头痛及夜寐改善，双目仍有飞蚊症，舌暗，脉细。上方加车前子 15g，枸杞子 15g。28 剂。

三诊（2013 年 4 月 17 日）：

头痛未作，睡眠可，飞蚊症已消除。上方 7 剂。

按：眼目混浊，此为肝肾亏虚，以赤白芍、女贞子、墨旱莲滋养肝肾。头痛阵发性发作，以冬桑叶、白菊花、白蒺藜、钩藤、石决明清解肝经虚热浮火；佐当归、川芎活血通络，上行头窍。二诊时即见头痛消除，夜眠安和；仍有飞蚊症，以车前子清泻肝经湿热，枸杞子滋养肝阴。治经一个月，头痛、失眠均已安和，飞蚊症消除。

7. 虚风内动证

苏某，女，33 岁。

初诊（2013 年 2 月 25 日）：

头痛头晕，病程两周，无明显诱因。2011 年胃镜示：十二指肠溃疡。目前胃中稍隐痛不适，眠欠佳，舌暗，脉细。证属中阳不振，气血亏虚，虚风上扰。治拟建中温阳，养血祛风。

处方：炙黄芪 30g，桂枝 10g，白芍 15g，天麻 12g，川芎 10g，白芷 8g，白菊花 10g，乌贼骨 20g，陈皮 10g，炙甘草 6g，大枣 15g。7 剂，每日 1 剂，分两次服用。

二诊（2013 年 3 月 11 日）：

头痛头晕未作，曾有便血史，月经提前 2 ~ 7 天，有血块，眠欠佳，舌暗，脉细。拟归芪建中汤合黄土汤意。

处方：炙黄芪 30g，桂枝 10g，白芍 12g，当归 12g，乌贼骨 20g，黄芩 10g，阿胶珠 10g，炙甘草 6g，丹参 15g，炒枣仁 15g。7 剂，每日 1 剂，分两次服用。

按：此例患者中阳不振，气血亏虚，虚风上扰，促成了头痛头晕。治疗以归芪建中汤为基础，加白菊花、川芎、天麻祛头风。二诊时考虑有便血史，月经提前，仿黄土汤意，参用黄芩、阿胶、枣仁等，既防溃疡出血，也利于安神。

九、眩晕

1. 气血两虚证

案例 1

卢某某，女，71 岁。

初诊（2012 年 7 月 18 日）：

头晕甚，心悸寐差，胃胀，不能进食生冷，有时胃痛，口干，面色无华，苔薄，舌淡暗，脉细、重按无力。证属气血不足，不能上荣头目。治拟益气升清，温阳建中。

处方：炙黄芪 30g，党参 15g，天麻 15g，川芎 6g，苏梗 10g，木香 10g，制附子 10g，煅龙骨 20g，当归 10g，炒枣仁 15g。7 剂，每日 1 剂，分两次服用。

二诊（2012 年 7 月 25 日）：

头晕减半，饥饿时胃中不适，面色无华。上方加乌贼骨 20g，肉桂 6g。7 剂。

三诊（2012 年 8 月 6 日）：

头晕改善，胃中已适，口干，舌嫩暗，苔净，脉细。此为肝肾两亏，脾阳偏弱。

处方：炙黄芪 30g，党参 15g，天麻 15g，川芎 6g，龟甲胶 15g，制附子 10g，木香 10g，当归 10g，乌贼骨 20g，肉桂 6g，干姜 6g。7 剂，每日 1 剂，分两次服用。

四诊（2012 年 8 月 15 日）：

头晕明显好转，但胃中不适，大便偶偏溏，舌嫩红。上方去龟甲胶，加山药 15g，生白术 10g。7 剂。

五诊（2012 年 8 月 20 日）：

头晕消除，大便已实。一般情况良好。

按：本例患者眩晕明显，年过七旬，平素有胃胀、胃痛病史，舌淡暗，脉细、重按无力，一派脾阳虚弱、气血两亏之象。治疗首先以健脾温阳，益气养血。炙黄芪、党参、制附子、肉桂健脾温阳，天麻为治头晕之要药，佐苏梗、木香理气助脾运。后口干因过用龟甲胶，药后便溏、胃中不适，即去之；加白术、山药健运，便即正常。

案例 2

陆某某，女，71 岁。

初诊（2019 年 10 月 31 日）：

年轻时反复头晕，程度较轻，一周前头晕再次发作，程度较重，视物旋转，恶心呕吐，血压 140/72mmHg，双侧颈动脉斑块，颈椎间盘突出；大便不规律，有时腹泻，解稀水样便，有时便前腹痛；面色无华，舌嫩，脉细。此为脾虚生痰，痰浊夹风上逆所致。

处方：天麻 15g，炒白术 15g，法半夏 12g，党参 15g，黄芪 30g，山药 20g，陈皮 10g，黄连 6g，干姜 6g，白扁豆 20g，炙甘草 6g。7 剂，每日 1 剂，分两次服用。

二诊（2019 年 11 月 7 日）：

药后两天头晕明显改善，大便渐成形，便前腹痛已除，面色无华，舌嫩，脉细。再守原法。上方去黄连，续服 7 剂。

三诊（2019年11月18日）：

头晕未作，大便成形，夜尿频多，面色无华，舌嫩，脉细。增益肾固脬之品，上方加益智仁10g。7剂。

四诊（2019年11月25日）：

头晕已止，大便成形，夜尿次数减少，面色无华，舌嫩，脉细。再守原法。上方加桑螵蛸10g。7剂。

五诊（2019年12月2日）：

头晕未作，大便成形，夜尿次数明显减少，面色无华，舌嫩，脉细。11月25日方去陈皮，加乌药10g，7剂。

按：患者年高，有眩晕病史、颈动脉斑块，时有稀便，结合面色舌脉，考虑老年气血不足，虚风内动。治以补气养血，平息虚风。方拟李东垣半夏白术天麻汤加味。三诊诉夜尿频多，肾虚固摄无权，加益智仁温肾固摄。后加桑螵蛸、乌药以温肾固涩，取缩泉丸意，取得显效。此类患者较多，真武汤、缩泉丸、桑螵蛸散化裁，大多有较显著效果。

2. 气阴两虚证

案例1

胡某某，男，31岁。

初诊（2017年9月5日）：

平时头晕头昏，双目发花，近日感冒，平素易紧张，心慌，口干，出汗，舌红，苔少，脉细数。此为气阴两亏，风热引动心火之象。

处方：太子参15g，麦冬15g，五味子10g，生龙齿20g，桑叶10g，白菊花15g，蝉蜕6g，糯稻根15g，远志10g，竹叶10g，西洋参10g，莲子心10g。7剂，每日1剂，分两次服用。

二诊（2017年9月18日）：

感冒已瘥，头昏及精神改善明显，目赤流泪，舌脉同前。为风热余邪未净之象。上方去糯稻根，加木贼草10g。7剂。

三诊（2017年10月16日）：

诸症改善，原自觉症状已不明显，颈项酸楚。仍当调益气阴，兼清络热。

处方：太子参15g，西洋参10g，白菊花15g，丝瓜络15g，络石藤15g，丹皮15g，金银花20g，秦艽15g，生甘草6g。7剂，每日1剂，分两次服用。

按：综合心慌、口干、舌脉等，拟为"气阴两虚"。以生脉散加味治疗，同时加用西洋参益气养阴；竹叶、莲子心清心安神；生龙齿既能镇摄安神，又能敛汗；桑叶、蝉衣、白菊花疏风解表散热。全方用药标本兼顾，达到疏邪不伤正，调补不恋邪。

案例2

郁某某，男，68岁。

初诊（2020年1月6日）：

眩晕病史多年，发作时头晕，视物旋转，耳鸣，血压偏低，乏力，口干，舌嫩红，脉细弦。此为气阴两亏，虚风上扰之象。

处方：太子参20g，麦冬15g，五味子10g，女贞子30g，墨旱莲15g，天麻15g，钩藤15g，白蒺藜15g，怀牛膝15g，珍珠母30g，山茱萸15g。7剂，每日1剂，分两次服用。

二诊（2020年1月13日）：

头晕明显改善，精神好转，口干已不明显，舌嫩红，苔少，脉细弦。仍宜调补气阴为主。上方加黄精30g。7剂。

按：经曰："年四十，而阴气自半也，起居衰矣。"本案患者年过八八，久病眩晕，耳鸣、乏力、口干，为气阴肝肾俱虚，虚风上扰所致。拟生脉散合二至丸加味以益气养阴，加天麻、钩藤、白蒺藜、珍珠母平肝息风，牛膝引经潜阳。二诊眩晕已明显改善，仍舌红少苔，加黄精以助气阴。

3. 清气不升证

吴某某，女，32岁。

初诊（2017 年 8 月 29 日）：

半月前发作眩晕，恶心，出汗多，经西医治疗后稍好转。刻下仍头晕明显，隐隐头痛，乏力，血压正常，舌淡，脉细。乃气虚，清气不升之象。

处方：炙黄芪 30g，党参 15g，炒白术 15g，天麻 15g，钩藤 15g，川芎 10g，法半夏 10g，陈皮 10g，茯苓 15g，泽泻 15g。7 剂，每日 1 剂，分两次服用。

二诊（2017 年 9 月 6 日）：

头晕及精神好转，腰痛，舌淡，脉细。上方加白术 10g。7 剂。

三诊（2017 年 9 月 13 日）：

头晕未作，寐差乏力，月经有血块，8 天净，舌淡，脉细。宜益气为主，兼调冲任。

处方：党参 15g，炙黄芪 30g，炒白术 10g，天麻 15g，钩藤 15g，白蒺藜 15g，川芎 10g，法半夏 10g，泽泻 15g，益母草 15g，杜仲 15g，当归 10g。7 剂，每日 1 剂，分两次服用。

按：本例眩晕，由气虚、清气不升所致。治疗重在益气健脾升清，以补中益气汤为主。经云"诸风掉眩，皆属于肝"，佐天麻、钩藤、白蒺藜、珍珠母平息虚风，半夏、陈皮、茯苓化痰止呕。因月经有血块，故加益母草、当归活血调经。

4. 风痰上扰证

陈某某，女，41 岁。

初诊（2012 年 8 月 13 日）：

头晕四个月余，偶有头痛，反复发作，伴恶心欲吐，颈项部不适，血压偶偏高，舌嫩红，苔稍腻，脉细。证属风痰上扰，治拟疏风化痰清肝。

处方：桑叶 10g，白菊花 15g，白蒺藜 15g，白芍 12g，川芎 10g，天麻 15g，法半夏 10g，生白术 12g，钩藤 15g，党参 15g，大枣 15g。7 剂，每日 1 剂，分两次服用。

二诊（2012 年 8 月 20 日）：

服药后头晕好转，疲乏无力，有时醒后不易入睡，解便不畅，舌淡，边有齿痕，脉细。上方去钩藤，加茯苓 15g，五味子 10g。7 剂。

三诊（2012 年 8 月 27 日）：

头晕止，夜眠正常，舌淡，脉细。上方加车前子 15g。7 剂。

四诊（2012 年 9 月 3 日）：

头晕消除，梦多，经量偏少，舌偏淡，脉细。

处方：熟地 30g，百合 20g，葛根 15g，白芍 10g，淮小麦 30g，炙甘草 10g，大枣 15g，冬桑叶 12g，白蒺藜 15g，当归 10g，炒枣仁 15g，柏子仁 15g，天麻 10g。7 剂，每日 1 剂，分两次服用。

按：眩晕伴有恶心呕吐、颈椎不适、血压偏高，因此辨为风痰上扰清窍。治疗风痰上扰之眩晕常用半夏白术天麻汤化裁，每多配用桑叶、菊花，有较好的疏散风邪、治眩之力。白蒺藜、钩藤、川芎也是治眩常用药物。

5．痰热上扰证

案例 1

王某某，男，80 岁。

初诊（2019 年 12 月 16 日）：

半年前发现脑梗死，反复头痛、头晕、头昏，口干口苦，有高血压病史 20 余年，口服降压药物，血压控制可，有痛风史，左侧肩关节经常疼痛，苔黄腻，脉弦。此为痰热引动肝阳所致。

处方：龙胆草 10g，夏枯草 15g，黄芩 10g，黄连 6g，竹茹 10g，天麻 15g，钩藤 15g，白菊花 15g，石决明 30g，女贞子 20g，川芎 10g，白蒺藜 15g，灵磁石 30g。7 剂，每日 1 剂，分两次服用。

二诊（2019 年 12 月 26 日）：

幼时有脑膜炎病史，曾诊断为血管神经性头痛，20 余年来多靠西药止痛；服上药后头痛已止，头晕、头昏明显改善，诉头部轻松，大便稍偏结。上方加决明子30g。10剂。

三诊（2020年1月6日）：

头晕、头昏未作，头部感觉轻松，夜寐差，偶感心区疼痛，舌苔偏黄腻，脉弦。

处方：天麻15g，钩藤15g，石决明30g，珍珠母30g，夏枯草20g，白菊花15g，女贞子30g，川芎10g，丹参20g，三七片10g，龙胆草10g，广郁金15g。7剂。

按：患者年高，长期高血压史，反复昏眩，肩臂疼痛，苔黄腻，脉弦，为风、火、痰合而为病，痰热内扰，肝阳上亢。痰热流窜四肢，则肩臂疼痛。治拟平肝息风，清热化痰，方予天麻钩藤饮加味。二诊诉诸症改善明显，惟余大便稍结，加决明子清肝通便。药证相符，故取效较明显。

案例2

徐某某，女，88岁。

初诊（2020年5月6日）：

头晕数十年，有时不能自主，甚则晕倒，两手短暂抽筋，全身皮肤瘙痒，面色无华，MRI、CT、脑电图均未发现明显异常，仅轻度脑梗死。十余天来，每天下午1时左右自觉头部轻度热感，头晕，并出现一过性晕厥，至下午3点后头晕脑热有所改善，曾在我处多次开过膏方，在江苏省中医院给予中西药治疗，均未见改善，二便正常，舌苔薄白，脉弦。我目睹她抽筋神迷和新诉述病情，断为肝热上冲，兼夹肝风痰浊所致。

处方：龙胆草10g，山栀10g，黄芩10g，钩藤10g，天麻15g，冬桑叶15g，菊花15g，夏枯草20g，蝉蜕6g，白僵蚕10g，生甘草10g。7剂，每日1剂，分两次服用。

我因每天与其子女在一起，家属告知我，口服第一剂第一袋中药后，头晕发热感明显好转；两天后又告知，似正常人，头部无不适，每天中午饭后能单独外出散步，叹为神药，以半量维持半月后停药。

迄已过一年，除听力差外，一切如常。

按：多年顽疾，每年膏方补益调理均无益，据亲见发作时病状，下午1时阳气正旺时尤甚等，治以清肝祛风除痰，简单处方，立见效验。老人子女众多，孝敬调补可以理解，盲目进补无益，不如轻可祛实，可见辨证之重要。

十、失眠、心悸

1. 阴血不足证

何某某，男，51岁。

初诊（2013年4月24日）：

失眠2个月，每日只有1~2个小时睡眠时间，心烦，不易入睡，口干不明显，大便量少干燥，舌偏红，脉弦。此为相火耗阴。治拟滋阴养血，清心安神。

处方：黄连6g，竹叶12g，知母15g，黄柏15g，酸枣仁30g，远志10g，柏子仁15g，丹参20g，五味子10g，山栀10g，生大黄10g，夜交藤30g，天、麦冬各12g。14剂，每日1剂，分两次服用。

二诊（2013年5月7日）：

睡眠明显改善，大便通畅。上方7剂。

按：此例患者每夜仅能睡1~2个小时，大便干燥，此为相火亢旺，耗伤阴血，心神不安之象。用天王补心丹为基础，加黄连、竹叶清上焦热，夜交藤交通阴阳，生大黄泄热通便，知母、黄柏清泄相火，使上下得通，内火得清。二诊时即见夜寐改善，大便畅通。

2. 痰郁心脾证

顾某某，男，41岁。

初诊（2017年6月28日）：

夜寐易醒，记忆力减退，精神不集中，身体沉重感，自觉乏力，苔腻，舌暗红，脉沉细。此为脾虚生痰，痰郁心脾。

处方：石菖蒲10g，广郁金12g，陈胆星10g，制远志10g，茯神15g，干姜10g，法半夏10g，太子参15g，生黄芪30g，厚朴10g，酸枣仁20g。7剂，每日1剂，分两次服用。

二诊（2017年7月5日）：

夜寐明显改善，诸症均好转，苔中根黄腻。上方加茯苓15g，车前子15g。7剂。

按：此例患者一派虚象，加之失眠多梦、苔腻，辨为痰郁心脾，正气不足。处方用药为此而设，取效尚称满意。

十一、汗证

1. 卫阳不固证

案例1（自汗——周身汗）

严某，男，29岁。

初诊（2012年7月25日）：

周身汗出，动则为甚，伴乏力，腰酸，形冷，舌质偏暗，苔薄腻，脉沉细。此为气虚卫气不固，湿困肾脏之候。

处方：生黄芪30g，桂枝10g，白芍10g，茯苓15g，炒白术12g，怀牛膝15g，杜仲12g，狗脊15g，党参15g，萆薢12g，焦神曲12g。7剂，每日1剂，分两次服用。

二诊（2012年8月8日）：

出汗、腰酸程度均减半，舌尖红，苔薄腻，脉沉细。上方加糯稻根15g。7剂。

三诊（2012年8月15日）：

腰酸减轻八成，药后胃部不适，汗出已少，舌淡红，脉细。上方加干姜10g。7剂。

四诊（2012年8月22日）：

腰痛、出汗均瘥，胃中仍不适，舌淡红，脉细。此为气虚肾亏，肾络夹湿，胃气不和之征。

处方：生黄芪 30g，桂枝 10g，白芍 12g，当归 10g，杜仲 15g，狗脊 15g，干姜 10g，茯苓 15g，炙甘草 10g，独活 10g，陈皮 10g，白术 12g。7 剂，每日 1 剂，分两次服用。

五诊（2012 年 8 月 29 日）：

胃中已适，腰痛未作，未再出汗。

案例 2

汤某某，女，71 岁。

初诊（2017 年 5 月 8 日）：

出汗多，醒时汗出，病延 10 余年，口苦，精神差，汗后畏寒明显，有腔隙性脑梗死病史，舌淡，苔薄白腻，脉细。此为气虚，卫阳不固之象。

处方：生黄芪 30g，桂枝 10g，白芍 10g，制附子 10g，细辛 6g，淮小麦 30g，炙甘草 10g，大枣 15g，糯稻根 15g，煅牡蛎 30g，桑叶 15g。7 剂，每日 1 剂，分两次服用。

二诊（2017 年 5 月 16 日）：

出汗明显减少，头晕。上方改桑叶 10g，加天麻 10g。7 剂。

案例 3（自汗——周身汗）

张某某，女，80 岁。

初诊（2011 年 3 月 14 日）：

自汗出，量多，畏寒，周身乏力，舌淡红，脉细。此为营卫气虚，卫外不固。

处方：炙黄芪 30g，桂枝 10g，白芍 10g，炙甘草 6g，大枣 15g，糯稻根 30g，浮小麦 30g，麻黄根 8g，鹿角胶 12g，干姜 10g，制附子 10g。14 剂，每日 1 剂，2 次煎服。

二诊（2011 年 3 月 28 日）：

仍有汗出，周身乏力，时有身热，舌质嫩红，脉细弦。转从气虚，营卫不固，虚热内扰调治。

处方：生黄芪15g，桂枝6g，白芍12g，糯稻根20g，稆豆衣15g，太子参20g，五味子10g，黄芩10g，地骨皮15g，青蒿15g，知母15g，炙甘草6g，大枣15g。7剂，每日1剂，分两次服用。

三诊（2011年4月4日）：

汗出明显好转，自觉较前舒适，仍有身热感，舌暗红，苔薄黄，脉细。上方加丹皮12g。7剂。

四诊（2011年4月11日）：

身热感已消除，未再出汗。

案例4（盗汗——上半身汗）

徐某某，男，48岁。

初诊（2012年12月10日）：

夜间盗汗，湿透衣服，冬季发作，病程一年余，冬季手脚发凉，二便正常，心烦时难以入睡，汗出主要以上半身为著，舌淡，苔薄腻，脉细。此为肺卫不固，虚火内扰之候。

处方：生黄芪15g，桂枝10g，白芍10g，糯稻根15g，冬桑叶20g，黄连6g，竹叶12g，生枣仁20g，茯神15g，炙甘草6g，煅龙骨30g。7剂，每日1剂，分两次服用。

二诊（2012年12月24日）：

夜间盗汗减少，胃纳可，手脚发凉，夜眠多梦，诉总体情况明显好转。上方加当归12g。7剂。

三诊（2013年1月1日）：

盗汗明显好转，食纳增加，舌嫩红，脉细。转从素体气阴不足，虚热内扰调治。

处方：生地15g，百合20g，百部15g，黄芩10g，冬桑叶15g，糯稻根15g，稆豆衣15g，生枣仁15g，生黄芪20g，白芍12g，炙甘草 6g，大枣 15g。7 剂，每日 1 剂，分两次服用。

四诊（2013 年 1 月 8 日）：

盗汗已止，胃纳好转，夜寐明显改善。上方 7 剂。

按：以上四例自汗、盗汗，均属气虚卫阳不固。在汗证的治疗上，应强调一个"辨"字，不可见汗止汗，也不能囿于"阳虚自汗，阴虚盗汗"的成例。汗证既属阴阳营卫失衡，则辨别阴阳孰实孰虚、寒热失衡是正确指导治疗的关键。其次须考察汗出部位及兼夹症状，四诊合参，才能准确判断证情。案例 1 为气虚肾络湿困，用黄芪建中汤合肾着汤获显效。有时气虚阳亏，不能固敛津气，亦可见自汗，如案例 2、案例 3。案例 4 为盗汗，除卫表不固外，由心烦难眠、汗出上半身可知，亦有阴虚心肝火旺的一面，后加清泄心肝之火的药物，如黄连、山栀、竹叶、莲子心等，始见显效。临床常在汗证治疗乏效时，若配以当归六黄汤滋阴清热敛汗，往往可收较明显效果。

2．气阴两虚证

罗某某，女，71 岁。

初诊（2019 年 5 月 27 日）：

易出汗，动则汗多，有心脏房颤和糖尿病病史，夜寐尚可，舌暗红，苔少，脉重按无力，脉律不整。气阴两亏，虚热内扰之候。

处方：生黄芪 30g，桂枝 10g，白芍 12g，黄芩 10g，糯稻根 30g，浮小麦 30g，黄柏 15g，山茱萸 15g，炒枣仁 20g，煅龙牡^各 20g，桑叶 15g，稆豆衣 15g。7 剂，每日 1 剂，分两次服用。

二诊（2019 年 6 月 10 日）：

出汗已止，心慌改善，精神好转，房颤减少，夜寐可，舌暗红，苔少，脉重按无力。上方加紫贝齿 20g。7 剂。

三诊（2019 年 6 月 17 日）：

出汗止，精神明显好转，心慌不明显，舌暗红，脉重按无力。上方去浮小麦、稆豆衣，加麦冬 15g。7 剂。

按：患者年高自汗，动则汗出，舌暗，苔少，脉无力，心慌，有房颤史，为气阴两虚，卫表不固，虚火内扰为患。故治当益气固表，滋阴清热，黄芪桂枝五物汤为主，兼佐糯稻根、浮小麦收涩敛汗。另加山茱萸、黄柏、煅龙牡等滋肾阴、制浮火，兼佐稆豆衣、冬桑叶，为特色用药，稆豆衣能补肾凉血止汗，冬桑叶制肝火抑亢阳，朱丹溪以其止汗。二诊各症好转，进以紫贝齿镇心安神，三诊时心慌、精神明显好转，舌脉仍不如意，故去浮小麦、稆豆衣，改麦冬15g以益阴助敛。

3. 湿热内困证

案例1（自汗——下半身汗）

瞿某某，男，40岁。

初诊（2012年7月10日）：

近三年来坐位时两大腿根部明显汗出，站立位时则无汗出，以夏天汗出较著，下半身余部亦常出汗，舌质暗，苔腻，脉细滑。治拟清泄下焦湿热。

处方：通草10g，滑石20g，黄连6g，石菖蒲10g，山栀10g，白茅根30g，稆豆衣12g，冬桑叶15g，金樱子15g，炒黄柏15g，知母15g，生地15g。7剂，每日1剂，分两次服用。

二诊（2012年7月17日）：

出汗已减少，一般情况可。上方加青蒿12g。7剂。

三诊（2012年7月24日）：

坐位时局部汗出已减少大半，其余部位皮肤汗出已止。

案例2（盗汗——下半身汗）

李某某，男，56岁。

初诊（2012年4月18日）：

夜间两腿出汗多，胃纳、二便可，出汗以入睡时明显，舌红苔薄，脉细弦。此为气分湿热蒸腾之象。

处方：炒黄柏15g，知母15g，地骨皮15g，稆豆衣15g，山栀

10g，竹叶12g，丹皮15g，六一散15g。7剂，每日1剂，分两次服用。

二诊（2012年4月25日）：

两腿汗出明显减少，大便欠畅，矢气多，舌质暗红，脉弦。此为湿热未尽，影响肠腑通降。上方加生大黄8g，槟榔15g。7剂。

三诊（2012年5月2日）：

出汗已止，大便好转，手指关节浸水后疼痛，两侧腰酸。予4月18日方加秦艽15g，牛膝20g，羌活10g。7剂。

四诊（2012年5月9日）：

大便畅行，腰酸等改善，未再出汗。

按：当患者出现局部汗出明显，如头面、某单侧肢体、上肢或下肢等，则除了已知症状外，更需结合季节时令综合判断。以上两例以两腿出汗明显，均属气分湿热所致。湿热内蕴是汗证一个比较常见的病机，盗汗、自汗皆可见。湿热内蒸所致盗汗，特征在于出汗部位多位于上半身胸背部，皮肤表面湿黏，口苦，舌苔多呈厚腻。若湿热下注则多见下半身，尤其两腿根部汗出明显，夏季为著，其舌质暗、苔腻，其脉细濡。对此类患者当清热除湿以祛除病之根源，常用黄芩、黄柏、黄连、山栀、生薏苡仁、佩兰、赤茯苓、滑石、竹叶、金银花等。

4．阴虚内热证

案例1

徐某某，女，55岁。

初诊（2012年6月25日）：

阵发汗出十余年，量多，鼻咽作痒，咽中痰多，烘热出汗，晨起心悸，睡眠较差，口干，舌苔黄腻，脉细。证属阴虚痰热，兼感风热之象。治拟滋阴清肺，散风泄热。

处方：冬桑叶15g，桔梗10g，蝉蜕6g，白僵蚕12g，桑白皮15g，生地20g，麦冬15g，生枣仁15g，五味子10g，黄芩10g，山栀 10g。7 剂，每日 1 剂，分两次服用。

二诊（2012 年 7 月 4 日）：

烘热、汗出减少，夜眠改善，心悸好转，痰多，鼻咽痒，易喷嚏，药后腹胀，口干欲饮，舌脉同前。证属阴虚，上焦气火偏亢。

处方：知母 12g，黄柏 12g，冬桑叶 15g，稆豆衣 15g，金樱子 15g，煅龙、牡各 30g，黄芩 10g，生龙齿 20g，枳壳 10g，苏梗 10g，佛手 10g。7 剂，每日 1 剂，分两次服用。

三诊（2012 年 7 月 10 日）：

烘热、汗出明显好转，夜眠改善，痰减少，鼻咽诸症消除。上方加金银花 15g，连翘 10g。7 剂。

按：此例患者以烘热汗出为特征，兼见夜寐不安、口干、苔黄腻等，辨为阴虚为本，不能制阳，迫汗外出。故治疗用生地、麦冬滋阴，黄芩、山栀清热。而患者兼有风热犯肺，鼻咽作痒、痰多之症，故用冬桑叶、桔梗、白僵蚕、蝉衣、桑白皮清肺疏风散热。二诊后，出汗减少，夜寐改善，故改用知母、黄柏、稆豆衣等增强滋阴、清泄相火之力；另加煅龙牡、金樱子收敛止汗；因患者腹胀，故用苏梗、佛手通调胃肠。至三诊时，汗出、烘热之症便见较明显好转。通常情况下，阴虚火旺者以当归六黄汤合甘麦大枣汤为主方，再加白薇、地骨皮、丹皮清虚热。此类患者最多见于更年期综合征，用药每在一周左右即见显效，随汗出渐止，心烦寐差也随之改善。

案例 2

刘某某，男，57 岁。

初诊（2020 年 5 月 25 日）：

平时盗汗明显，尤以前胸及后背为著，口干，舌红，苔中根黄腻，脉濡细。此为湿热内蕴，阴津已伤。

处方：天、麦冬各 15g，生地 30g，知母 15g，黄柏 15g，黄芩 10g，山栀 10g，竹叶 15g，地骨皮 15g，白薇 15g，白茅根 30g，赤茯苓 15g。7 剂，每日 1 剂，分两次服用。

二诊（2020年6月2日）：

盗汗已止，大便稀溏，日行数次，苔中根黄厚腻，脉细濡。此为阴柔寒凉伤脾。

处方：糯稻根30g，薏苡仁30g，白扁豆20g，炒苍、白术各10g，黄连6g，青蒿20g，陈皮10g，赤茯苓15g。14剂，每日1剂，分两次服用。

三诊（2020年6月23日）：

盗汗已止，食欲较差，口黏，大便已正常，舌红，苔中根黄厚腻，脉细濡。此为中焦湿热内困，脾胃不苏。

处方：白豆蔻6g，薏苡仁30g，通草6g，竹叶15g，六神曲12g，生谷、麦芽各12g，白扁豆20g，黄芩10g，茯苓15g，法半夏10g，连翘15g，炒黄柏6g。7剂，每日1剂，分两次服用。

四诊（2020年7月2日）：

食纳及口黏好转，未见出汗，舌红，苔中根仍黄厚腻，脉细濡。

处方：黄芩10g，炒黄柏15g，生栀子10g，车前草20g，茵陈20g，佩兰10g，炒苍术15g，薏苡仁30g，厚朴10g，赤茯苓15g。7剂，每日1剂，分两次服用。

按：本例盗汗明显，舌红，苔中根黄腻，脉濡细，为阴虚内热兼湿，治当兼顾。方拟二冬、生地、知母补肺肾之阴，黄柏、黄芩、山栀、淡竹叶、赤茯苓清利湿热，地骨皮、白薇、白茅根养阴清虚热。二诊时盗汗已止，出现便溏，系阴寒滋凉之品偏重所致，改用清热健脾除湿化滞为主，取效。

5. 邪郁少阳证

王某某，女，53岁。

初诊（2019年10月14日）：

烘热出汗，有时畏寒怕冷，胸脘不适，食纳欠佳，脘胁欠适，有脾血管瘤病史，舌暗，脉细。治当调少阳枢机。

处方：柴胡10g，黄芩10g，法半夏10g，太子参15g，炙甘草

6g，大枣 15g，桂枝 10g，鸡内金 10g，生谷、麦芽各 12g。7 剂，每日 1 剂，分两次服用。

二诊（2019 年 10 月 21 日）：

烘热出汗已少，怕冷已除，胸脘已适。近日感冒，刻下咽痒，鼻塞，稍咳嗽，食纳一般，大便不成形，日行一次，舌淡，脉细。治疗以调和少阳枢机为主，兼以祛风和脾。上方加防风 10g，白扁豆 15g。7 剂。

三诊（2019 年 10 月 28 日）：

出汗已止，脘胁已适，外感诸症已解，大便成形。前方 7 剂。

按：此例患者因血管瘤病史，导致思想有负担、忧惧情绪重，木郁土壅，致使脘胁不适，胆胃不和，症见烘热出汗与畏寒怕冷交作，胸脘不适，纳食欠佳。《伤寒论》96 条："伤寒五六日，中风，往来寒热，胸胁苦满，嘿嘿不欲饮食、心烦喜呕，或胸中烦而不呕……小柴胡汤主之。"又有 101 条："有柴胡证，但见一证便是，不必悉具"。故拟小柴胡汤调和少阳枢机以治之。7 剂见效。二诊患者感冒兼便溏，故兼佐防风、白扁豆以祛风和脾即愈。

十二、内伤发热

1. 气阴亏虚发热证

顾某某，女，74 岁。

初诊（2019 年 7 月 17 日）：

三个月前因发热在苏州大学附属第一医院诊断为血管炎，目前口服甲泼尼龙 10mg/d，已多日，仍低热不退，午后达 38℃左右，乏力，口干，夜寐差，舌苔黄腻，脉濡细数。此为肝脾湿热内蕴，老年久病气阴渐亏。

处方：青蒿 15g，黄芩 10g，金银花 20g，黄芪 30g，太子参 15g，竹茹 10g，枳壳 10g，赤茯苓 15g，生栀子 10g，竹叶 15g，荷叶 10g。7 剂，每日 1 剂，分两次服用。

二诊（2019 年 7 月 24 日）：

此周低热未作，口干好转，仍乏力，舌暗红，苔黄腻已化薄。上方去赤茯苓，加麦冬 15g，黄精 15g。14 剂。

三诊（2019 年 8 月 14 日）：

低热未作，精神好转，胃纳可，面色无华，甲泼尼龙减为每日5mg，舌暗，苔薄黄腻，脉细略数。再守前法。

处方：青蒿 15g，黄芩 10g，金银花 30g，黄芪 45g，太子参20g，竹茹 10g，枳壳 10g，荷叶 10g，薏苡仁 30g，白豆蔻 6g，佩兰10g，连翘 15g。7 剂，每日 1 剂，分两次服用。

四诊（2019 年 8 月 21 日）：

精神好转，乏力明显改善，多日来体温正常，舌暗，苔薄黄腻，脉细略数。血检各指标均正常。上方加茵陈 15g，7 剂。

按：本例患者长期午后低热，乏力，口干，寐差，参合舌脉，加上长期使用激素，可见湿热内困肝脾，病久气阴耗伤。治宜清热化湿，益气护阴，方予蒿芩清胆汤为主加减。复诊时腻苔已化，低热即退，相应减少利湿药，加麦冬、黄精、生黄芪益气养阴。

2. 气虚发热证

陈某某，女，72 岁。

初诊（2019 年 9 月 10 日）：

一周前突发热，体温 38.5℃，伴有双侧髋部疼痛，经西医予阿奇霉素、激素抗感染等治疗后，热暂退，昨起又发热，体温 37.5℃，平时大便溏，夹有黏液，形寒怕冷，形体消瘦，舌偏淡，苔根淡黄腻，脉沉细弱。此为气虚脾弱，阴火上乘。治宜扶正温阳为主，少佐清泄。升阳益胃汤增损。

处方：黄芪 45g，桂枝 10g，制附子 10g，炒白芍 10g，干姜10g，黄连 6g，防风 10g，羌活 10g，独活 10g，炒白术 12g，陈皮10g，白扁豆 20g，黄芩 10g。7 剂，每日 1 剂，分两次服用。

二诊（2019 年 9 月 16 日）：

发热退，双侧髋部疼痛改善，大便已成形，伴恶风，吹风易头痛，流涕，咽中有痰，不知饥，形体消瘦，苔根淡黄腻，脉沉细弱。老人宜顾及后天。上方去炒白芍，加怀山药 15g，六神曲 12g。7 剂。

三诊（2019 年 9 月 23 日）：

全身状况均明显改善，食纳可。无自觉不适。前方 7 剂。

按：患者低热多日，抗生素、激素治疗未控制，形寒怕冷、便溏、舌淡，患为正虚，阳气亏损，阴火上乘所致。方拟李东垣升阳益胃汤意甘温除热，其中重用生黄芪益气健脾温阳的同时，掺入少量黄连、黄芩以兼顾便溏、苔黄腻等湿热之象。

十三、温度感觉异常

真热假寒证

费某某，女，45 岁。

初诊（2019 年 6 月 25 日）：

形寒怕冷，夏季欲覆两条厚被子，自觉内火重，咽痛，目痛，口干，乏力，月经正常，舌暗，苔薄黄腻，脉细弦数。此为内热亢盛，气血受阻，阳气不布之象。治病必求其本。

处方：黄芩 10g，山栀 10g，赤芍 15g，白菊花 15g，龙胆草 10g，柴胡 10g，车前子 15g，金银花 20g，连翘 15g，重楼 20g，白茅根 30g，泽泻 15g。7 剂，每日 1 剂，分两次服用。

二诊（2019 年 7 月 3 日）：

形寒怕冷改善，自觉内火减轻，手心发热，咽痛，口干，舌暗，脉细弦数。此为上焦火气亢旺，气血受阻之象。上方去车前子、泽泻，加丹皮 15g，生地 20g，地骨皮 15g。7 剂。

三诊（2019 年 7 月 10 日）：

手心烫好转，咽干、咽痛改善，自觉内火减轻，形寒怕冷感消除，出汗多，舌暗，脉细弦数。

处方：丹皮 15g，地骨皮 15g，竹叶 15g，山栀 10g，黄连 6g，生地 20g，麦冬 15g，银柴胡 10g，青蒿 15g，黄芩 10g。7 剂，每日 1 剂，分两次服用。

四诊（2019 年 7 月 17 日）：

手心烫已除，咽干、咽痛改善，自觉内火已少，出汗仍多，舌暗，脉细弦数。宜加重滋阴清泄之力。上方改生地 30g，加板蓝根 30g，炙鳖甲 20g，知母 15g。7 剂。

五诊（2019 年 7 月 24 日）：

出汗止，手心烫等自觉症状消除。一般情况良好。上方改为间日一剂，配服知柏地黄丸。

按：此例患者形寒怕冷，但患者主诉内热重，显系内热郁闭气血，影响阳气敷布所致。从初诊始，总以清泄上焦实火为主；后因表现为邪火伤阴，阴虚虚火之象，逐步加入滋阴、清退虚热之清骨散、青蒿鳖甲汤以善后。

十四、痛风

1. 湿热下注证——热重于湿

案例 1

张某，男，40 岁。

初诊（2012 年 9 月 10 日）：

痛风，足踝局部强直疼痛，稍见红肿，反复发作口疮，乏力后易作，口唇干，舌红，脉细弦。证属湿热困阻经隧，郁久伤阴。

处方：黄柏 15g，金银花 30g，连翘 15g，紫花地丁 20g，蒲公英 30g，竹叶 10g，知母 15g，玄参 15g，络石藤 15g，秦艽 15g，赤芍 15g，生甘草 6g。7 剂，每日 1 剂，分两次服用。

二诊（2012 年 9 月 17 日）：

痛风，局部红肿疼痛，身汗较多，舌红苔净，脉细弦。宜加强清解。

处方：黄连 6g，黄柏 15g，山栀 10g，金银花 30g，玄参 30g，板蓝根 30g，连翘 15g，白花蛇舌草 30g，赤芍 15g，丹皮 15g，紫花地丁 20g，蒲公英 30g，生石膏 30g，浙贝母 15g，知母 15g。7 剂，每日 1 剂，分两次服用。

三诊（2012 年 9 月 25 日）：

痛风，下肢关节红肿、疼痛好转，出汗已止，口疮未作，药后大便偏溏，日行一次，舌红，脉细弦。上方减板蓝根，加生薏苡仁 30g，苍术 10g。7 剂。

四诊（2012 年 10 月 8 日）：

痛风，关节红肿热痛消除，稍有强直感。9 月 17 日方去知母，加当归 12g。7 剂。

按：此例痛风，以足踝关节红肿、强直、疼痛为主症，兼见口疮、口干等症，为热毒湿热，故治疗当以清热解毒为主，五味消毒饮、四妙勇安汤等均可化裁使用。活血止痛治程中曾加入滋阴通络和脾之品，口疮、便溏、出汗诸症均得以解除。

2. 湿热下注证——湿热并重

方某某，男，65 岁。

初诊（2013 年 3 月 5 日）：

痛风十余年，左踝内侧疼痛、红肿，踝侧肿胀较明显，脉弦大数，舌红苔黄腻。证属湿热下注，治拟清热除湿。

处方：炒苍术 10g，黄柏 15g，薏苡仁 30g，紫花地丁 20g，丹皮 15g，赤芍 15g，半边莲 30g，银花 30g，玄参 15g，生甘草 10g。7 剂，每日 1 剂，分两次服用。

二诊（2013 年 3 月 12 日）：

疼痛、红肿缓解，胃肠尚适。上方加鸭跖草 30g，生地 30g。7 剂。

三诊（2013 年 3 月 19 日）：

左踝疼痛减半，现无红肿，行动时疼痛尚可忍受，舌红，苔黄腻，脉弦大而数。此为湿热瘀毒，余邪未尽。上方加天花粉 10g。7 剂。

四诊（2013 年 3 月 26 日）：

左踝疼痛消除，局部不肿，患者一直未服用西药，苔黄腻减退。上方加秦艽 15g，当归 10g。7 剂。

按：患者痛风迁延十余年，左侧踝关节症状缠绵反复，以肿胀、皮色红为主，伴有疼痛，此为热、毒、湿、瘀聚结，当以清热利湿，必要时可适当加用凉血活血药。故以三妙丸合四妙勇安汤化裁，清热解毒活血；再加紫花地丁、丹皮、赤芍、半边莲、鸭跖草等，清热凉血，解毒消肿。

十五、肢体麻木

气虚肝郁证

陈某某，女，52 岁。

初诊（2019 年 9 月 12 日）：

自觉面部和肢体麻木感，诉有时口角歪，头颅磁共振未见异常，面色无华，形体较瘦，舌质稍暗，脉细。此为气虚血气失和，虚风扰动之象。

处方：黄芪 30g，太子参 15g，天麻 15g，钩藤 15g，怀牛膝 15g，白芍 15g，丹皮 15g，丹参 20g，小胡麻 15g，豨莶草 15g，赤芍 15g。7 剂，每日 1 剂，分两次服用。

二诊（2019 年 10 月 17 日）：

药后面部和身体麻木感觉消除，大便正常，尿频，偶有小便失禁，怕冷，舌脉同前。

上方去丹皮、丹参、赤芍，加益智仁 10g，山药 30g，桑螵蛸 10g。7 剂。

三诊（2019 年 10 月 24 日）：

面部和肢体麻痹未见，尿频、尿失禁显著改善。上方 7 剂善后。

按：患者年过七七，气虚肝郁，络脉不和，虚风内扰。治以益气通络，佐以息风平肝。太子参、黄芪益气，天麻、钩藤、怀牛膝平肝，白芍、小胡麻、丹皮、丹参、赤芍养血活血，豨莶草疏风通络。二诊麻木好转，诉小便失禁、畏寒，此为下元不足，仿缩泉丸意补肾固摄。

十六、口疮

1. 上热下寒证

丁某某，男，36 岁。

初诊（2012 年 6 月 19 日）：

口腔溃疡反复发作十余年，大便日行 1～2 次，不成形，平时不能进食生冷，自觉咽中有痰，不咳嗽。胃镜：浅表性胃炎，反流性食管炎。肠镜：未见明显异常。舌偏红，脉细弦。证属上热下寒。治拟清补兼施，清上温下。

处方：黄连 6g，肉桂 6g，吴茱萸 6g，制附子 10g，黄芩 10g，山栀 10g，竹叶 10g，木通 10g，赤芍 15g，炒薏苡仁 30g，生甘草 6g。7 剂，每日 1 剂，分两次服用。

二诊（2012 年 10 月 3 日）：

口疮好转，舌胖略红，脉细弦。上方加黄柏 10g，知母 12g。7 剂。

三诊（2012 年 10 月 10 日）：

口疮已瘥，大便成形，脘胁稍疼痛，舌偏红，苔薄黄腻。上方去木通、肉桂，加柴胡 10g，香附 10g。7 剂。

按：患者口腔溃疡反复发作，平时不能进食生冷，大便不成形，此为上热下寒之证，治疗上应注重寒热相济。且患者有反流性食管炎病史，尚需调和脾胃。治疗用黄连、山栀、竹叶、木通清热利湿；同时又以肉桂、吴茱萸、制附子温补脾胃，且能引热下行；赤芍凉血散瘀；炒薏苡仁、生甘草健脾利湿。二诊时见口疮好转，药已中的，加黄柏、知母增强清热之功。

2. 脾阳亏虚证

侯某，女，19岁。

初诊（2012年7月10日）：

口疮反复发作，月经不调，经期7~10天，量正常，周期40天左右一行，经行时胃胀，下腹坠胀，面部痤疮，经期加重，面色苍白无华，大便不成形。舌质淡暗，有齿痕，苔薄白腻，中有裂纹，脉细无力。辨为素体中虚，脾阳不足，冲任失调，虚火上乘。

处方：炙黄芪30g，党参15g，炒白术15g，山药15g，当归10g，白芍10g，贯众炭12g，丹皮10g，黄芩10g，陈皮10g，焦楂、曲各12g，香附10g。7剂，每日1剂，分两次服用。

二诊（2012年7月17日）：

服药2剂后经行，经来时未见腹胀，口唇内有口疮，表面有黄苔，周围黏膜充血明显，大便黏，苔薄白腻，中有裂纹，舌尖红，脉细。证属心脾湿热内蕴。改拟清心和脾，利湿泄热。

处方：黄连6g，黄芩10g，竹叶10g，木通10g，赤芍15g，薏苡仁30g，枳实10g，焦神曲12g，制大黄6g，丹皮12g，车前子15g，生甘草6g。7剂，每日1剂，分两次服用。

三诊（2012年8月1日）：

口腔溃疡已瘥，大便已正常，苔偏腻。上方加冬瓜皮15g。7剂。

按：此例患者原为调理月经而来，平素面色无华，经至时小腹坠胀、面部痤疮加重，可知患者气血素亏，脾阳不足，冲任气血失调。先从整体调治，治以补气健脾，养血活血。服药2剂后虽经行，未见腹胀，但口腔溃疡表面有黄苔，周围黏膜充血，加之经期痤疮加重，此湿热内蕴兼夹瘀热之象。故转以导赤散等清利湿热，加用赤芍、丹皮、制大黄等凉血散瘀。初诊用药尚值得推敲。

3. 心脾湿热证

案例 1

何某某，女，41 岁。

初诊（2012 年 6 月 18 日）：

口腔溃疡反复发作半年余，疼痛不明显，舌质淡红，苔薄白腻，脉细。证属心脾湿热。治拟清脾除湿法。

处方：防风 10g，生石膏 30g，山栀 10g，藿香 10g，黄连 6g，升麻 6g，丹皮 15g，当归 10g，生地 15g，炒黄柏 6g，生甘草 6g。7 剂，每日 1 剂，分两次服用。

二诊（2012 年 6 月 26 日）：

药后口疮已愈，舌质暗，脉细。前法化裁续进。上方加生黄芪 20g。10 剂。

案例 2

王某某，男，58 岁。

初诊（2019 年 10 月 14 日）：

口疮 6~7 个月，上下唇内口疮疼痛，口疮周围黏膜稍充血；胆囊切除术后一个月，术后大便次数增多，日行 3 次，第一次大便成形，后偏稀；有乙型肝炎病史。此为脾胃积热，术后脾弱，拟予兼顾。

处方：太子参 15g，山药 20g，黄连 6g，丹皮 15g，升麻 8g，生地 20g，白扁豆 20g，生黄芪 30g，黄芩 10g，赤芍 15g，生甘草 6g。7 剂，每日 1 剂，分两次服用。

二诊（2019 年 10 月 21 日）：

口疮明显好转，大便减为日行一次，渐成形。前方 7 剂。

按：以上两例反复发作口疮，均属心脾湿热蕴积，治当清热利湿，以泻黄散、清胃散主之。两方皆为治疗口腔黏膜病的常用方，方中药物多入脾、胃两经，石膏、山栀泻脾胃积热，藿香芳香能化中焦湿浊，甘草泻火和中，黄连泻心火，升麻升散积热，防风开散伏火，生地、丹皮凉血滋阴清热，当归养血和血。案例 2 兼胆囊切除术后腹泻，见湿热困脾之象，清热利湿外，兼予太子参、怀山药、白扁豆、生黄芪等健脾除湿。

案例 3

王某某，男，64 岁。

初诊（2019 年 7 月 29 日）：

自觉口腔黏膜局部肿胀，影响咀嚼，疼痛不明显，苔黄腻，脉弦。为脾经湿热蕴积所致。

处方：黄连 6g，升麻 8g，丹皮 15g，生石膏 30g，生地 30g，知母 15g，山栀 10g，滑石 20g，黄芩 10g，泽泻 15g。7 剂，每日 1 剂，分两次服用。

二诊（2019 年 8 月 5 日）：

口腔黏膜局部肿胀明显好转，疼痛不明显，苔黄腻，脉弦。再守前法。上方加淡竹叶 15g。7 剂。

三诊（2019 年 8 月 12 日）：

苔已化薄，口腔无不适，黏膜肿胀已消退。前方 7 剂。

按：本例患者口腔黏膜肿胀，苔黄腻，脉弦，为心脾湿热蕴积。治宜清热利湿，以清胃散合泻黄散，加滑石、泽泻以加强清利，黄芩清热兼燥湿。取效较明显，二诊仍予前方，加淡竹叶清心利尿。

4．心脾郁热证

章某某，男，45 岁。

初诊（2012 年 8 月 8 日）：

经常形体怕冷，受风后易头昏，反复发作口腔溃疡，大约每月一次，易出汗，舌红，脉弦。为心肝郁火所致。

处方：冬桑叶 15g，黄连 6g，丹皮 15g，升麻 6g，僵蚕 10g，生石膏 30g，生地 15g，知母 15g，柴胡 10g，赤、白芍各 10g，生甘草 6g。7 剂，每日 1 剂，分两次服用。

二诊（2012 年 8 月 20 日）：

口疮未作，出汗好转。上方加防风 10g。7 剂。

按：本例患者诉经常怕冷，常患口疮，乃因心脾郁热，阳气内郁不达四末。故治疗首先以开散郁热为要，冬桑叶、白僵蚕、柴胡皆为解郁散热所常用；再以清胃散、白虎汤之生石膏、生地、知母、赤白芍、丹皮、黄连之类清热凉营护阴。切不可见肢体怕冷妄议温补。根据个人体验，就现代疾病谱中，八纲辨证中寒热辨证是最难也是十分重要的。临床辨证时经常遇见这类患者：肢冷、面白、脉细，形似虚寒，如果细加观察问诊，不少人追述有易"上火"，嘴上起疮、生口疮，月经色紫暗，面唇隐隐有红疹、痤疮，便秘，感冒后易见咽喉、扁桃体红肿等真热假寒征象。如未加细辨，往往误服一二剂温补药后，患者很快出现风热类感冒、乏力、大便不爽、妇女月经停闭等所谓"实实"之象。

5. 湿热困脾证

黄某，男，41 岁。

初诊（2012 年 6 月 19 日）：

经常发作口腔溃疡，两小腿酸胀，查指甲颜色紫暗，舌苔薄腻，脉细。为湿热困脾，气血不和之候。

处方：黄连 6g，竹叶 10g，山栀 10g，炒黄柏 12g，知母 12g，丹皮 15g，赤芍 15g，络石藤 15g，丹参 15g，木通 6g，生甘草 6g。7 剂，每日 1 剂，分两次服用。

二诊（2012 年 6 月 27 日）：

诉上药服 2 剂后口疮即除，指甲紫暗色变浅，两腿酸胀减轻。上方加桃仁 10g。7 剂。

按：溃疡反复，下肢酸楚，甲色紫暗，为湿热困脾、气血不和之候，故用清热凉血行瘀法。

十七、鼻炎

肺气不利证

孙某，女，37岁。

初诊（2019年5月15日）：

鼻炎，晨起喷嚏，流涕，咽痒，目痒，有荨麻疹史，天冷时易作，月经过期一个月未行，经前面部易生红疹，有贫血史，舌正，脉弦。此为风热犯肺，肺经郁热窒碍冲任气血之象。

处方：细辛6g，炙麻黄10g，苍耳子10g，辛夷10g，僵蚕10g，丹皮15g，生地20g，荆芥10g，防风10g，黄芩15g，连翘15g，赤芍12g。7剂，每日1剂，分两次服用。

二诊（2019年5月27日）：

晨起喷嚏、流涕、咽痒、目痒等均见改善；月经近两个月未行，面部未再有新生红疹，夜寐不深，舌脉同前。上方加紫草15g。14剂。

三诊（2019年6月10日）：

鼻炎有较明显改善，月经来潮，刻下为第二天，腰酸，血块较前减少，经色改善。面部红疹转浅。舌脉同前。上方加月季花12g活血通经兼消痘疹。7剂。

四诊（2019年6月24日）：

晨起喷嚏、流涕、咽痒、目痒已瘥，面部皮肤好转，此次月经经色正常。诸症悉除，前方巩固。前方7剂。

五诊（2019年7月22日）：

患者停服中药半个月，鼻塞、打喷嚏未再出现。月经已按期行，色正，舌脉同前。要求膏方调理。

处方：细辛90g，炙麻黄90g，苍耳子90g，辛夷90g，僵蚕90g，丹皮120g，荆芥90g，防风90g，赤芍120g，紫草150g，月季花120g，太子参150g，生黄芪300g，陈皮90g，当归90g，蝉蜕 60g，炒枣仁 150g，川芎 90g，炒白芍 90g，枳壳 90g，大枣 150g，炙甘草 60g，夜交藤 150g。另用鹿角胶 150g，阿胶 150g 制膏。

按：肺开窍于鼻，风寒郁久化热，肺气不利，故喷嚏、咽痒、目痒；冲任气血受阻，故本例鼻炎兼月经异常。当从宣利肺气入手，疏风散热，调和冲任，兼以宣通鼻窍。二诊时加紫草凉血活血消瘀，既利于痘疮，也利于月经通行，对于鼻咽诸过敏症也甚有帮助。本病与免疫功能下降有关，易受环境变化影响，愈后服用调理膏方，不失为适宜选择。

十八、口中异味

1. 湿热气滞证

案例 1

胡某某，男，53 岁。

初诊（2019 年 10 月 15 日）：

近一个月口气重，矢气多，口苦，"口中毛"，大便欠成形，日行 3～4 次，苔黄略燥，脉细弦。此为湿热气滞，困遏肠胃。治宜清热宣气化湿。

处方：黄连 6g，黄芩 10g，栀子 10g，薏苡仁 30g，白扁豆 20g，厚朴 10g，竹叶 10g，枳壳 10g，马齿苋 20g，槟榔 10g。7 剂，每日 1 剂，分两次服用。

二诊（2019 年 10 月 24 日）：

口臭已除，自述口中变清爽，口黏消除，已无"口中毛"现象，大便已成形，日行两次，晨起稍口干，苔黄略燥，脉细弦。上方去槟榔，加芦根 30g。7 剂。

按：本例属湿热气滞，肠胃受困，治宜清热宣化除湿。黄连、黄芩、栀子味苦性寒，清泄湿热；淡竹叶清心利湿；厚朴、枳壳、槟榔下气宣化湿邪；马齿苋清泄肠中湿热；白扁豆、薏苡仁除湿和脾。

案例 2

赵某某，男，31 岁。

初诊（2020 年 5 月 18 日）：

口臭，矢气多，腰背酸楚乏力，苔腻，脉弦。此为湿热气滞中阻，经络失疏之候。

处方：藿香 10g，佩兰 10g，黄连 6g，黄芩 10g，陈皮 10g，茯苓 15g，丝瓜络 15g，法半夏 10g，葛根 12g。7 剂，每日 1 剂，分两次服用。

二诊（2020 年 6 月 1 日）：

矢气已少，口臭改善，腰背部已适，苔腻，脉弦。仍守前法。上方加木香 10g，生栀子 10g。7 剂。

三诊（2020 年 6 月 8 日）：

口臭明显改善，苔变薄。前方增损以善后。

处方：黄连 6g，黄芩 10g，佩兰 10g，苏梗 10g，藿香 10g，陈皮 10g，茯苓 15g，炒白术 10g，法半夏 10g，木香 10g。7 剂，每日 1 剂，分两次服用。

按：本例矢气多，见口臭、苔腻，知为肠胃湿热气滞；腰背乏力酸楚，为湿热壅阻，经络失疏。治拟化湿行气通络。诸症消除后，健脾化湿和中以善其后。

2．肠腑湿热证

费某某，女，5 岁。

初诊（2019 年 9 月 5 日）：

口中异味，舌红，苔腻，脉细弦数。此为肠胃湿热之候。

处方：黄连 2g，连翘 10g，竹叶 10g，川贝母 6g，枳壳 10g，竹茹 10g，佩兰 10g，生甘草 3g。5 剂，每日 1 剂，分两次服用。

二诊（2019 年 9 月 16 日）：

口中异味明显减轻，舌红，苔偏腻，脉细弦数。上方加焦神曲

10g，黄芩 6g。7 剂。

三诊（2019 年 9 月 23 日）：

舌红苔腻改善，无口臭，一般情况良好。前方 7 剂，改为三日 1 剂。

按：本例小儿口中异味，结合舌脉，首要清热除湿，芳化醒脾。予黄连、竹叶、连翘、川贝、竹茹清热化湿和胃。二诊时诸症好转，舌仍红，苔仍偏腻，肠腑湿热余邪未除，原方加神曲消积化滞，黄芩加强清热燥湿之功。佩兰一味，除湿辟秽，为治口臭常用要药。

十九、口干口苦

肝胆湿热证

陈某某，女，52 岁。

初诊（2019 年 6 月 17 日）：

口苦一周，大便日行 1~2 次，欠畅，口干，苔偏燥，脉沉细弦。此为肝胆郁热伤阴之候。

处方：柴胡 15g，黄芩 10g，栀子 10g，生地 30g，麦冬 15g，女贞子 20g，青蒿 15g，竹茹 10g，枳壳 10g，白茅根 30g，虎杖 15g。7 剂，每日 1 剂，分两次服用。

二诊（2019 年 6 月 24 日）：

口苦、口干均改善，自觉消化力弱，舌苔已润，脉细弦。上方去白茅根、虎杖，加白豆蔻 6g，生谷、麦芽各 12g，7 剂。

三诊（2019 年 7 月 1 日）：

口苦、口干已消除，胃纳好转，大便已正常，舌脉同前。前方 7 剂。

按：口苦，口干，苔燥，脉沉弦，为肝胆郁热，郁热伤阴之象，故方拟清泄肝胆，兼养肝阴。二诊时口苦、口干改善，纳欠、苔腻，故加白豆蔻、谷麦芽运脾化湿以助消化。

第三节
外科皮肤科病证

一、湿疹

1. 湿热内蕴证——热重于湿

案例1

倪某某，女，43岁。

初诊（2012年8月20日）：

全身皮肤泛发红疹2周，红斑密集，色鲜红，表面结痂，瘙痒；热时皮患加重，心烦；舌嫩红，脉细弦。此为急性湿疹，湿热内蕴，热重于湿之征。

处方：龙胆草10g，山栀10g，黄芩10g，炒黄柏15g，连翘15g，车前草30g，茵陈15g，泽泻15g，白鲜皮30g，地肤子30g。7剂，每日1剂，分两次服用。

二诊（2012年8月27日）：

丘疹颜色明显变浅，瘙痒减轻，抓之有水疱，舌暗红，脉细。上方加滑石30g。7剂。

三诊（2012年9月3日）：

全身皮损大部已恢复正常，偶感轻痒，舌淡，脉细。上方7剂巩固之。

按：此例病程较短。根据皮损特点，色鲜红，瘙痒明显，考虑为急性湿疹，热重于湿。治疗上，清热是重点，佐以利湿，见效也快。后因渗出明显，故加用滑石加强利湿。其中黄柏一味，不仅清热、利湿、除湿作用亦强，湿重或湿热并重，只要无便溏等脾虚之象每多用之，10~20g。

案例2

龚某某，女，70岁。

初诊（2017年7月11日）：

肤痒半年余，抓之起红疹，色鲜红，皮疹周围色素沉着，心烦，口干，苔腻，舌红，脉弦数。此为湿热内蕴，热重于湿之象。

处方：龙胆草10g，山栀10g，黄芩10g，炒黄柏15g，紫花地丁20g，车前草20g，白鲜皮30g，地肤子30g，苦参15g，白茅根30g。7剂，每日1剂，分两次服用。

二诊（2017年7月18日）：

肤痒改善，但皮肤仍有新生红疹出现，胸闷，心慌，晨起口苦，口干，舌红，脉弦。仍守前法，兼顾阴津。

处方：龙胆草10g，山栀10g，黄芩10g，炒黄柏15g，生地30g，丹皮15g，白茅根30g，紫花地丁20g，银花20g，白鲜皮30g，槐米30g。7剂，每日1剂，分两次服用。

三诊（2017年8月1日）：

肤痒减轻约八成，口苦、口干好转，心悸已除，稍感胸闷。上方去丹皮、槐米，加车前草20g，泽泻15g。7剂。

四诊（2017年8月8日）：

肤痒已除，皮肤已光滑，胸闷发作已少，心悸不明显。上方7剂，隔日一剂以巩固之。

按：此例考虑热重于湿，阴分已伤。所以在治疗上，予龙胆草、山栀、黄芩、黄柏、紫花地丁清热泻火；白茅根滋阴凉营清热；车前草利湿以助清热；白鲜皮、地肤子、苦参燥湿止痒。二诊时，患者仍感口干、舌红，并出现胸闷、心慌，考虑病久营阴已伤，故加生地以滋阴清心，予金银花清热凉营。三诊、四诊仍围绕清热利湿，佐以滋阴，终获较明显效果。老年患者出现口干、心慌时应加注意，除必要检查外，心阴受损时需及时加以纠正。

案例 3

杨某某，男，39 岁。

初诊（2017 年 9 月 12 日）：

皮病数月，饮食不慎诱发，胸背及腰胯部有密集红斑、红疹，瘙痒甚，胃中反酸，舌暗红，苔薄腻。此为肝脾湿热内蕴。

处方：龙胆草 10g，山栀 10g，黄芩 10g，连翘 15g，白鲜皮 30g，车前草 20g，泽泻 15g，茵陈 15g，苦参 15g，丹皮 15g，紫花地丁 20g，枳壳 10g。14 剂。

二诊（2017 年 9 月 20 日）：

皮肤明显好转，痒减轻。上方去紫花地丁、苦参，加茯苓 15g，车前子 15g。7 剂。

三诊（2017 年 9 月 27 日）：

近日肤痒甚，腰胯部红斑、红疹如前，痒甚，其余皮肤阵发红疹，数分钟可自行消退，抓之出现红痕。此为湿热未清，外受风热之征。

处方：龙胆草 10g，山栀 10g，车前草 20g，茵陈 15g，滑石 20g，泽泻 15g，丹皮 15g，紫草 15g，浮萍 10g，枳壳 10g，白鲜皮 30g，白茅根 30g。14 剂，每日 1 剂，分两次服用。

四诊（2017 年 10 月 10 日）：

皮疹已消除，皮肤基本光滑，瘙痒明显减轻，胃中胀气疼痛，舌偏红，苔腻。上方去滑石，加柴胡 10g。7 剂。

按：本例一、二诊按湿疹常规处理。三诊时患者主诉皮疹可自行消退，抓后局部出现红痕，显属荨麻疹表现，故加丹皮、紫草、浮萍清热凉营祛风。

案例 4

张某某，女，55 岁。

初诊（2019 年 7 月 31 日）：

皮疹一个月余，两下肢伸侧有密集暗红斑，局部融合成片，小腿下段尤为明显，波及膝盖、大腿，腰部亦有类似红斑，舌暗红，脉弦。此为湿热内蕴，热重于湿，有蕴毒之势。

处方：黄柏15g，紫花地丁20g，大青叶20g，蒲公英30g，白鲜皮30g，苦参15g，丹皮15g，赤芍15g，白茅根30g，连翘15g，黄芩10g，槐米30g，车前子15g，滑石30g。7剂，每日1剂，分两次服用。

二诊（2019年8月7日）：

小腿部皮肤稍好转，双上肢皮肤红斑增多，表面有烧灼感，基底稍硬，瘙痒明显，舌暗，脉弦。为湿热内蕴，有化毒之势。

处方：大青叶30g，紫花地丁20g，蒲公英30g，丹皮15g，赤芍15g，紫草20g，槐米30g，连翘15g，黄芩10g，生栀子10g，车前草20g，板蓝根30g，黄连6g。7剂，每日1剂，分两次服用。

三诊（2019年8月14日）：

皮肤烧灼感已除，痒减轻，双下肢皮肤红斑转浅，干燥，脱皮，双上肢红斑明显减少。再守原法。

处方：生地30g，紫花地丁20g，蒲公英30g，丹皮15g，赤芍15g，紫草20g，槐米30g，连翘15g，黄芩10g，山栀10g，车前草20g，板蓝根30g，黄连6g。7剂，每日1剂，分两次服用。

按：本案夏季起病，病程不长，斑疹密集，热重于湿。其疹色、舌色暗红，皮肤烧灼感等，乃邪热过盛，有化毒之势。黄柏、紫花地丁、大青叶、蒲公英、槐米皆重用以清热凉血解毒，丹皮、赤芍、白茅根清热凉营，同时以车前子、滑石利湿清热。二诊时小腿部好转，上肢增多，有烧灼感，为湿热化毒，故增加前方清热凉血解毒用量，加紫草、板蓝根、连翘凉血解毒。三诊诸症减轻，见皮肤干燥脱皮，加生地30g护阴。

案例5

袁某某，女，49岁。

初诊（2019年9月17日）：

右上臂伸侧及右乳房上缘有暗红斑丘疹，瘙痒，今年夏季有过三次发作，病初局部有烧灼感，胸闷，透气不畅，有支气管哮喘史，舌红，苔薄黄，脉弦。此为上焦邪热泛发肌肤，肺失清肃之征。

处方：金银花 30g，连翘 15g，丹皮 15g，车前子 15g，赤芍 15g，黄芩 10g，山栀 10g，葶苈子 12g，桑白皮 15g，白鲜皮 30g，蒲公英 30g，桔梗 10g。7 剂，每日 1 剂，分两次服用。

二诊（2019 年 9 月 26 日）：

胸部及手臂红疹已隐退，仍轻度作痒，舌边疼痛。上方去桔梗，加黄连 6g。14 剂。

三诊（2019 年 10 月 10 日）：

皮肤已光滑，不痒，仍感胸闷，透气不畅，有时气喘，哮鸣，夜间两腿抽筋，舌脉同前。此为痰热闭肺，肺失清肃。

处方：黄连 6g，法半夏 10g，瓜蒌皮 10g，葶苈子 15g，川芎 10g，苏子 10g，桑白皮 15g，怀牛膝 15g，黄芩 10g，射干 10g。14 剂，每日 1 剂，分两次服用。

四诊（2019 年 10 月 24 日）：

胸闷、咳喘明显缓解，皮肤状况稳定。上方 7 剂。

按：本案分两阶段，初起时，湿疹瘙痒，夏季反复发作，有烧灼感，为湿热内蕴，热重于湿，营分不清；同时有呼吸道症状，为痰热闭肺。金银花、连翘、丹皮、赤芍、黄芩、山栀等清热利湿；桑白皮、葶苈子、车前子肃肺，清肺中痰热。拟小陷胸汤加清热化痰之品，清热消痰，宽胸散结，取得良效。

2．湿热内蕴证——湿重于热

案例 1

陈某某，男，62 岁。

初诊（2017 年 3 月 1 日）：

皮病 10 余年，长期使用激素类药膏，用药后稍好转，两小腿伸侧密集暗红斑丘疹块，形状不规则，高出皮肤表面，肿胀，周围皮肤色素沉着，皮肤干燥，基底较厚硬，局部结痂，痒甚，局部融合成片，抓之渗血；苔淡黄腻，脉弦。此为湿热内蕴，湿重于热之象。

处方：车前草 30g，茵陈 15g，泽泻 15g，白鲜皮 30g，土茯苓 30g，地肤子 30g，苦参 15g，黄柏 15g，猪苓 15g，枳壳 10g。7 剂，每日 1 剂，分两次服用。

二诊（2017 年 3 月 8 日）：

两小腿瘙痒明显减轻，皮疹转浅，肿胀好转，舌暗红，苔淡黄腻，脉弦。上方加萆薢 15g，紫花地丁 20g。7 剂。

三诊（2017 年 3 月 14 日）：

两小腿皮疹瘙痒已除，皮疹转浅，但近日有新生红疹，红疹内有白色脓点，皮疹周边肿胀，疼痛，舌暗红，苔淡黄腻，脉弦。上方去萆薢，加蒲公英 30g，连翘 15g。14 剂。

四诊（2017 年 3 月 28 日）：

皮肤痒已除，两小腿皮疹转浅，皮色转浅，舌暗红，苔淡黄腻，脉弦。上方加赤芍 15g。7 剂。

按：本例湿疹病史多年，皮损局部增厚增粗，局部结痂，瘙痒，根据其证候特点，辨证属于湿盛型。治以利湿健脾，佐以清热。予车前草、茵陈、泽泻、猪苓利湿清热；白鲜皮、土茯苓、苦参、黄柏除湿清热止痒。二诊皮疹好转。但三诊时稍有新生，且有肿胀、疼痛，显属湿郁化热有成毒之势。此时，需减除湿、利湿之品，加重清热解毒，故加蒲公英、连翘以清热解毒。待皮疹红肿消除，又转而以利湿为主。在临证时要根据皮损状况，综合其他临床表现，权衡热与湿的孰轻孰重，这是湿疹辨证施治的一个关键问题。

案例 2

叶某某，女，15 岁。

初诊（2019 年 7 月 30 日）：

皮病三个月，水痘后诱发湿疹，双下肢伸侧，尤其臀部、膝盖、小腿局部有大片暗红斑，局部融合成大片，少许结痂，瘙痒，舌淡红，苔薄腻，脉细。此为湿热内蕴，湿重于热之候。

处方：龙胆草 10g，栀子 10g，白鲜皮 30g，地肤子 30g，茵陈 20g，车前草 20g，滑石 30g，苦参 15g，猪苓 15g，黄柏 15g，泽泻 15g。7 剂，每日 1 剂，分两次服用。

二诊（2019 年 8 月 7 日）：

用药后皮肤明显好转，瘙痒基本已止，多处皮肤近光滑，留有色素斑。上方加车前子 15g。14 剂。

三诊（2019 年 8 月 14 日）：

皮肤湿疹略有反复，有少许新生皮疹出现，瘙痒，舌脉同前。

处方：黄柏 15g，薏苡仁 30g，车前草 20g，泽泻 15g，茵陈 20g，白鲜皮 30g，龙胆草 10g，车前子 15g，地肤子 20g，通草 6g，赤茯苓 15g。7 剂，每日 1 剂，分两次服用。

按：皮病三个月，局部结痂，皮疹多见于臀腿等下部，苔腻，为湿重于热。故重在利湿止痒，如滑石、车前草、茵陈、猪苓等，配龙胆草、山栀、黄柏清热。二诊已明显改善，见色素斑，为湿热留恋，加车前子进一步利湿清热。三诊守前法再进。

案例 3

苏某，男，25 岁。

初诊（2020 年 8 月 25 日）：

慢性湿疹多年，手肘内侧、腘窝皮肤增厚，周边色素沉着，皮肤肥厚，表面轻度脱屑，其余肢体散在暗褐斑，舌暗，脉细弦。此为湿热郁久，湿重于热之象。

处方：秦艽 15g，茵陈 15g，茯苓 15g，泽泻 15g，黄柏 15g，车前草 20g，萆薢 15g，当归 10g，龙胆 10g，车前子 15g，白鲜皮 15g。7 剂，每日 1 剂，分两次服用。

二诊（2020 年 9 月 1 日）：

湿疹皮损明显改善，轻痒。上方去当归，茯苓改赤茯苓 15g，加滑石 30g。7 剂。

三诊（2020 年 9 月 8 日）：

湿疹皮肤瘙痒已除，皮肤色素转淡，大便偏稀。上方去黄柏、滑石、秦艽，加炒白术 15g，薏苡仁 30g，白扁豆 15g。7 剂。

四诊（2020 年 9 月 17 日）：

湿疹皮色变浅，大便已实，不痒。守前法。

处方：萆薢 15g，茵陈 20g，泽泻 15g，车前草 20g，龙胆草 10g，白鲜皮 30g，炒白术 15g，薏苡仁 30g，白扁豆 20g，芡实 30g。7 剂，每日 1 剂，分两次服用。

按：临床可见某些湿疹患者表现为大片皮肤浅红斑，皮损周边浸润，表象似乎以热为主，其实此为湿重于热，应以利湿为主，少佐清热，可使皮损范围较快缩小。若误以为热重于湿，过用清热，则易伤脾助湿，反使皮疹范围扩大，瘙痒无度。因此辨证始终不忘湿疹之"湿"是最主要内在病理因素。

3. 湿热内蕴证——湿热并重

案例 1

张某，女，24 岁。

初诊（2012 年 2 月 1 日）：

怀孕 2 个月后皮肤过敏，抓之有水渗出，痒甚，肢体大片多发红斑，局部融合成大片，间有红疹，颈及腹部皮肤暗褐斑，面部亦见多处红斑。刻下怀孕 5 个月，舌红，苔薄腻，脉细数。此为湿热内蕴，湿热并重，外发肌肤。

处方：龙胆草 10g，山栀 10g，黄芩 10g，茵陈 15g，泽泻 15g，车前草 20g，车前子 15g，白鲜皮 30g，地肤子 20g，黄连 6g。7 剂，每日 1 剂，分两次服用。

二诊（2012 年 2 月 8 日）：

药后面部皮肤及肢体红斑已明显改善，红斑大部已消退，痒减轻，舌红，苔薄腻。再当清热利湿，清泄余邪。

处方：龙胆草 10g，山栀 10g，黄芩 10g，金银花 15g，连翘 10g，白菊花 12g，车前子 15g，车前草 20g，茵陈 15g，泽泻 15g，白鲜皮 20g，生地 20g，六一散 15g。7 剂，每日 1 剂，分两次服用。

三诊（2012 年 2 月 15 日）：

面部及肢体皮肤基本正常，舌质红。上方加丹皮 12g。7 剂。

按：本例患者为怀孕 2 个月发病，有渗出、红斑、红疹、局部暗褐斑，痒甚，证属湿热内蕴，湿热并重，治以清热利湿止痒。龙胆草、山栀、黄芩、黄连清热泻火，茵陈、泽泻、车前子、车前草利湿清热，白鲜皮、地肤子清热除湿止痒。二诊时大部已退，加金银花、连翘、生地清余热，凉血滋阴；六一散除湿热余邪。三诊时惟舌红，考虑波及营分，原方加丹皮凉血清热。

案例 2

钱某某，男，9 岁。

初诊（2012 年 7 月 16 日）：

背部密集红色粟粒样丘疹，表面稍干，有少许皮屑，瘙痒；有过敏性鼻炎史，平素晨起易打喷嚏，鼻塞，流清涕；舌质红，苔黄腻，脉浮滑。此为湿热内蕴，湿热并重，肺脾同病，兼感外风之象。

处方：山栀 10g，金银花 18g，连翘 12g，紫草 10g，防风 10g，苍耳子 10g，蝉蜕 6g，僵蚕 10g，六一散 15g，车前子 15g，生地 15g，丹皮 12g。7 剂，每日 1 剂，分两次服用。

二诊（2012 年 7 月 23 日）：

背部皮肤大部已光滑，前胸可见密集隐隐红疹，瘙痒不明显，鼻塞、流涕及打喷嚏基本已除，舌质红，苔黄腻，脉浮。上方去生地，加泽泻 15g。7 剂。

三诊（2012 年 8 月 6 日）：

背部及前胸皮肤已光滑；曾有支气管哮喘史，偶喉间哮鸣，平素易感冒；舌红，苔薄腻，脉浮滑。前方 7 剂。

按：此例患者以皮疹色红，瘙痒，晨起易鼻塞、打喷嚏，辨证考虑湿热内蕴，湿热并重，兼夹风邪。以大剂清热利湿药山栀、金银花、连翘、紫草、车前子、六一散、丹皮、赤芍等为主；佐以蝉蜕、僵蚕、防风、苍耳子以疏风散邪，宣通鼻窍。三诊时病情已明显好转。

案例3

陆某某，男，62岁。

初诊（2017年6月19日）：

四肢伸侧有密集大片红斑，兼有红疹，局部有抓痕，表面有少许渗出，瘙痒明显，舌暗，苔腻，脉弦。此为湿热内蕴，湿热并重之象。

处方：龙胆草10g，山栀10g，黄芩10g，黄柏10g，连翘15g，滑石20g，车前草20g，茵陈15g，白鲜皮30g，地肤子30g，泽泻15g。7剂，每日1剂，分两次服用。

二诊（2017年6月28日）：

四肢皮肤渐光滑，痒减轻，头皮、前额皮肤有少许新生皮疹，舌暗，苔腻，脉弦。上方加野菊花15g，蒲公英30g。7剂。

案例4

陆某某，男，43岁。

初诊（2017年6月19日）：

患湿疹多年，近四肢伸侧有密集大片红斑，兼有红疹，局部有抓痕，皮损周围色素沉着，局部结痂，舌暗红，苔薄腻。此为湿热内蕴，湿热并重之象。

处方：龙胆草10g，山栀10g，黄芩10g，黄柏10g，金银花20g，连翘15g，滑石20g，车前草20g，茵陈15g，白鲜皮30g，地肤子30g，泽泻15g。7剂，每日1剂，分两次服用。

二诊（2017年6月28日）：

四肢皮肤渐光滑，痒减轻，舌暗红，苔薄腻。上方7剂。

按：湿疹绝大多数属湿热内蕴，关键要辨清是热重于湿，还是湿重于热，还是湿热并重。主要依据是皮疹特点、分布部位、病程及舌脉等全身状况。本例属湿热并重，以龙胆草、山栀、黄芩、黄柏、金银花、连翘以清热，以滑石、车前草、茵陈、白鲜皮、地肤子、泽泻以清热利湿。龙胆泻肝汤合茵陈蒿汤加减治疗对于多数湿疹湿热并重患者多能收到较满意效果。

4. 湿热兼瘀证

潘某某，女，33 岁。

初诊（2017 年 12 月 25 日）：

肢体经常起红斑、红疹，腰背部为主，表面起皮屑，局部有少许渗出，月经按月行，血块较多，舌偏红，脉细滑。此为湿热内蕴，冲任气血失和之象。

处方：龙胆草 10g，山栀 10g，白鲜皮 30g，泽泻 15g，车前子 15g，茵陈 15g，丹皮 15g，赤芍 15g，地肤子 30g，白茅根 30g，生地 30g，丹参 15g。7 剂，每日 1 剂，分两次服用。

二诊（2018 年 1 月 9 日）：

肢体及四肢皮肤明显好转，痒已减少，月经刻行第四天，血块已少；近日感冒，咳嗽，咽痒，咽痛，痰色黄，伴有头晕；舌红，脉细滑数。素有肺脾蕴热，外受风热，肺阴已伤，湿热余邪未尽之象。

处方：金银花 20g，连翘 15g，白菊花 15g，桑叶 15g，白茅根 30g，芦根 30g，桔梗 10g，山栀 10g，车前子 15g，麦冬 15g，蒲公英 30g，桑白皮 15g，前胡 10g。7 剂，每日 1 剂，分两次服用。

三诊（2018 年 1 月 16 日）：

肢体及四肢皮肤已明显好转，大部已光滑，月经已净，感冒好转，轻度咳嗽，咳少许白黏痰，咽痒及咽痛已除，舌偏红，脉细滑。拟兼顾善后。

处方：金银花 20g，连翘 15g，车前子 15g，生地 30g，丹皮 15g，桑白皮 15g，牛蒡子 15g，白鲜皮 30g，百部 15g，前胡 10g，桔梗 10g。14 剂，每日 1 剂，2 次煎服。

按：此例患者，湿疹外兼见经行血块多，乃属湿热久蕴，影响冲任气血畅行，故配丹皮、赤芍、丹参。治程中使用车前子，既利湿清热，又能化痰止咳。

5.热郁阴伤证

秦某某，男，39 岁。

初诊（2012 年 6 月 26 日）：

皮肤病史 3 年，外院诊断为脂溢性皮炎，面部泛发红色皮疹，外涂药膏（含激素）后，皮肤变薄，皮肤干燥、痒、痛甚，双颧皮损融合成片，表面脱屑、结痂，颧部及下颌为著，自觉皮肤烧灼感，舌质红，脉细弦。此为热邪积久伤阴，邪热有化火之势。

处方：丹皮 15g，赤芍 15g，丹参 20g，山栀 10g，重楼 20g，连翘 15g，紫草 15g，生地 30g，白茅根 30g，桑白皮 15g，槐米 20g，蒲公英 30g，野菊花 30g。14 剂，每日 1 剂，分两次服用。（嘱停用激素药膏）。

二诊（2012 年 7 月 10 日）：

药后面部皮肤疼痛、痒、烧灼感消除，皮疹变浅，苔薄腻，脉细。上方加侧柏叶 12g。14 剂。

三诊（2012 年 7 月 25 日）：

面部皮肤续见好转，汗出后皮肤瘙痒，余情尚可。上方去桑白皮，加金银花 20g，车前子 15g。14 剂。

四诊（2012 年 8 月 8 日）：

面部皮肤光滑，背上有暗红斑，不痒，舌红，苔腻，脉细弦。

处方：金银花 20g，连翘 15g，黄芩 10g，山栀 10g，当归 10g，赤芍 15g，茵陈 15g，车前子 15g，丹皮 15g，泽泻 15g，生地 30g。14 剂，每日 1 剂，分两次服用。

按：本例患者病已三年，涂激素药膏后皮肤变薄、干燥、痒、痛甚，伴脱屑、结痂，系热久伤阴；出现疼痛，自觉灼烧感，热邪郁积，有化火之势。用生地、白茅根、丹皮、紫草、赤芍、槐米清热滋阴，凉血活血；连翘、重楼、山栀、蒲公英、野菊花清热解毒。二诊、三诊原方酌加凉血活血、清热利湿药。四诊时皮疹已基本消退。

6. 阴虚血燥证

余某某，男，74岁。

初诊（2012年7月25日）：

背部及四肢皮肤密集高粱米大小红疹，呈簇状，瘙痒明显，皮肤干燥，抓之无渗血，瘙痒呈游走性。有糖尿病、高血压史，血糖、血压控制不佳。舌嫩红，脉弦。此为老人阴虚血燥生风，营分瘀热之候。

处方：生地30g，当归10g，丹皮15g，赤芍15g，荆芥10g，防风10g，蝉蜕6g，紫草15g，槐米30g，金银花20g，桃仁10g，白蒺藜30g，山栀10g。7剂，每日1剂，分两次服用。

二诊（2012年8月8日）：

药后背部及四肢皮疹减少，瘙痒减轻，腋侧仍有红斑、红疹。上方加连翘15g，黄芩10g。7剂。

三诊（2012年8月15日）：

皮肤瘙痒已减八成，背部、四肢已近光滑，腋侧有暗红斑，遇热瘙痒，皮肤干燥。上方14剂。

按：本例属阴虚血燥生风。"治风先治血，血行风自灭"。血燥生风则痒，故滋阴凉血，疏风止痒。方中生地、丹皮、赤芍、紫草、槐米、金银花、山栀养阴清热凉血；当归、白蒺藜、桃仁养血润燥活血；荆芥、防风、蝉蜕疏风止痒。

二、白疕

1. 湿热内蕴证

陈某某，女，19岁。

初诊（2017年6月19日）：

诉三年前在某大医院皮肤科诊为"牛皮癣"，双侧肘尖、下肢及胯部有核桃或黄豆大小形状不规则的浅暗红色皮损，局部融合成片，表面少许脱皮落屑，周围有轻度浸润，自觉轻度瘙痒。右面颊有较密集粉刺。夜寐差，大便干结，形体较瘦，舌暗，苔薄白腻，脉细。此为湿热内蕴，营分不清之象。

处方：土茯苓30g，车前子15g，白鲜皮20g，酒大黄10g，威灵仙15g，丹皮15g，赤芍15g，紫草15g，龙胆草10g，丹参15g。14剂，每日1剂，分两次服用。

二诊（2017年7月3日）：

药后皮损转浅，痒减轻，舌暗，苔薄白腻，脉细。上方去威灵仙，加槐米30g，改土茯苓45g。28剂。

三诊（2017年8月7日）：

下肢皮损变浅，面部有隐隐红疹，夜寐较差，面色无华，舌暗，苔薄白腻，脉细。

处方：土茯苓45g，山栀10g，龙胆草10g，生地30g，白茅根30g，制大黄10g，紫草15g，槐米30g，丹皮15g，车前子15g，白鲜皮15g。28剂，每日1剂，分两次服用。

四诊（2017年9月20日）：

胯部皮肤已光滑，双手肘皮肤色已正常，皮损明显转浅，有少许白色皮屑，双下肢皮损范围减少，色转浅，夜寐仍差，大便通畅，舌脉同前。治拟养阴清热凉血，佐以安神。

处方：土茯苓30g，车前子15g，生地20g，麦冬15g，炒枣仁20g，女贞子15g，丹皮15g，槐米30g，紫草15g，白茅根30g。15剂，每日1剂，分两次服用。

五诊（2017年11月15日）：

大部皮损已除，双手肘皮肤颜色已正常，双下肢皮损明显减少、转浅，夜寐改善，大便通畅，舌偏红，苔薄，脉细。上方28剂巩固之。

按：白疕，大多数病机重点在于血热、血瘀。但此例皮损有融合、浸润，有轻度瘙痒，苔薄腻，显系属湿热内蕴，营分不清。故重用土茯苓清解湿热；佐以龙胆草、车前子、白鲜皮加强利湿清热止痒；丹皮、赤芍、紫草、丹参重在凉血活血；酒大黄清热逐瘀；威灵仙搜风除湿止痒。后期湿热渐除，改从阴虚血热、血瘀调治，故投以生地、麦冬、女贞子养阴清热凉血以善后。牛皮癣部分患者表现为湿热内蕴，土茯苓常为主药，用量宜大，多在 30～60g 之间，此药清热除湿解毒，对脾胃功能少有影响。

2. 湿热瘀阻证

案例1

侯某某，女，71 岁。

初诊（2012 年 7 月 9 日）：

诉"牛皮癣"十余年，背、胯、小腿伸侧皆有较密集暗红色斑，表面少许鳞屑，基底浸润，瘙痒明显，大便偏结，舌暗略胖，苔腻，脉弦。此为湿热郁阻营分，营分瘀热。

处方：生白术 12g，制大黄 10g，车前子 15g，茵陈 15g，白鲜皮 20g，槐米 30g，紫草 15g，丹皮 15g，赤芍 15g，威灵仙 15g。21 剂，每日 1 剂，分两次服用。

二诊（2012 年 8 月 1 日）：

药后皮损基本消除，尚有色素沉着，不痒，舌淡暗，苔腻，脉弦。此为脾虚生湿，营分不清，拟当兼顾。上方 14 剂。

按：此例白疕较为特殊，皮肤有类似湿疹样改变，且有明显瘙痒，主要集中于后背、胯部、小腿等，证属湿热郁阻营分、血络不和。以健脾清热利湿为主，佐以凉血行瘀。予生白术、车前子、茵陈、白鲜皮、威灵仙健脾除湿；制大黄、槐米、紫草、丹皮、赤芍凉血活血解毒，收效甚佳。临床辨治牛皮癣时很少用温燥药如白术等，此例舌淡，又是老人，瘙痒明显，显然与脾虚生湿有关。

案例 2

陈某某，女，70 岁。

初诊（2012 年 10 月 10 日）：

诉"牛皮癣"病史 20 余年，腹、背、臀、下肢见大小不等暗红斑，表面起大片鳞屑，干燥，瘙痒，头皮、手背均有类似皮损，有结肠炎、糖尿病史，大便偏溏，日行 1~2 次，舌暗，苔薄白腻，脉细。拟当养血活血为主，佐以凉营除湿。

处方：生地 30g，当归 12g，鸡血藤 30g，土茯苓 30g，丹皮 15g，赤芍 15g，丹参 15g，槐米 30g，大青叶 15g，车前子 15g，白茅根 30g。7 剂，每日 1 剂，分两次服用。

二诊（2012 年 11 月 2 日）：

药后皮损转浅，腹、背、臀及手背皮肤大片干燥鳞屑好转，头皮仍有白屑，肢体有大片色素斑，基底肥厚，瘙痒，舌脉同前。原法加减。

处方：生地 30g，白茅根 30g，槐米 30g，凌霄花 12g，当归 15g，鸡血藤 30g，丹皮 15g，赤芍 15g，土茯苓 30g，白蒺藜 30g，丹参 20g。14 剂，每日 1 剂，分两次服用。

三诊（2012 年 11 月 29 日）：

手背及腰背大片红斑变浅，头屑减少，仍觉瘙痒，大便稍溏。上方加白鲜皮 30g。14 剂。

四诊（2012 年 12 月 21 日）：

局部皮损消退，尚偶有新生皮损，瘙痒。宜加重清利。

处方：生地 30g，白茅根 30g，土茯苓 30g，槐米 30g，当归 15g，鸡血藤 30g，丹皮 15g，丹参 20g，白鲜皮 20g，茵陈 15g，黄柏 15g。14 剂，每日 1 剂，分两次服用。

五诊（2013 年 1 月 5 日）：

皮损续见好转，瘙痒减轻。此为湿热蕴久，伤阴耗液。宜滋阴养血，活血清利。

处方：土茯苓 30g，黄柏 15g，车前子 15g，茵陈 15g，槐米 30g，紫草 15g，生地 30g，赤芍 15g，白鲜皮 30g，鸡血藤 30g。21 剂，每日 1 剂，分两次服用。

六诊（2013 年 2 月 1 日）：

皮损持续改善，皮损表面显干燥。

处方：生地 30g，白茅根 30g，土茯苓 30g，白蒺藜 30g，鸡血藤 30g，丹皮 15g，赤芍 15g，槐米 30g，紫草 15g，白鲜皮 15g。28 剂，每日 1 剂，分两次服用。

七诊（2013 年 3 月 1 日）：

皮损消退，基本无瘙痒，舌暗，脉弦。上方加当归 15g。28 剂。

按：本例患者病史长达 20 余年，以皮损干燥、表面起大片鳞屑、瘙痒为特点。为久病阴血亏耗，肌肤失养，同时气分、营分瘀热湿热。投以生地、当归、鸡血藤、丹参以养血活血润肤为主，予土茯苓、大青叶除湿解毒，丹皮、赤芍、槐米、白茅根清热凉血活血。皮肤肥厚多由湿聚引起，故治疗时如何做到滋阴养血润肤而不助湿，利湿解毒而不伤阴，非常关键。整个治疗过程中始终坚持滋阴养血活血与除湿清热相结合，使 20 余年顽疾基本治愈。白疕辨证施治，处方用药关键看皮损的表现和全身状况，疗效的好坏与病程的长短关系似不明显，病程虽长，只要辨证用药得当，同样可以取得较满意效果。

案例 3

武某某，男，31 岁。

初诊（2012 年 4 月 17 日）：

全身密集绿豆大小暗红斑，表面脱皮脱屑，轻度瘙痒，病延三年，夜梦多，大便溏，一日 3 次，舌暗红，苔腻，脉细。此为脾虚生湿，营分郁热，久而成瘀。

处方：山药 30g，薏苡仁 30g，生白术 10g，威灵仙 15g，白鲜皮 30g，土茯苓 30g，丹皮 15g，当归 12g，鸡血藤 30g，紫草 15g，山栀 10g，大青叶 15g。7 剂，每日 1 剂，分两次服用。

二诊（2012 年 4 月 23 日）：

皮损好转，瘙痒减轻，大便改善，夜眠差。上方去大青叶，加炒枣仁 20g。7 剂。

三诊（2012 年 5 月 8 日）：

经治疗皮损颜色变浅，未作痒，大便已正常，舌质暗红，苔薄腻，脉细。

处方：生地 30g，白茅根 30g，土茯苓 30g，槐米 30g，紫草 15g，鸡血藤 30g，怀山药 30g，威灵仙 15g，蜂房 15g，当归 12g，炒枣仁 20g。14 剂，每日 1 剂，分两次服用。

四诊（2012 年 7 月 4 日）：

药后皮损已减大半，皮肤干燥，手部皮损略增加，大便时溏。上方加生薏苡仁 30g，炒白术 10g。7 剂。

按：斑色暗红，瘙痒不甚，病程已久，多梦便溏，参合舌脉乃脾虚生湿，营分郁热，久而成瘀。治宜健脾除湿，清热凉营，活血化瘀。予山药、生薏苡仁、生白术、白鲜皮、威灵仙健脾除湿，当归、鸡血藤活血养血，丹皮、槐米、紫草凉血活血解毒，山栀、大青叶、土茯苓除湿解毒。二诊前方已应，加酸枣仁改善睡眠有利于皮肤改善。

3．湿热阴伤证

万某某，女，17 岁。

初诊（2016 年 7 月 6 日）：

头皮、后背、双下肢"皮病"10 年。头皮大片暗红斑，表面覆有白屑，轻痒；后背、双下肢散在绿豆大小淡红斑疹，表面少许白屑，抓之渗血，近日口疮反复发作。舌红，脉细。治拟凉血活血滋阴法。

处方：生地 30g，白茅根 60g，丹皮 18g，赤芍 15g，槐米 30g，紫草 15g，金银花 20g，大青叶 15g，凌霄花 12g。30 剂，每日 1 剂，分两次服用。

二诊（2016 年 8 月 2 日）：

头皮、下肢及胸部皮损明显减少，皮损范围缩小，不痒，口疮已愈，舌脉同前。上方去紫草，加车前子 15g，改金银花 30g。30 剂。

三诊（2016 年 8 月 28 日）：

头皮、下肢、后背皮损大部已消退；唯乳房下缘新增大片浅暗红斑，不痒；脐内呈暗红色。舌红，苔少，脉细。仍当凉血活血为主，佐以清利。

7 月 6 日方改紫草 18g，金银花 30g，加白鲜皮 15g，车前子 15g，土茯苓 15g。30 剂。

四诊（2016 年 10 月 1 日）：

头皮、下肢、后背皮肤稳定，乳房下部皮损消退，脐内暗红斑转浅。上方加丹参 15g。30 剂。

五诊（2016 年 10 月 29 日）、六诊（2017 年 1 月 25 日）略。

七诊（2017 年 3 月 11 日）：

全身皮肤已光滑，唯头顶皮肤少许片状红斑，不痒，余部均已正常，舌红，苔薄，脉细。

处方：生地 30g，白茅根 30g，丹皮 15g，赤芍 15g，槐米 30g，紫草 15g，凌霄花 12g，车前子 15g，土茯苓 45g，大青叶 15g。30 剂，每日 1 剂，分两次服用。

按：本例皮损分布广泛，病理不外乎血热、阴虚、湿壅，故治拟清热凉血、活血滋阴，收效明显。脐内和乳房下缘突发暗红皮损，根据湿性趋下的特点，即配伍清热利湿药车前子、白鲜皮、土茯苓等利湿止痒，使局部皮损得以改善。

4. 热郁伤阴证

案例 1

舒某，女，12 岁。

初诊（2017 年 9 月 11 日）：

诉"牛皮癣"3 年余（2014 年起始），曾在上海等地医院行中西医治疗后好转，但仍反复发作。刻下前额、头皮、胸背部、腹部、腿部等多处皮肤见有淡红色红斑，多处融合成大片，表面干燥，有少许白屑，瘙痒明显，耳轮内亦有类似皮损；大便有时偏溏，遇阴雨天肘、膝关节疼痛。有阵发性心动过速病史。查抗链球菌溶血素O试验1 250IU/ml（↑）。B超示肝大伴脾大。过敏原：总IgE（++++），虾（++），蟹（++）。舌质红，舌尖暗红，脉细。此为营分郁热，病久阴血不足之象。

处方：生地20g，白茅根40g，丹皮15g，赤芍15g，羚角粉（分冲）0.3g，金银花20g，大青叶15g，凌霄花10g，当归10g，鸡血藤15g，炒枣仁15g，生甘草6g。30剂，每日1剂，分两次服用。

二诊（2017年10月9日）：

网上传照片诊治：胸腹部皮疹已基本消退，腿部皮损已变浅，轻度瘙痒。上方30剂。

三诊（2017年11月13日）：

网上传照片诊治：胸背腹部皮肤已光滑，红斑消退，留有色素斑，腿部皮损较前有进一步改善。上方加丹参15g。30剂。

四诊（2017年12月18日）：

网上照片诊治：胸背部、双下肢皮损已基本消失，留有色素脱失斑，胃肠适，大便正常，关节不痛。上方30剂。

按：本例患儿属于营分郁热，热象明显，病久耗阴，故皮疹相对干燥。治疗使用大量清热凉血滋阴药，如生地、白茅根、丹皮、赤芍、金银花、大青叶、凌霄花、羚羊角粉等；配以当归、鸡血藤养血润肤，很快收效。后基本以原方维持，皮肤基本恢复正常。牛皮癣的血热、血燥可互为因果，清热凉血和滋阴养血润肤两者的比重权衡对治疗效果起到重要作用。阴虚血热血瘀是白疕中最为常见的病机特点，此病与精神情绪有一定关系，故首诊加枣仁。

案例2

林某某，男，56岁。

初诊（2013年6月18日）：

自诉"牛皮癣"病史34年，多方求医未见明显改善。皮损全身泛发，大片融合，间有密集暗红斑，大如黄豆，小如绿豆，以胸部以下、四肢尤为严重，皮损基底少许浸润，表面轻度落屑。皮损部位肿胀。全身多处关节疼痛，痛势较剧，双手手指关节严重变形，每天需服用"止痛药"四粒，曾服用激素类药。伴口干，舌质暗红，脉弦数有力。拟法凉血活血，滋阴解毒。

处方：生地30g，玄参30g，露蜂房20g，秦艽30g，威灵仙15g，赤芍18g，槐米30g，土茯苓30g，鸡血藤30g，白茅根30g，凌霄花12g，生黄芪30g，大青叶15g。14剂，每日1剂，分两次服用。

二诊、三诊略。

四诊（2013年7月15日）：

患者自觉改善较快，红斑颜色转淡，范围缩小，胸腹部大片红斑几近消退，上肢红斑明显减少，皮肤肿胀明显减轻，唯下肢皮肤仍呈大片暗红。关节疼痛减约三成，止痛西药减半服用。大便偏溏，日行1~2次，舌暗红，苔薄，脉弦。此为营分郁热，气血受阻，已现寒凉伤脾之象。仍当滋阴凉血化瘀，佐以扶脾。

处方：生地30g，白茅根30g，槐米30g，紫草20g，赤芍15g，丹皮15g，秦艽20g，土茯苓45g，金银花30g，大青叶15g，薏苡仁30g，车前子15g，山药30g。7剂，每日1剂，分两次服用。

五诊、六诊略。

七诊（2013年9月2日）：

胸腹部、背部皮肤已消退，上肢皮损大部分已消除，下肢皮肤仍呈暗红斑；停用止痛药已久，关节疼痛未再发作；大便溏，舌暗红，脉弦。

处方：白茅根60g，车前子15g，茵陈15g，生地30g，丹皮15g，紫草15g，槐米30g，土茯苓30g，金银花20g，生枣仁30g，秦艽 15g，薏苡仁 30g，山药 30g，赤芍 18g。7 剂，每日 1 剂，分两次服用。

按：本例关节型牛皮癣，病程长，病情顽固，特点是集中于四肢部，关节疼痛较剧，结合舌暗、脉弦数有力，辨为营分郁热、气阴两伤。治当活血凉血，滋阴解毒为主。予生地、玄参清热凉营，秦艽、威灵仙、鸡血藤祛风湿，赤芍、槐米、凌霄花、白茅根清热活血凉血，土茯苓、大青叶除湿解毒，生黄芪益气扶正。单纯中药治疗后已见明显好转，尤其顽固性关节疼痛获得控制。牛皮癣大多数从血热、血瘀、阴血亏虚论治，但热邪化毒、脾虚生湿、寒湿阻络也每常遇见，临床须灵活施治，切忌一病一方。

5．寒湿内阻证

陆某某，男，31 岁。

初诊（2012 年 7 月 4 日）：

双下肢患皮病 2 个月余，皮损呈暗红色斑，大小不等，基底浸润。平素大便稀水样，脐周疼痛连及少腹，日行一次；舌淡暗，边有齿痕，脉细。此为脾阳不振，寒湿内阻，气血不和之象。

处方：炒白术 15g，制附子 10g，当归 12g，炒薏仁 30g，茵陈 15g，车前子 15g，槐米 30g，土茯苓 30g，炮姜炭 15g。7 剂，每日 1 剂，分两次服用。

二诊（2012 年 7 月 10 日）：

水样大便明显好转；皮损似有增多趋势，呈淡红色，瘙痒，抓之渗水，舌淡，边有齿痕，脉缓。脾虚生湿明显。

处方：炒白术 15g，土茯苓 60g，车前子 15g，茵陈 15g，薏苡仁 30g，槐米 30g，白鲜皮 30g，乌蛇 12g，威灵仙 15g，黄柏 10g，炮姜炭 15g。7 剂，每日 1 剂，分两次服用。

三诊（2012 年 7 月 18 日）：

皮疹未见新生，背部原有皮损减少，双下肢仍见较密集肥厚皮损，豌豆大小，颜色转浅，头皮痒；药后出现腹泻、腹胀，解时欠畅，舌嫩红，边有齿痕。此为阳虚寒湿，兼有血瘀之象。

处方：当归 15g，鸡血藤 15g，熟地 30g，炮姜炭 15g，制附子 10g，肉桂 6g，陈皮 10g，海桐皮 12g，土茯苓 30g，白鲜皮 15g，茵陈 15g，蜂房 15g。7 剂，每日 1 剂，分两次服用。

四诊至八诊略。

九诊（2012 年 9 月 12 日）：

上方稍作加减，连续又服五周。再诊时全身皮损大部分消除，头皮稍痒，尚有少许皮损，大便已正常，舌脉同前。

处方：生黄芪 15g，威灵仙 15g，黄连 6g，炮姜炭 15g，土茯苓 30g，秦艽 15g，乌蛇 15g，槐米 30g，紫草 15g，丹皮 15g，茵陈 15g，车前子 15g，白茅根 30g，白蒺藜 20g。7 剂，每日 1 剂，分两次服用。

后诊次略。

2013 年 10 月 23 日：

患者全身皮损已消除，未见复发，惟余头皮有一小块皮损。躯干、四肢皮肤有色素沉着，抓之起白色皮屑，不痒。二便正常，舌脉同前。上方加山药 30g，陈皮 10g，茵陈改为 30g。7 剂。

按：此例患者平素大便呈稀水样，伴脐周痛，舌质淡暗，边有齿痕，此属脾阳不足、寒湿内盛。湿蕴肌肤，久则化热发为癣症。因此在治疗时，既要清利湿热以除癣疾，更要兼顾脾阳。故在清利湿热的同时，使用制附子、炮姜炭、炒白术温燥类药，药后大便即转正常，而皮损并无改变。二诊时由于清利过度，扶脾不足，导致大便稀溏。三诊时合阳和汤温阳扶脾，减少清热之品，改用当归、鸡血藤养血和血，终获效机。治疗八周后，皮疹大部已消退，肠胃已适。再转手用秦艽丸为主，佐以扶正、活血解毒等品以收全功。

6. 阴虚血燥证

唐某某，女，16 岁。

初诊（2012 年 1 月 31 日）：

头皮有两处灰白色增厚皮损，如铜钱大小，不痒，已延数年，月经延期量少，经前小腹痛，舌红，脉细弦数。此为阴虚肝肾不足，血燥生风，营分不清之象。

处方：生地 30g，白茅根 30g，槐米 20g，丹皮 15g，赤芍 15g，凌霄花 10g，山栀 10g，金银花 15g，蜂房 10g，蒲公英 30g，制首乌 15g。7 剂，每日 1 剂，分两次服用。

二诊（2012 年 2 月 8 日）：

药后月经已行，月经通畅，色正；头皮皮损有时抓之渗水；舌红，苔少，脉弦。治拟清热凉营，利水活血兼顾。上方去蒲公英，加车前子 15g，茵陈 15g。14 剂。

三诊（2012 年 4 月 2 日）：

头皮皮损较前明显好转，两处斑疹明显缩小，已无渗水，月经延后七天，舌偏红，脉细弦。上方去茵陈。7 剂。

中间诊次略。

2012 年 10 月 2 日：

月经已正常，色正，经前无腹痛，头皮斑疹基本消除，大便 2～3 日一行，艰行。上方加生大黄 10g。14 剂。

按：皮损发于头部，色灰白，不痒，月经延期量少，结合舌脉，辨为阴虚肝肾不足，血燥生风。治法滋阴凉血，养血活血，祛风除湿。予生地、白茅根、首乌养阴清热，槐米、丹皮、赤芍、凌霄花凉血活血，山栀、银花、蒲公英、蜂房清热解毒除湿。二诊时月经已行，头皮患处抓之有渗出，舌红苔少脉弦，湿热、瘀热并治，效果尚称可，原方加茵陈、车前子加强清利湿热。

三、老人皮肤瘙痒

阴虚血燥证

案例 1

陈某某，男，92 岁。

初诊（2017 年 3 月 22 日）：

全身皮肤瘙痒两三年，局部有抓痕，自觉皮肤干燥，大便困难，舌红苔少，脉细。此为老人肝肾阴亏，血燥生风。

处方：生、熟地各 15g，玄参 15g，制首乌 10g，丹皮 15g，丹参 20g，赤、白芍各 10g，白蒺藜 15g，白鲜皮 15g，凌霄花 12g，槐米 30g。7 剂，每日 1 剂，分两次服用。

另：苦参 30g，地肤子 30g，川椒 15g，夜交藤 30g，紫草 20g，归尾 20g，龙胆草 60g，豨莶草 30g。4 剂，水煎，隔日 1 剂，兑水泡浴。

二诊（2017 年 3 月 28 日）：

皮肤瘙痒减轻约八成，唯后背轻痒，大部皮肤已光滑，局部散在结痂，大便较前通畅，舌红苔少，脉细。上方加车前子 15g，地肤子 20g。7 剂，每日 1 剂，分两次服用。外用方同上，4 剂，隔日 1 剂，兑水泡浴。

三诊（2017 年 4 月 5 日）：

皮肤已渐光滑，局部轻痒，大便通畅，但偏溏，2～3 日一行。上方去首乌，加炒白术 10g。7 剂煎服。外用方同上，兑水泡浴。

四诊（2017 年 4 月 11 日）：

皮肤瘙痒不明显，皮肤已光滑，但仍有少许新生皮疹，大便成形，舌暗红，脉细。

处方：龙胆草 10g，车前草 20g，生地黄 20g，女贞子 15g，白鲜皮 15g，炒白术 15g，生薏仁 30g，黄芩 10g，泽泻 15g。7 剂，每日 1 剂，分两次服用。

五诊（2017 年 4 月 19 日）：

大便已正常，皮肤光滑，舌暗红，脉细。上方 7 剂巩固之。

案例 2

倪某某，男，77 岁。

初诊（2019 年 12 月 26 日）：

全身皮肤瘙痒 10 余年，多在秋冬季节好发，尤以夜间痒甚。胸背部皮肤有抓痕，局部有血痂，两小腿伸侧如蛇皮状，表面粗糙干燥，自觉皮肤干燥，舌红，脉弦。此为老人阴血亏虚，血燥生风。

处方：当归 15g，鸡血藤 20g，白蒺藜 30g，生、熟地各 20g，制首乌 15g，麦冬 15g，白鲜皮 30g，山药 20g，槐米 30g，威灵仙 15g。7 剂，每日 1 剂，分两次服用。

二诊（2020 年 1 月 3 日）：

皮肤瘙痒明显减轻，两小腿表面密集暗红斑，表面起屑，局部有出血点，舌红，脉细。

处方：生地 30g，当归 15g，鸡血藤 30g，丹参 15g，赤芍 15g，秦艽 15g，制首乌 15g，白蒺藜 30g，麦冬 15g，海风藤 15g。14 剂，每日 1 剂，分两次服用。

三诊（2020 年 1 月 18 日）：

皮肤瘙痒已止，胸背部皮肤渐光滑，两小腿皮肤起屑。上方14 剂。

案例 3

陈某某，男，86 岁。

初诊（2020 年 2 月 25 日）：

反复皮肤瘙痒三年，冬季尤甚，两臂伸侧有片状红斑，表面落屑干燥，瘙痒明显，背部皮肤有类似皮损，程度较轻，口干欲饮，舌红苔少，脉细。此为老人阴虚血燥，营分瘀热，血虚生风之象。

处方：当归 10g，熟地 15g，制首乌 15g，南、北沙参各 15g，白鲜皮 30g，槐米 30g，紫草 15g，白蒺藜 15g，荆芥 10g，蝉蜕 6g，鸡血藤 15g。7 剂，每日 1 剂，分两次服用。

二诊（2020 年 3 月 5 日）：

皮肤瘙痒已减八成，口干减轻，后背皮肤已光滑，两臂伸侧红斑已明显消退，表面落屑减少，舌红，脉细弦。上方加生地 15g。7 剂。

三诊（2020 年 3 月 12 日）：

皮肤瘙痒基本控制，后背部皮肤已光滑，偶两前臂瘙痒。上方7 剂。

按：以上三例均属高年老人，肝肾阴亏，血燥生风，尤至秋冬季皮肤瘙痒，使用滋阴养血法，均获效显著。部分此类患者由慢性湿疹引起，如例 1，湿邪久郁化燥伤阴，加之高年阴血本亏，虽皮疹表现不明显，但仍需在滋阴养血的同时，适当加用凉营清热和利水不伤阴之品。养血祛风润肤类中药煎水外洗，内外合治，效果往往更好。

四、痤疮

1. 湿热蕴毒证

孙某某，女，31 岁。

初诊（2012 年 8 月 27 日）：

近 2 个月来口唇周围密集痤疮，色暗红，疼痛，有脓疱，舌红，苔黄腻，脉沉弦。此为脾胃湿热，蕴郁生毒之候。

处方：金银花 20g，连翘 15g，蒲公英 30g，紫花地丁 20g，野菊花 30g，黄芩 10g，赤芍 15g，浙贝母 15g，天花粉 10g，白芷 8g，生皂角刺 10g，制没药 6g。7 剂，每日 1 剂，分两次服用。

二诊（2012 年 9 月 4 日）：

痤疮好转，脓性分泌物消除，大便尚可。上方加生石膏 30g。7 剂。

三诊（2012 年 9 月 11 日）：

口周痤疮范围缩小，局部颜色转浅，外观已减半。前方 14 剂。

按：患者痤疮主要分布于口唇周围，脾开窍于口，症见疮色暗红，有硬结，并有脓疱，触痛，属于脾经湿热蕴毒之候。用药参考仙方活命饮，清热解毒，排脓散结，加连翘、蒲公英、紫花地丁、黄芩、野菊花增强清热解毒。

2．瘀热互结证

案例 1

龚某某，女，21 岁。

初诊（2012 年 1 月 17 日）：

面部痤疮密集，基底皮肤暗红，触之基底似有硬结。月经后期，40～50 天一行，经色暗红，有血块，经前乳胀。舌红，苔黄腻，脉沉细。此为瘀热内结，经血受阻之象。

处方：金银花 15g，连翘 15g，蒲公英 30g，凌霄花 10g，丹皮 15g，山栀 10g，白菊花 15g，赤小豆 30g，益母草 15g，柴胡 10g，赤芍 15g。14 剂，每日 1 剂，分两次服用。

二诊（2012 年 1 月 30 日）：

面部痤疮改善，舌暗红，苔薄腻，脉细弦。上方加泽泻 15g，车前子 15g。7 剂。

患者由于要上学，服用汤药不便，要求丸药调治。

制丸：丹皮 300g，山栀 200g，白菊花 300g，赤小豆 400g，金银花 300g，连翘 300g，蒲公英 600g，凌霄花 200g，益母草 300g，柴胡 200g，赤芍 300g，泽兰 240g，黄连 120g，泽泻 300g，车前子 300g，浙贝母 200g。

2012 年 7 月 3 日：

患者因月经后期来我处门诊，喜诉面部痤疮经服上述药物后已明显好转，皮肤已光滑，月经按月行。

按：痤疮女性多发，常需注意患者同时存在的妇科问题，整体辨证、综合考虑以确定病机要点，更能为治疗提供准确依据。此例痤疮是以瘀、热为特点，患者表现皮疹暗红，基底较硬，月经后期，有血块，舌红，苔黄腻。因而使用丹皮、赤芍、凌霄花清热凉血活血；金银花、连翘、蒲公英、山栀、清热解毒；柴胡、泽兰、益母草、赤小豆疏理肝经气血；白菊花引药上行。服药两周后痤疮即改善，丸药调理数周后，皮肤渐光滑。痤疮多数以热毒为主，毒热内蕴，血易瘀阻，影响月经正常通行，故用药时除了清热解毒外，常常配伍凉血化瘀之品，如此则痤疮及月经同时得到改善。

案例2

张某某，女，36岁。

初诊（2012年11月14日）：

面部痤疮密集，前额、鼻部可见散在高粱米大小的红色丘疹，少量红疹内有白色脓头；月经周期正常，稍有血块，色暗，经前稍乳胀；诉脱发较多，舌红，脉细弦。此为上焦热瘀互结，冲任失调之象。

处方：黄芩10g，桑白皮15g，山栀10g，丹皮15g，赤芍15g，赤小豆30g，蒲公英30g，金银花20g，连翘15g，野菊花20g，柴胡10g，玫瑰花10g，茜草12g。14剂，每日1剂，分两次服用。

二诊（2012年11月28日）：

面部痤疮好转，白色脓头已基本消除，红色丘疹色转浅，舌红，苔薄腻，脉细弦。上方加侧柏叶12g。21剂。

三诊（2012年12月26日）：

服药后面部痤疮明显好转，未有新生皮疹出现，面部皮肤几近光滑，唯留暗褐色斑，经前未见乳胀，脱发已少。药后胃部不适。舌红，苔薄腻，脉细弦。上方去野菊花、赤小豆，加香附10g。21剂。

按：此例皮疹在上面部，故辨证为上焦郁热。予黄芩、桑白皮、山栀清上焦之热；丹皮、赤芍、赤小豆清热凉血活血；金银花、蒲公英、连翘、野菊花清热解毒排脓；车前子清热除湿；配以疏肝解郁，调和冲任，凉血化瘀的柴胡、玫瑰花、当归、茜草、生地等。通过治疗，上焦瘀热渐除，热毒得清，月经亦得以改善，这是年轻女性患者常见的临床现象。

3. 脾虚湿热证

朱某，男，25岁。

初诊（2017年11月1日）：

面部痤疮密集，有热感，大便溏，日行一次，胃脘作胀，舌嫩，脉细。此为脾虚湿热，外发肌肤之象。

处方：黄连 6g，黄柏 10g，炒白术 10g，薏苡仁 30g，白扁豆 15g，芡实 20g，赤茯苓 15g，车前子 15g，白鲜皮 30g，茵陈 15g，连翘 15g。7 剂，每日 1 剂，分两次服用。

二诊（2017 年 11 月 8 日）：

面部皮肤热感消除，痤疮皮疹明显转浅，痘疹明显减少，大便已正常，胃胀已除。上方 7 剂。

三诊（2017 年 11 月 15 日）：

面部痤疮续见改善，好转八成左右，嘱按前方，每两日一剂以维持。

按：此例乃属脾虚湿热，外发于肌表，虚实并见之象。以清热醒脾化湿立法，湿去热除，脾胃复健，痤疮明显改善。方中以黄连、黄柏清热燥湿；再仿参苓白术散义，健脾渗湿；辅以车前子、白鲜皮、茵陈、连翘等清热除湿。

4．痰热瘀阻证

张某某，女，20 岁。

初诊（2019 年 8 月 14 日）：

面部痤疮反复发作、加重，痤疮呈浅暗红色，基底结节较明显，舌红发紫，苔黄腻，脉弦。此为瘀热痰湿互结。

处方：丹皮 15g，赤芍 15g，山栀 10g，蒲公英 30g，薏苡仁 30g，冬瓜子 20g，浙贝母 15g，虎杖 15g，茜草 15g，八月札 15g，柴胡 10g，桔梗 10g。7 剂，每日 1 剂，分两次服用。

二诊（2019 年 8 月 21 日）：

面部皮肤明显好转，平时月经正常，舌脉同前。仍从瘀热痰湿互结调治。前方 7 剂。

三诊（2019 年 8 月 28 日）：

痤疮颜色转浅，基底结节已不明显。上方去八月札，加连翘

15g。7剂。

另拟配丸剂常服：蒲公英300g，重楼200g，连翘150g，川贝母60g，茜草150g，丹皮150g，赤芍150g，薏苡仁300g，黄芩120g，柴胡90g。制丸。

按：本例痤疮反复迁延日久，结节明显，舌有紫气，苔黄腻，脉弦，显为瘀血与痰热互结。宜从清热祛痰，活血散结为治。方拟甘露消毒丹合丹栀逍遥散加减。

五、荨麻疹

1．风邪郁表证

案例1

万某某，女，17岁。

初诊（2017年3月21日）：

慢性荨麻疹三年，发作时全身泛发粉红色风团，作痒，遇风、遇冷加剧，平素口服抗过敏西药控制。舌淡红，苔薄白，脉浮紧。此为风寒郁于表腠。

处方：炙麻黄6g，杏仁10g，浮萍10g，防风10g，蝉蜕6g，荆芥10g，生黄芪15g，白芍10g，白蒺藜15g，炙甘草6g。14剂，每日1剂，2次煎服。

二诊（2017年4月17日）：

药后荨麻疹未复发，目前已停西药，欲巩固之。上方14剂。

按：本案荨麻疹发作时多于受冷风后，皮色淡红，属风寒型荨麻疹。该型多见于老年、病程较久或体弱患者，皮疹淡白或浅红常为辨证的主要指标。本案患者素蕴湿邪，外受风寒，故遍身痒疹。治疗以辛温透表，疏风止痒为主。方中以麻黄、杏仁、荆芥辛温宣肺以开腠理；防风、浮萍、蝉衣疏风止痒；白蒺藜去风止痒；加用生黄芪以补气固表，提高患者抵御风寒的能力。

案例 2

李某某，男，42 岁。

初诊（2019 年 7 月 23 日）：

有慢性荨麻疹病史，去年在我处服中药后好转，今年复发，全身皮肤多处起红色团块，瘙痒甚，口中异味，偶有心悸，夜寐差，舌质偏红，脉细弦。此为内热兼感外风。

处方：黄连 6g，黄芩 10g，丹皮 15g，地骨皮 15g，荆芥 10g，薏苡仁 30g，白鲜皮 30g，白蒺藜 15g，陈皮 10g，栀子 10g，生地 20g。7 剂，每日 1 剂，分两次服用。

二诊（2019 年 7 月 30 日）：

荨麻疹发作大致如前，药后大便偏稀，日行两次，夜寐差，舌脉同前。宜减寒凉滋柔之品。

处方：荆芥 10g，防风 10g，僵蚕 10g，蝉蜕 6g，白芷 10g，五加皮 15g，黄芪 30g，山药 15g，陈皮 10g，干姜 10g，白鲜皮 30g。7 剂，每日 1 剂，分两次服用。

三诊（2019 年 8 月 6 日）：

荨麻疹好转，瘙痒减轻，洗澡后皮肤大片红肿，大便已正常，夜寐好转，舌脉同前。上方去白芷，加浮萍 10g，连翘 12g。7 剂。

四诊（2019 年 8 月 13 日）：

诉荨麻疹明显好转，瘙痒减轻，洗澡后皮肤大片红肿现象明显减少，手足心易出汗，大便正常，夜寐好转。上方 7 剂。

按：本案初诊从风邪热蕴调治。二诊见便稀，为苦寒伤脾，素体脾弱所致，改从扶脾、散风兼顾。荆芥、防风、僵蚕、蝉蜕、白芷、白鲜皮祛风清热止痒，黄芪、山药、陈皮、干姜健脾顾中，五加皮祛风胜湿。四诊时已明显好转，洗澡后红肿减退。此例初识为蕴热兼风，但寒凉药稍过出现便溏，加入白芷、五加皮等温药反取得效果，说明临证需随证应变。

2．风寒兼湿证

陈某某，女，35岁。

初诊（2017年5月9日）：

患者患荨麻疹，吹冷风后遍身易起淡红色风团，周边略隆起，瘙痒，舌淡，苔白腻，脉濡细。此为湿邪内蕴，外受风寒之象。

处方：炙麻黄8g，杏仁10g，荆芥10g，防风10g，僵蚕10g，蝉蜕6g，生黄芪15g，白鲜皮15g，浮萍10g，茯苓15g，白茅根30g。7剂，每日1剂，分两次服用。

二诊（2017年5月16日）：

荨麻疹发作频率明显减少，皮损范围及瘙痒程度明显减轻，舌淡，苔白腻，脉濡细。上方加生薏苡仁30g。7剂。

三诊（2017年5月23日）：

荨麻疹治疗后好转近八成。上方7剂。

按：本案荨麻疹发作时多于受冷风后，皮色淡红，多见于寒冷性荨麻疹。素蕴湿邪，外受风寒，故遍身痒疹。治疗时以麻黄、杏仁辛温宣肺以开腠理；荆芥、僵蚕、蝉蜕疏风止痒；黄芪、防风以祛风固表；茯苓、浮萍、白鲜皮、白茅根以除湿。

3．风湿热蕴证

案例1

狄某某，女，47岁。

初诊（2017年8月7日）：

患者荨麻疹史十余年，反复发作，发则全身皮肤密集红色团块，瘙痒明显，部分皮疹融合成片，可见抓痕血痂，长期服用地塞米松，舌质偏红，脉细弦。此为内蕴湿热，外受风热之象。

处方：浮萍10g，蝉蜕6g，僵蚕10g，防风10g，紫草15g，黄芩10g，山栀10g，丹皮15g，白鲜皮15g，金银花20g，凌霄花10g。

7剂，每日1剂，分两次服用。

二诊（2017年9月4日）：

肤痒明显改善，已停用地塞米松，唯夜间皮肤轻痒。上方加槐米30g。7剂。

按：蝉蜕、浮萍可使风从外散，能透达表里，散风清热消肿。该例热象较为突出，故除了一般的祛风止痒外，尤重清热解毒，凉血活血。

案例2

赵某某，女，39岁。

初诊（2019年7月22日）：

患荨麻疹一个月，发时皮肤起大片红块，色深，瘙痒，可自行消退；大便秘结，4~5天一行，舌偏红，脉数。此为营分郁热，肠腑热结，外受风热。

处方：丹皮15g，赤芍15g，紫草20g，凌霄花12g，蝉蜕6g，僵蚕10g，白鲜皮30g，浮萍10g，荆芥10g，黄芩10g，生大黄10g。7剂，每日1剂，分两次服用。

二诊（2019年7月30日）：

近几日荨麻疹基本未作，大便已通畅，日行一次，诉耳后经常生小红疹。上方加车前子15g。7剂。

三诊（2019年8月6日）：

荨麻疹明显好转，偶有轻度发作，大便已通畅。仍从营分郁热，外受风热，少佐利湿调治。上方14剂。

四诊（2019年8月20日）：

荨麻疹近期未作，耳后未再出现红疹。7月22日方加银花20g。14剂。

五诊（2019年9月3日）：

荨麻疹一个月未作，有乳腺小叶增生史，经前乳胀，有肺小结节，大便日行一次。改中药两日1剂。前方去白鲜皮，改金银花

30g，加香附 10g，青皮 10g。7 剂。

按：本例荨麻疹皮疹色深红，伴便秘，辨为营分郁热，肠腑热结，外受风热。治宜清热凉营，通腑泄热，疏散风热。方药选择紧扣病机。

案例 3

蔡某某，女，35 岁。

初诊（2012 年 10 月 16 日）：

反复全身皮肤作痒，抓之起"红杠"，周身皮肤有多处抓痕，服西药后体重增加明显，腰酸，腿部酸胀，舌嫩红，苔薄腻，脉浮细。此为气分营分郁热，外受风热之候。

处方：大青叶 15g，槐米 30g，紫草 15g，丹皮 15g，赤芍 15g，白蒺藜 20g，蝉蜕 6g，僵蚕 10g，防风 10g，丝瓜络 15g，山栀 10g，忍冬藤 30g，络石藤 12g。7 剂，每日 1 剂，分两次服用。

二诊（2012 年 10 月 23 日）：

服上药后皮肤瘙痒好转，抓之"红杠"已少，腰酸及腿胀改善，活动后颈项及耳后部出汗，药后大便溏稀，接触尘螨后皮肤有红色抓痕，月经须使用黄体酮方能如期而至。上方去大青叶，加白鲜皮 15g，薏苡仁 30g，冬桑叶 12g。10 剂。

三诊（2012 年 11 月 5 日）：

皮肤瘙痒已除，大便日行一次，偏溏，舌淡，苔薄腻，脉细。此为气虚脾弱之体，风邪将净，仍当清泄余邪，兼顾脾胃。上方去冬桑叶、络石藤、忍冬藤，加炙黄芪 20g，桂枝 10g，干姜 10g。7 剂。

四诊（2012 年 11 月 12 日）：

大便已实，皮肤渐光滑，不痒。前方 7 剂巩固之。

按：本例病情反复，皮痕明显，抓痕遍布，结合舌脉，知气营郁热，外受风热。治宜清气凉营，祛风止痒。方以大青叶、山栀、槐米、紫草、丹皮、赤芍清热凉血；白蒺藜、蝉衣、防风、白僵蚕疏风散热。三诊时出现便溏，加芪、桂、姜温脾止泻。

六、药疹

湿热兼风证

案例 1

陆某，女，35 岁。

初诊（2019 年 9 月 2 日）：

上周突发尿频、尿急，自服左氧氟沙星 5 天。刻下尿频、尿急等已除，全身乏力，肢酸。近日有荨麻疹发作，肢体皮肤多处起风团，色红，瘙痒难耐，舌偏红，脉细。此为湿热余邪未净，气阴不足，兼感外风之象。

处方：生地 15g，白茅根 30g，金银花 20g，丹皮 15g，山栀 10g，竹叶 10g，生黄芪 15g，蝉蜕 6g，荆芥 10g，连翘 15g，地骨皮 15g，柴胡 10g。7 剂，每日 1 剂，分两次服用。

二诊（2019 年 9 月 9 日）：

全身乏力及肢酸明显改善；荨麻疹基本消失；月经来潮，手心轻度灼热感；舌偏红，脉细。此为湿热余邪未净，风热波及营分之象。上方去生黄芪，加青蒿 15g。7 剂。

三诊（2019 年 9 月 16 日）：

手心灼热消除；荨麻疹已控制，偶作一次，较轻；精神改善；舌偏红，脉细。前方 7 剂。

四诊（2019 年 9 月 23 日）：

症情均已控制，荨麻疹未作。上方续服 7 剂。

案例 2

高某某，男，59 岁。

初诊（2012 年 8 月 28 日）：

半年前服用抗真菌药后出现荨麻疹，全身泛发红色团块，瘙痒明显，予抗过敏药及激素药物后缓解，但仍反复发作。近日发作频繁，大便稀溏，舌暗红，苔黄腻，脉细弦。此为阴虚湿热，兼见气虚之象。

处方：荆芥 10g，防风 10g，生白术 10g，干姜 6g，蝉蜕 6g，白蒺藜 30g，白鲜皮 30g，槐米 30g，紫草 15g，丹皮 15g，黄芩 10g，山栀 10g，凌霄花 10g，生地炭 20g，生黄芪 15g。7 剂，每日 1 剂，分两次服用。

二诊（2012 年 9 月 4 日）：

药后荨麻疹发作明显减少，瘙痒减轻；近日出现尿频，解尿尚通畅，尿色黄。上方去白术、干姜，加白茅根 30g，水牛角 20g。14 剂。

三诊（2012 年 9 月 18 日）：

风团发作频率明显减少，发作时疹块减少，如米粒至黄豆大小。尿频改善，六天前开始解稀溏便，日行 2 次，矢气增多。上方去丹皮、生地炭、白茅根、水牛角。14 剂。

四诊（2012 年 10 月 3 日）：

荨麻疹发作已减轻大半，唯下肢皮肤偶有刺痒感，能忍受，可自行缓解，解尿已正常，大便仍偏溏。8 月 28 日方加车前子 15g，薏苡仁 30g。14 剂。

五诊（2012 年 10 月 18 日）：

症情均已控制，荨麻疹未作，大便日 1 次，小便正常。上方 14 剂。

按：此两例均与药物过敏有关。例 1 全身乏力、肢酸、舌红脉细，盖先前之尿路疾病或为膀胱湿热，今虽愈，但湿热余邪未尽，又外感风热毒邪，故发为本病。治疗拟清热除湿解毒，疏解风热，兼顾气阴。例 2 因真菌感染服西药后出现皮疹，尿频，尿黄，大便溏，苔黄腻，脉细弦，为病程日久伤阴，属阴虚湿热，治疗拟养阴清热凉血、利湿止痒。

七、脐炎

脾虚湿热证

潘某某，女，59岁。

初诊（2020年7月23日）：

多年来经常脐部渗液，臭味，刻下见脐部皮肤色素沉着；大便偏溏，日行3次，多于上午；舌偏淡，脉沉细。此为脾虚生湿，湿蕴化热之候。

处方：生白术10g，泽泻15g，猪苓10g，茯苓15g，车前子15g，薏苡仁30g，白扁豆20g，黄连6g，龙胆草10g。7剂，每日1剂，分两次服用。

二诊（2020年7月30日）：

大便次数减少，脐部渗液和臭味明显好转，手指及大足趾外侧稍有红肿，血尿酸在正常范围，舌偏淡，脉沉细。上方加黄芩15g，黄柏15g。7剂。

三诊（2020年8月6日）：

脐部已无渗水臭味现象，大便好转，日行1~2次，指、趾局部红肿减轻，舌偏淡，脉沉细。仍当健脾清利湿热。上方改生白术为炒苍术10g，加茵陈15g。7剂。

四诊（2020年8月13日）：

大便已成形，指、趾局部红肿基本消退。前方7剂。

按：本例患者为脐炎久病，渗液、异味显为湿聚化热，结合便溏及舌脉诸证，知其为脾虚生湿，日久湿郁化热，治当健脾清热祛湿。以五苓散为主方，加薏苡仁、白扁豆、车前子，另加黄连、龙胆草清湿热。二诊时诸症明显好转，手足指（趾）端外侧红肿，再加黄芩、黄柏强化清热燥湿。三、四诊诸症向好，脐部症状、排便皆趋正常。

八、肿毒

湿热瘀毒证

李某某，男，28岁。

初诊（2019年6月4日）：

左侧臀部有暗红色肿块，如小皮球大小，瘙痒，疼痛；舌偏红，苔黄腻，脉细弦。此为脾经湿热瘀毒所致。

处方：败酱草30g，紫花地丁20g，土茯苓30g，黄柏15g，白鲜皮30g，茵陈15g，木通6g，半边莲30g，萆薢15g，地肤子30g，连翘15g。7剂，每日1剂，分两次服用。

二诊（2019年6月11日）：

臀部肿块缩小，疼痛不明显；大便偏溏，日行4~5次，饭后欲便。过用寒凉易伤脾。上方去黄柏、木通，加炒苍术15g，藿香10g。7剂。

三诊（2019年6月17日）：

左侧臀部肿块明显缩小，色已浅，疼痛已止，大便已正常。仍当解毒除湿，稍佐活血和脾。上方去地肤子，加赤芍15g，薏苡仁30g。7剂。

按：湿热邪毒瘀积，治当清热解毒，利湿散瘀消痈。败酱草、紫花地丁、半边莲、土茯苓清热解毒，化瘀消肿，用量宜大；地肤子、白鲜皮清热利湿止痒；萆薢、木通渗湿。二诊时患者出现便溏，虑为前方苦寒过量，故加运脾燥湿。

第四节
妇科病证

一、月经过多

气虚郁热证

案例 1

张某某，女，48 岁。

初诊（2017 年 5 月 3 日）：

月经刻行第一天，量多，色鲜红，多血块，经前乳胀；上月月经量多如崩，迁延一个月方净；平素月经色鲜红，有时色暗，有血块，经行不畅，经常淋漓十余天方净；大便秘结，自觉乏力明显，舌正，脉细。此为肝郁化热，冲任气血失调，兼见气虚之象。

处方：生黄芪 30g，太子参 15g，花蕊石 15g，蒲黄炭 30g，贯众炭 15g，益母草 15g，仙鹤草 30g，怀牛膝 15g，赤、白芍各 10g，酒大黄 10g，黄芩 10g，重楼 20g。7 剂，每日 1 剂，分两次服用。

二诊（2017 年 5 月 10 日）：

此次月经量较前减少，渐趋正常，有少许血块，经行第 1、2 天小腹隐痛，刻行第八天，量少。大便已畅，舌质偏红，脉细。上方加丹皮 15g。7 剂。

三诊（2017 年 5 月 17 日）：

月经已净，此次月经 8 天净，刻下无不适，舌偏红，脉细。首方加茜草炭 15g，鸡冠花 10g。7 剂。

四诊（2017 年 6 月 5 日）：

月经过期 2 天行，色鲜红，经量大致正常，刻下无不适，双乳不胀，无乏力感，舌质偏红，苔少，脉细。首方去酒大黄、生黄芪，加生地 30g，女贞子 15g。7 剂。

五诊（2017年6月13日）：

此次月经量正常，色鲜红，6天净，血块已少，舌偏红，脉细弦。拟从气阴不足，瘀热内阻善后。前方7剂。

按：本案属更年期经水失调。月经量多常见病因有胞宫瘀热，或阴虚虚火内扰，或气虚不能摄血，临床需根据经色、经量、有无血块，结合舌脉，辨别上述三者孰主孰次，根据病机，选方用药，常能见到满意效果。此案清热凉血活血为主，佐以益气固摄。对于血热夹瘀之实证，多采用贯众炭、花蕊石、黄芩、重楼、酒大黄，既能清热，又能活血止血，尤其是酒大黄和花蕊石活血止血更为适用。

案例2

严某某，女，25岁。

初诊（2017年7月30日）：

月经量多，多提前3~5天行，色鲜红，有少许血块，10天净；平素常感乏力，心悸，面色无华，舌淡红，脉细。此为气虚血热夹瘀之象。

处方：太子参15g，生黄芪30g，生白术10g，黄芩10g，山栀10g，贯众炭15g，益母草15g，仙鹤草30g，女贞子15g，墨旱莲15g，阿胶珠10g，炙甘草6g，大枣15g。7剂，每日1剂，分两次服用。

二诊（2017年8月6日）：

月经未届，自觉乏力，余情尚可，舌体偏胖，脉细。上方7剂。

三诊（2017年8月13日）：

乏力、心悸好转，月经将行，苔薄黄，脉细。首方加山茱萸12g。7剂。

四诊（2017年8月20日）：

乏力、心悸好转，月经刻行第6天，此次经量、经色已大致正常，血块减少。首方改太子参20g，加山药20g。7剂。

五诊（2017 年 8 月 27 日）：

乏力、心悸明显改善，月经已净，此次月经 7 天净，经量、经色已正常，有少许血块，舌淡，脉细。上方 14 剂。

按：素体气虚，冲任瘀热。药证相符，方得改善。

二、月经过少

气血两虚证

侯某某，女，46 岁。

初诊（2019 年 12 月 9 日）：

月经按月行，提前 1～2 天，近期月经量少，经前乳胀，面色无华，舌嫩红，脉细。此为心脾气血不足所致。

处方：党参 15g，生白术 10g，茯苓 10g，当归 10g，白芍 10g，川芎 10g，熟地 15g，香附 10g，怀牛膝 15g，益母草 12g，鸡血藤 15g，桂枝 10g，丹参 15g。7 剂，每日 1 剂，分两次服用。

二诊（2019 年 12 月 17 日）：

服药 2 天后经行，此次月经量可，无乳胀，面色无华，舌嫩红，脉细。前方续服 7 剂。

三诊（2019 年 12 月 23 日）：

此次月经一周净，量中等，无乳胀，舌嫩红，脉细。前方 7 剂。

按：据症及舌脉，显属心脾气血两虚；近期乳胀，为肝气郁滞之象。治以益气养血，稍佐疏肝解郁，予八珍汤加减。

三、月经先期

心脾两虚证

张某某，女，15 岁。

初诊（2020 年 6 月 1 日）：

近两个月来月经多提前 10 余天行，经色暗，质稠，贫血，经常晕倒，夜寐差，舌偏淡，脉细数。为心脾气血不足，郁热内扰胞宫之征。拟调益为主，佐以清泄。

处方：黄芪 30g，太子参 15g，炒白术 10g，阿胶 10g，黄芩 10g，丹皮 15g，莲子心 10g，丹参 15g，侧柏炭 15g，黄连 6g，生地炭 15g，茜草炭 15g，贯众炭 15g。7 剂，每日 1 剂，分两次服用。

二诊（2020 年 6 月 9 日）：

此次月讯准时，刻行第二天，经色正，无血块，夜寐仍差，舌淡红。上方去茜草炭、贯众炭，加炒酸枣仁 20g。7 剂。

三诊（2020 年 6 月 16 日）：

经行七天净，夜寐改善，舌嫩红。上方加紫贝齿 20g。7 剂。

四诊（2020 年 6 月 30 日）：

每夜能睡 4~5 小时，面色无华，脉细。上方去生地炭，加柏子仁 15g，首乌藤 30g。7 剂。

按：本例患者年届二七，月经近两个月提前十余日，且色暗质稠，贫血、经常晕倒，寐差，舌淡脉细，一派虚象，心脾不足，固摄无权，故经行无常。周期提前，脉细兼数，为内有郁热，可能由学习紧张引起。故治当补益心脾，清热凉血止血。

四、月经后期

1. 痰热瘀阻证

刘某某，女，21 岁。

初诊（2016 年 12 月 14 日）：

多年来每月月经延后，量少，色暗，经行小腹隐痛，有小血块，经前乳胀，面部痤疮。刻下月经 2 月余未行，平时咽部痰多，形体肥胖，大小便正常，舌偏红发紫，苔薄腻，脉弦细。拟从痰瘀热互阻，冲任气血受阻调治。

处方：厚朴 10g，陈皮 10g，茯苓 10g，法半夏 10g，陈胆星 10g，黄芩 10g，丹皮 15g，赤芍 15g，生山楂 15g，蒲公英 30g，怀牛膝 15g，香附 10g，鬼箭羽 20g，生皂角刺 12g。14 剂，每日 1 剂，分两次服用。

二诊（2017 年 1 月 2 日）：

药后 4 天即行经，6 天净，经量较前略增，色暗，有小血块，经行小腹痛，面部痤疮好转，舌偏红发紫，苔薄腻，脉弦细。上方去厚朴，加月季花 10g，山栀 10g。14 剂。

三诊（2017 年 2 月 6 日）：

月经 1 月 18 日已行，此次月经准期，量较少，色暗红，经前腹胀；两颧、前额及下颌有较密集红疹，不痒，咽中无痰，舌暗红，苔薄黄，脉弦细。宜加强清肝，凉血活血之品。

处方：丹皮 15g，山栀 10g，柴胡 10g，黄芩 10g，香附 10g，生地 30g，赤芍 10g，月季花 12g，青皮 10g，金银花 30g，蒲公英 30g，鬼箭羽 15g。14 剂，每日 1 剂，分两次服用。

四诊（2017 年 2 月 22 日）：

月经已行，刻行第 7 天，此次经期正常，色正，量中等，有少许血块，经前腹胀未作；面部痤疮明显减淡，部分已隐退。上方加连翘 15g。14 剂。

按：月经后期，面部痤疮，肥胖多痰，舌红发紫，显属瘀热夹痰内阻导致血行不畅。予厚朴、半夏、陈皮、茯苓、陈胆星以燥湿化痰；怀牛膝、生山楂、鬼箭羽活血通经；黄芩、丹皮、蒲公英、赤芍以清热凉血。服药四天后月经则来潮。二诊时患者月经已行正常，进一步加强清肝凉血活血，终至月经恢复正常，痤疮、咽痰随之好转。

2. 瘀热交阻证

陈某，女，24 岁。

初诊（2012 年 11 月 5 日）：

月经不调，今年 5 月曾有人流史，人流术后 3 个月每月月经延后，经中药治疗后月经来潮，停药后月经又复滞闭。目前月经延期 7 日未行，既往月经无血块，色较深，经行无腹痛，平素形体怕冷，大小便尚可，察面部密集红疹，经前明显，舌红有瘀点，苔黄腻，脉细弦。此为胞宫瘀热，内热似寒证。宜清热凉血活血为法。

处方：凌霄花 10g，绿萼梅 10g，柴胡 10g，香附 10g，丹皮 15g，赤芍 15g，生皂角刺 12g，红藤 20g，泽兰 12g，丹参 15g，山栀 10g，茜草 15g，鸡血藤 15g，金银花 15g，黄芩 10g。7 剂，每日 1 剂，分两次服用。

二诊（2012 年 11 月 12 日）：

药后面部皮肤明显好转，红疹已褪，皮肤光滑，药后月经即行，刻行第 2 天，量中等，形寒显见改善，舌红，脉细。上方加重楼 15g。7 剂。

三诊（2012 年 11 月 26 日）：

一般情况良好，要求配服膏方。

凌霄花 150g，绿梅花 150g，柴胡 150g，香附 150g，丹皮 150g，赤芍 150g，生皂角刺 150g，红藤 200g，泽兰 150g，丹参 150g，山栀 120g，茜草 150g，鸡血藤 200g，金银花 300g，黄芩 120g，当归 120g，重楼 300g，菟丝子 200g，川贝母 90g，白菊花 120g，制没药 90g，枸杞子 200g，生、熟地各 200g，陈皮 120g，苏梗 120g，砂仁 90g，生山楂 150g，炙甘草 60g，大枣 150g，山药 200g。以鳖甲胶 200g，阿胶 150g 收膏。

按：该例患者月经愆期，色深，平素怕冷畏寒，又因人流术后引起，极易误认为阳气虚衰、寒凝血滞。但本案患者经前面部有密集红疹，舌苔黄腻，舌红有瘀点，表明内里有瘀热结于胞宫，畏寒种种之征乃是阳气被瘀热郁闭不能外达之假象。故立法仍当清热疏肝、凉血行瘀为主，切不可误施温补。此类情况为临床常见，深感寒热辨证之难、之重要。

五、月经停闭

胞宫瘀热证

王某某，女，39岁。

初诊（2020年1月13日）：

9个月前人流术后月经一直未行，产后自进阿胶，平时肢冷，腹中气多，面部皮肤色红，舌暗，脉细。此为过进壅补，易生内热，胞宫气血受阻。拟清热凉血活血为法。

处方：凌霄花10g，月季花10g，香附10g，怀牛膝15g，丹皮15g，赤芍15g，黄芩10g，金银花20g，丹参15g，山栀10g，红花10g，益母草12g。7剂，每日1剂，分两次服用。

二诊（2020年1月20日）：

月经今日已行，刻行第一天，小腹轻度作胀，量不多，舌红，脉细。仍守原法。上方去红花，加连翘15g。14剂。

三诊（2020年5月14日）：

月经按月行，量偏少，手指皮肤隐隐起水疱疹，晨起口苦，面部两颧皮肤隐隐红疹，舌偏红，苔薄黄，脉细。此为肝经湿热蕴郁，冲任气血畅行受阻。

处方：龙胆草10g，山栀10g，黄芩10g，赤芍15g，丹皮15g，当归10g，牛膝15g，紫草15g，茜草15g，滑石30g，茵陈30g，木通6g。7剂，每日1剂，分两次服用。

四诊（2020年5月21日）：

湿疹皮肤水疱已少，面部红疹转浅。审其前方，无须更改。前方14剂。

按：患者流产，自服阿胶，助湿生热，闭门留瘀。致使瘀热阻于胞宫，冲任气血失和，治当清热凉血活血。予凌霄花、月季花两味，清热凉血化瘀、疏肝解郁且又不伤正；丹皮、赤芍、丹参、香附、红花散血和血；黄芩、金银花、山栀清解郁热；益母草活血调经。二诊经行一日，量少，小腹作胀，原方加太子参，补气阴，不助热。四个月后随访，月经已基本正常，唯红疹、水疱多发，晨起口苦，舌红苔黄，此为新增湿疹，属肝脾湿热。治以清肝利湿、凉血活血，以龙胆泻肝汤加减取效。

六、月经淋漓

气血两虚证

陈某，女，26岁。

初诊（2019年10月8日）：

此次月经淋漓20余天方净，色暗，此前经行大致正常，夜寐较差，经前头痛，舌质偏淡，脉细。当益气摄血为主，兼以养血止血。

处方：党参15g，黄芪30g，炒苍术10g，川芎10g，羌活10g，仙鹤草30g，香附炭10g，当归10g，益母草12g，荷叶炭10g，制川乌10g。7剂，每日1剂，分两次服用。

二诊（2019年10月17日）：

月经未届，夜寐改善，梦多，脉细。治拟益气摄血，调益心脾。

处方：太子参15g，生白术10g，黄芪30g，茯神15g，炒枣仁20g，当归10g，熟地黄15g，炒白芍10g，川芎10g，炙甘草6g，大枣15g。7剂，每日1剂，分两次服用。

三诊（2019年10月28日）：

月经刚净，此次月经一周净，睡眠近正常，经前无头痛，脉细。上方10剂。

按：本例月经淋漓20余日，夜寐差，脉细，为气血两虚、气不摄血之象；又见经前头痛，为络脉失和。治以益气养血，燥湿温经止血。参、芪、归益气养血；川芎、羌活除湿通络止痛；诸炭及仙鹤草、益母草和血止血；川乌温下元、除寒湿，为治寒湿头痛要药。由于用药适路，头痛、睡眠均获改善。

七、痛经

1．气滞血瘀证

蒋某，女，25岁。

初诊（2017年2月21日）：

痛经，经行小腹痛明显，经色暗，有较多血块，经前乳胀，平时情志忧郁，舌暗发紫，脉弦。治拟理气行滞，化瘀止痛。

处方：生地20g，赤、白芍各10g，川芎10g，当归10g，红花10g，制乳、没各6g，香附10g，延胡索10g，益母草12g，肉桂6g，川楝子10g。7剂，每日1剂，分两次服用。

二诊（2017年3月7日）：

此次经行痛经已明显减轻，血块已少，经前乳胀减轻，曾有卵巢子宫内膜异位囊肿史，欲怀孕，舌暗发紫，脉弦。上方加炙五灵脂10g，鬼箭羽20g。7剂。

按：情志所伤致肝气郁结，气滞则血瘀，"不通则痛"，发为痛经。拟理气行滞，化瘀止痛治疗。予膈下逐瘀汤合金铃子散加减。

2．胞宫虚寒证

吴某，女，40岁。

初诊（2019年12月26日）：

痛经，经前及经行第一天小腹痛甚，喜热捂，经色正常，有血块，经量中等，经前乳胀，舌体胖，苔薄白腻，脉细。此为胞宫虚寒，治当温经养血和血。

处方：桂枝10g，吴茱萸6g，艾叶10g，当归10g，熟地15g，白芍10g，延胡索15g，丹皮10g，香附10g，制附子10g，川芎6g，炙甘草6g。7剂，每日1剂，分两次服用。

二诊（2020年1月2日）：

月经将行，小腹无不适，舌体胖，苔薄白腻，脉细。此为寒湿困阻胞宫，冲任气血失和。上方去丹皮。7剂。

三诊（2020年1月16日）：

月经已行，刻行第四天，此次月经提前五天行，小腹痛未见，经前无乳胀。上方加黄芩10g。7剂。

四诊（2020年5月11日）：

诉4个月前经中药治疗后，痛经未再出现，唯经量偏少，经前腰酸，月经按月行，舌体胖，苔薄腻，脉细。首方改桂枝为肉桂6g，去丹皮、延胡索、香附，加丹参15g，鸡血藤15g。14剂。

按：本例患者经行小腹痛，喜热捂，有血块，舌胖苔白腻，脉细，为胞宫虚寒，治当温经养血和血，予艾附暖宫丸加味。妇女痛经属胞宫虚寒、气血凝滞者较为常见，用此法大多可取得较满意效果。

3. 寒凝血瘀证

案例1

缪某某，女，22岁。

初诊（2017年5月10日）：

痛经，经行第一天小腹痛，经色暗，欠畅，有血块，痛时喜热捂，月经按月行，大便困难，舌发紫有瘀点，脉弦。治拟温经散寒，化瘀止痛。

处方：当归10g，赤芍10g，肉桂10g，吴茱萸6g，艾叶10g，制附子10g，丹皮10g，怀牛膝15g，月季花12g，延胡索10g，花蕊石10g。14剂，每日1剂，分两次服用。

二诊（2017年5月23日）：

此次月经小腹痛未作，经色改善，经行较前通畅，仍有血块，刻行第四天，大便通畅，舌淡红，脉弦。上方去延胡索，加桃仁10g。7剂。

按：此例痛经，痛时喜热捂，有血块，显属寒凝气滞血瘀，采用温通法。

以艾附暖宫丸合温经汤化裁，常能使痛经得到较快改善，经色、经量也会有较明显好转。温经散寒养血的同时往往还需配伍丹皮一味，防止用药过热壅塞，温经汤中即有此味。

案例 2

姚某某，女，32 岁。

初诊（2012 年 11 月 20 日）：

经前腹痛，小腹怕冷，月经先后不定期，色黑，有血块，量少，7 天净，经前有乳胀，平素畏寒，舌嫩暗，脉细弦。治拟温经散寒，疏肝行瘀。

处方：小茴香 6g，肉桂 6g，艾叶 10g，香附 10g，柴胡 10g，当归 10g，赤芍 12g，川芎 10g，熟地 30g，吴茱萸 6g，失笑散 12g，制乳、没各 6g。7 剂，每日 1 剂，分两次服用。

二诊（2012 年 11 月 28 日）：

刻无不适，舌暗，脉细。前方加泽兰 12g。7 剂。

三诊（2012 年 12 月 5 日）：

月经已行，刻行第 3 天，量中等，无血块，经色正常，无小腹痛，经前未见乳胀，舌暗，脉细弦。上方去吴茱萸，加党参 15g 善后。7 剂。

按：此例经前腹痛怕冷，经色黑、有血块，平素畏寒，舌暗，知寒凝血瘀；经来先后不定，经前乳胀，脉弦，为肝气郁滞之象。气郁寒凝，此血瘀之由。立法温经散寒，兼顾疏肝行瘀。拟艾附暖宫丸合少腹逐瘀汤加减以散寒温经，另加柴胡、香附等疏肝理气。

案例 3

戴某某，女，48 岁。

初诊（2019 年 4 月 24 日）：

痛经，近半年经行时小腹痛，曾于外院诊为子宫内膜异位症。曾在我处治疗好转，刻经行第二天，小腹痛甚，色暗，有血块，面色无华，舌发紫，脉细弦。拟活血温经为法。

处方：当归 10g，赤芍 15g，炒白芍 10g，川芎 10g，党参 15g，香附 10g，没药 6g，延胡索 15g，五灵脂 10g，益母草 12g，肉桂 6g，艾叶 6g，生地 15g。7 剂，每日 1 剂，分两次服用。

二诊（2019 年 5 月 6 日）：

月经已净，此次月经 3 天净，小腹仍痛，痛时小腹部怕冷，舌发紫，脉细弦。拟加重温通。

处方：当归 10g，赤芍 15g，白芍 10g，川芎 10g，吴茱萸 6g，桂枝 10g，丹皮 10g，制川乌 10g，延胡索 10g，香附 10g，五灵脂 10g，红花 10g。7 剂，每日 1 剂，分两次服用。

三诊（2019 年 5 月 13 日）：

药后仍腹部不适，大便溏稀，舌发紫，脉细。仍当温经养血，和血止痛，并兼顾脾弱。

处方：制附子 10g，艾叶 10g，当归 10g，炒白芍 10g，炒白术 12g，川芎 10g，熟地 15g，吴茱萸 6g，桂枝 10g，香附 10g。14 剂，每日 1 剂，分两次服用。

四诊（2019 年 5 月 20 日）：

月经将行，大便已正常，腹部已适，舌发紫，脉细。前方加大枣 15g。7 剂。

五诊（2019 年 5 月 27 日）：

大便已正常，月经已行，此次经行小腹痛未作，经行第 1、2 天有少许血块，刻行第 5 天，将净，脉细弦。仍当温经养血，和血止痛。上方加益母草 12g。7 剂。

六诊（2019 年 6 月 3 日）：

此次月经 5 天净，未见腹痛，量可。前方 7 剂。

此患者后因其他疾病就诊，告知痛经愈后未再发作。

按：经行时小腹痛甚，色暗有血块，舌紫脉细，为寒凝血瘀，宜温经散寒、活血定痛，予艾附暖宫丸合少腹逐瘀汤加减。治程中随症加减，逐渐加强温通活血之力，终使子宫内膜异位所致痛经获显效。

4. 瘀热交阻证

陆某某，女，21 岁。

初诊（2012 年 7 月 31 日）：

痛经，月经第一天疼痛，经色暗，血块多，伴腰酸，经行时多见腹泻，经前口周红斑、红疹加重，手足怕冷，舌红，苔薄腻，脉细。此为瘀热阻于胞宫，经血不畅。治当清肝凉血活血，少佐温通。

处方：败酱草 30g，制附子 10g，薏苡仁 30g，赤芍 15g，丹皮 15g，当归 12g，益母草 15g，赤小豆 30g，香附 10g，失笑散 12g，制没药 6g，绿梅花 10g。7 剂，每日 1 剂，分两次服用。

二诊（2012 年 8 月 7 日）：

仍有面部痤疮。上方加山栀 10g，黄芩 10g。7 剂。

三诊（2012 年 8 月 29 日）：

月经已净，此次经行腹痛明显减轻，血块已少，经期未见腹泻，经期口周仍发出少许皮疹，经期 8 日方净。上方加重楼 15g。30 剂。

按：经来疼痛，色暗、血块多，口周红斑、红疹加重，为瘀热内阻胞宫、气血瘀滞所致；手足怕冷，乃阳气郁闭导致。治当清肝凉血行瘀，佐以温通。参用薏苡附子败酱散加味，其中败酱草用量大于制附子，重在清热行瘀，温通稍佐即可。另以赤小豆、当归、赤芍、丹皮等以赤小豆当归散合王氏逐瘀类以清肝活血。

八、盆腔炎

肺脾湿热证

程某某，女，42 岁。

初诊（2019 年 9 月 16 日）：

盆腔炎病史 5 年，发作时腰酸，小腹胀，白带量可，鼻部出气有热感，鼻部皮肤发烫，鼻头及周围皮肤暗红，兼有红疹，大便日行3次，第1次成形，后偏溏，苔黄腻，脉弦。此为肺脾积热之征。

处方：薏苡仁30g，赤小豆30g，黄芩15g，桑白皮15g，桔梗10g，连翘15g，藿香10g，茵陈15g，木通6g，浙贝母15g，山栀10g，败酱草30g，柴胡10g，青蒿15g，赤茯苓15g，车前子15g。7剂，每日1剂，分两次服用。

二诊（2019年9月24日）：

鼻部烫好转，大便减为日行1~2次，小腹胀，腰酸，苔黄腻，脉弦。再守前法。上方去赤小豆、赤茯苓，加黄柏15g。14剂。

三诊（2019年10月28日）：

鼻部发烫一直未再出现，鼻周皮肤红疹已消退，皮肤光滑，进食火龙果后大便偏稀，脉弦。

处方：红藤20g，败酱草30g，生黄芪30g，香附10g，黄芩10g，茵陈15g，薏苡仁30g，柴胡10g，青蒿15g，车前子15g，炒苍术10g。7剂，每日1剂，分两次服用。

四诊（2019年11月14日）：

大便成形，余情均可，再守原法。前方7剂。

按：患者主诉盆腔炎，但据患者鼻部及周边皮疹等症状，及苔黄腻、脉弦，考虑湿热内蕴，位在肺脾。治以清热利湿，方拟赤小豆薏苡仁汤加味，桑皮、黄芩、桔梗连翘清泄肺热，藿香、茵陈、青蒿、木通、栀子、败酱草、车前子等清热利湿。二诊时见效，鼻部症状好转，大便好转，再以前法做适当调整获愈。

九、绝经前后诸症

阴虚火旺证

案例1

陈某，女，47岁。

初诊（2019年4月23日）：

病史一年余，足底发烫，口干，出汗多，夜寐差，月经已停半年，舌红，苔少。此为更年期阴气自半，虚火内扰之象。

处方：生地30g，知母15g，丹皮15g，地骨皮15g，秦艽15g，鳖甲20g，青蒿15g，银柴胡15g，黄柏15g，黄芩10g，稆豆衣15g。7剂，每日1剂，分两次服用。

二诊（2019年10月21日）：

诉半年前上药7剂后，因汗出明显减少，夜寐改善，自行停药。近又出汗，夜寐差，足底发烫，口干，舌红，苔黄。此为阴虚相火亢旺之征。

处方：黄连6g，黄芩10g，地骨皮15g，知母15g，白薇15g，青蒿15g，黄柏15g，麦冬15g，炒枣仁20g，稆豆衣15g，鸭跖草30g。7剂，每日1剂，分两次服用。

三诊（2019年10月28日）：

出汗止，夜寐明显好转，足底发烫明显改善，口干好转，大便偏溏，日行4次，腰酸，舌红，苔黄。阴虚虚火之象已改善，苦寒之品伤脾，须当兼顾。

处方：柴胡10g，黄芩10g，地骨皮15g，知母15g，白薇15g，青蒿15g，炒枣仁30g，怀山药20g，莲子肉10g，白扁豆20g，稆豆衣15g。7剂，每日1剂，分两次服用。

四诊（2019年11月3日）：

大便成形，足底发烫症消除。余情均可。嘱前方7剂后可停药。

按：本案患者年届七七，汗多口干，夜寐差，足底烫，舌红少苔。显为阴虚火旺，虚火内扰。治以滋阴清热，拟方青蒿鳖甲汤加减。

案例2

李某某，女，63岁。

初诊（2018年9月24日）：

近两个月凌晨三四点醒后不易入睡，感心烦紧张，烘热出汗，余情尚可，舌红苔少，脉细弦。此为阴虚相火偏亢，心神受扰之象。

处方：生地30g，百合20g，炒枣仁20g，白薇15g，地骨皮15g，丹皮15g，黄柏10g，竹叶10g，莲子心10g，淮小麦30g，炙甘草10g，大枣15g。14剂，每日1剂，分两次服用。

二诊（2018年10月8日）：

药后睡眠明显改善，烘热出汗已止，自觉心慌，头脑昏沉，平时心率较快。上方去黄柏，加太子参15g。7剂。

按：患者夜寐差，烘热汗出，舌红，少苔，脉弦，为阴虚相火偏亢，心神受扰之象。治以滋阴降火，敛心安神，予《金匮要略》百合地黄汤、甘麦大枣汤加减，白薇、地骨皮、丹皮、竹叶、淮麦、莲子心等清心除烦。

十、产后病

1. 肾虚寒郁证

邹某某，女，65岁。

初诊（2017年1月17日）：

30余年前小产后淋雨以来一直怕冷，不能吹风和吹空调，不能进食生冷，后背怕冷，且有疼痛感，大便偏硬，形体消瘦，余尚可，舌嫩，脉细。属风寒郁久，损伤肾阳。

处方：制附子10g，桂枝10g，川断15g，当归12g，肉苁蓉15g，怀牛膝15g，菟丝子15g，淫羊藿15g，锁阳15g，独活10g，细辛6g。7剂，每日1剂，分两次服用。

二诊（2017年1月24日）：

药后形寒好转，大便已通畅，舌淡，脉细。既效，宜再加强。上方加仙茅15g，鹿角霜15g。5剂。

三诊（2017年2月21日）：

后背痛好转，大便正常，无形寒怕冷，站立时尿意频，查示"子宫脱垂"。上方去怀牛膝，加炙黄芪30g，益智仁10g，乌药10g。7剂。

四诊（2017年3月13日）：

尿意频明显改善，余均正常。上方加小茴香6g。7剂。

按：本患者因30年前小产后淋雨，畏寒怕冷，恶风，不能进食生冷，后背冷痛，便干形瘦，一派阳虚阴寒之象。治当温补下元，养血润肠。方中肉苁蓉、锁阳两味，味甘性温，能补肾阳兼润肠通便。三诊时出现尿意频频，此为肾虚气化失司，膀胱开合失度，故加益肾扶正缩尿之黄芪、益智仁、乌药。

2. 肾虚寒湿证

丁某某，女，40岁。

初诊（2017年12月25日）：

腰骶部酸痛10余年，生育后引起，腰部冷感，天阴明显，曾有"盆腔积液"史，经行小腹痛，舌发紫，脉细。肾虚寒湿所累。

处方：狗脊30g，川断15g，杜仲15g，制川乌10g，独活10g，桂枝10g，秦艽15g，细辛6g，白芍10g，熟地15g，茯苓15g，怀牛膝15g，党参15g，炙甘草6g。5剂，每日1剂，分两次服用。

二诊（2018年1月2日）：

腰骶部酸痛几近消失，脉细。上方7剂。

按：本例患者久病，产后气血大虚，调摄失度，腰部自觉发冷，阴天明显，舌紫脉细。辨为肾虚寒湿。处方以温补肝肾，健脾化湿为治。仿独活寄生丸。

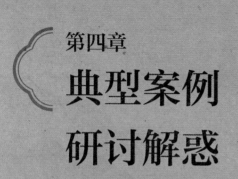

第四章
典型案例
研讨解惑

本章共收录典型研讨病例 9 篇，以师生问答形式解惑答疑。于 1988 年 7 月 ~ 1989 年 5 月连载于《中国乡村医生》杂志，所用均为原始住院病历，出国工作后停止刊发。

第一节
黄疸半年、伴肝大腹水、发热 23 天

（一）病案

患者李某，男，47 岁，干部。因黄疸半年，发热 23 天，于 1987 年 9 月 12 日入院。患者自 1986 年 11 月起，间断上腹部疼痛，伴食欲不振。1987 年 3 月 10 日饮酒后出现周身无力，小便浑黄，肝功异常。转北京某传染病院住院诊治。该院入院后查血清谷丙转氨酶 500u ~ 600u/100ml，住院期间胆红素由 3mg% ~ 4mg% 升至 34mg%；B 超提示胆囊增大，无结石，肝内外胆管无扩张；上消化道钡餐检查为十二指肠溃疡。住院 3 个月，因黄疸原因诊断不明，中西药效果不显，于 6 月 9 日转北京医科大学某附院。入院后查血清谷丙转氨酶 161u/100ml，胆红素 39mg%；2 次 CT 和 2 次胰胆管造影均无明显

异常发现；3 次 B 超均提示肝硬化、腹水、胆囊肿大。拟诊为：瘀胆性肝炎，继发性肝硬化、肝腹水，胆囊肿大（淤胆？积水？）。予中西药配合治疗，泼尼松总量用至 560mg，胆红素降至 4.27mg%。8 月 20 日停用激素后，出现间断不规则高热、尿少、腹水增加，常须注射利尿剂才有尿；胆囊缓慢增大，但无疼痛，经用"先锋"等抗生素均不奏效。出院诊断：黄疸待查（重度肝内胆汁淤积可能性大）；继发性胆汁性肝硬化，肾功能濒近衰竭，胆囊大（淤胆？积水？）。于 9 月 9 日就诊我院门诊，3 天后收住院。刻下症：两巩膜深黄色不鲜，尿少色黄，面色肌肤晦黄，周身刺痒明显，全身倦怠，气短纳差，腹胀，大便日一次，欠成形，右上腹隐痛拒按，舌尖红有瘀斑点，舌边有齿痕，苔少根部黄腻，脉细滑。体检：体温、呼吸、脉搏、血压均正常。慢性重病容，巩膜、皮肤中度黄染，色泽较暗，周身皮肤多处抓痕。心肺（－），肝位于右肋下 2.5cm，剑突下 5cm，质欠软，边缘钝，有触痛，莫菲氏征（±）；脾未及；腹移动性浊音（＋）；双下肢轻度凹陷性水肿。余为阴性症状。有多年饮酒史。查：血清谷丙转氨酶 74u/100ml，血清麝香草酚絮状试验（＋＋＋＋），血浆总蛋白 4.3g%，白蛋白 3g%，球蛋白 1.3g%，乙肝表面抗原（－）。黄疸指数 60u，血胆红素 8.1mg%。B 超提示：肝内胆汁淤积，胆囊炎。中医诊断：黄疸，癥积，臌胀。西医诊断：黄疸待查（毛细胆管型肝炎，胆汁淤积性肝硬化，肝腹水）。

阅他院病历，初期即行中西药治疗。中药主方：茵陈 12g，山栀 10g，车前子 20g，平地木 15g，虎杖 10g，生地 24g，桃仁 10g，红花 6g，土茯苓 15g，鳖甲 15g，丹参 15g。加减使用月余，黄疸反逐渐加深，血清胆红素最高达 34mg%，谷丙转氨酶增至 500u～600u/100ml，遂原方加五味子 20g，出院时全身状况均无好转，转氨酶、血清胆红素仍高。入北医大后多次组织科内讨论和专家会诊，认为毛细胆管型肝炎、胆汁性肝硬化可能性大，加用泼尼松，中药初用茵陈术附汤加味，20 天后因见舌红苔黄腻又改用一贯煎加味，一般情况及各项化验指标始终无明显改善。泼尼松使用后胆红素下降，但停药后反跳并出现高热，遂停服中药，改用"先锋"等抗生素，体温未能控制，并出现尿少、腹水、胆囊逐渐增大。患者要求中医治疗，转入我科，先在门诊服汤药3剂，热退，便溏，每日2~4次，住入病房。

9月18日江老师查房：舌红少津，苔黄腻；舌中裂，脉濡滑略数。老师认为，证属肝胆湿热，久蕴伤阴；治当清利肝胆湿热，养阴利水。茵陈60g（煎汤代水），金钱草30g，郁金10g，山栀10g，黄芩10g，板蓝根15g，虎杖12g，北沙参10g，楮实子10g，白芍10g，枸杞子12g，生地20g。

9月25日江老师查房：上方稍作进退，连服10剂后，尿黄、目黄已减三分之一，唯身痒依然，大便欠实，肝区稍有灼热感，舌津已润，苔黄腻，脉细滑。老师认为，肝胆湿热仍甚，久患胃病，脾气素亏，仍当清利肝胆，兼顾气阴。茵陈60g（煎汤代水），金钱草30g，郁金10g，山栀10g，制大黄6g，生白术10g，山药15g，蒲公英15g，楮实子10g，连皮苓30g，桂枝3g。

此后老师多次查房，药物进行调整，茵陈加至90g、制大黄加至10g，并加车前草30g、泽泻10g。便溏、腹胀则去楮实子，加生薏仁、陈皮、大腹皮；肝区灼热再加夏枯草、柴胡，不适疼痛时加路路通、虎杖、丹参。

11月27日老师查房：症情逐渐好转，黄疸已消大半，身痒明显减轻，可下床行走，唯活动后足胫轻度水肿，有时腹胀。更方如下：茵陈90g（煎汤代水），车前草30g，金钱草30g，柴胡10g，桂枝5g，大腹皮10g，连皮苓30g，太子参20g，生黄芪20g，鸡内金10g，砂仁3g，焦白术10g。

12月4日老师查房：黄疸渐退，身痒已不显，腹胀除，腹水叩诊未见，B超提示腹水消退，纳增，体重增加4kg，唯夜尿达1 500ml，便溏，舌淡红，苔薄腻。老师指出：肝胆湿热已消，但余邪未能尽撤，脾气脾阳素亏，治当减清利，增温运中焦之品。茵陈、金钱草、车前草、连皮苓各30g，柴胡10g，桂枝5g，制附子10g，炮姜5g，炒薏仁15g，鸡内金、白芍、白术各10g，砂仁3g。

住院101天，于12月21日治愈出院。出院接上方连服月余后，复查肝功正常，血清胆红素0.8mg%。随访3个月，一般情况良好，各项化验指标正常。

（二）科内病例讨论

老师：此例属疑难病，两次住西医院，前后半年未愈，我们单用中药给彻底治好了。因此不要盲目崇拜西医，各有所长，要取长补短，对西医乏效者，更要充分发挥中医优势。大家回顾一下治疗过程，一定有不少体会，各位有什么问题，可随便提。

医师甲：此例属阳黄还是阴黄，我倾向于阴黄，从老师使用茵陈术附汤及参、芪、桂之类取得显效也可得到证实。

进修医师乙：老师一开始就用清热利湿药并取得效果，所以我看诊为阳黄更确切。

老师：本例从病程、黄的色泽及伴随症状分析，介于阳黄与阴黄之间，不必强分，重要的是分清标本主次。本例湿热为湿重于热，病位在肝、胆、脾、胃，这样有利于辨证施治。从过去史和治疗经过可以看出，本例标本主次是不断转化的，初期可能是阳黄，后来渐渐阳黄就不那么典型了。原因在于，①病程迁延，由实转虚；②素有溃疡史，本病脾胃虚寒者多，这是阳黄向阴黄转化的内在条件，所谓"从阴化寒"；③久用清热利湿通下之品，损伤阳气，阳邪转阴。入我院后，初用茵陈蒿汤为主，后用茵陈术附汤，反映了黄疸的性质不断转化。不知你们是否注意到，我自始至终着眼于病机和辨证用药，而没有过多强调阳黄、阴黄。实际上阳中有阴，阴中有阳。

实习医师甲：患者住西医院期间，一直服茵陈蒿汤之类清热利湿药，而且还加了许多西药为何不见效；而你用中药也以那些药为主，为何效果明显，我不太能理解。

老师： 光辨证准确，用药不当也不行，药物选择、配伍、剂量要切对病机，随机应变。我考虑他院不见效的原因有以下几点：①药物剂量太小，此例肝内胆汁淤积，比一般黄疸肝炎难治得多，不能套用清利湿热常法，茵陈、车前草等用十几克是不顶用的，我始终都用大量清利湿热之茵陈、金钱草、车前草、连皮苓、泽泻等。直至黄疸已消大半，仍坚持大剂利湿退黄，茵陈一味 60～90g，这就叫"祛邪务尽"，非此不能根除壅盛之湿热。②药物配伍欠当，如湿热内盛时，就不能过早使用鳖甲、生地、丹参等阴柔药，容易恋邪，湿不易祛。③大黄用量嫌小。只要大便不稀，可用制大黄 10g，仍不稀可用生大黄。大黄通腑，使湿热之邪多条去路。现代药理研究也证实，大黄与茵陈对利胆退黄有很好的协同作用。④当转氨酶上升至 500u～600u/100ml 时，加用大量五味子降酶，而没有从辨证入手，当然五味子近年研究有显著降酶作用，但仍要辨证使用。湿重苔腻，邪热未除时不宜用，因该药酸涩敛邪；湿去苔薄或伴阴虚者，用之甚当。⑤用大剂泼尼松后，一般会出现阴虚湿热之象，当时用中药既没有考虑此点，加上又视本病为阳黄，用茵陈术附汤，二阳相并，势必湿热更甚；当出现舌红苔黄腻时，又以为阴虚湿热，换用一贯煎柔肝养阴，又犯了阴柔之品恋湿的毛病。所以反复治病迁延不愈，盖因湿邪未祛也。此例成功还与扶正药配伍得当有关。

进修医师乙： 本例平素嗜酒，检查肝脏肿大，舌有瘀斑点，不知老师是否考虑过这些病理现象，从您用药上好像看不出来？

老师： 酒性湿热，易伤肝脾，这是该患发病的内在因素。中医有云："宿日嗜饮，必有蓄瘀"。结合肝大、舌有瘀点，血瘀是显然的。活血化瘀药当用，但不宜早用，因其多属阴柔之品，湿热基本祛除时再用。

实习医师乙： 老师用楮实子，不知此药有什么功效？

老师： 本品能补肝肾之阴，且能利水，阴虚水肿我每用之。

医师甲：我觉得老师用桂枝，是取其纠清热药之偏，还是化湿？

老师：兼而有之，更主要的在于反佐，以助化气利水，故仅用3g，多了不叫反佐。本例在清利湿热的同时，开始配用养阴药，以后又加用夏枯草、蒲公英等清肝热药，又配伍过太子参、生黄芪、白术、鸡内金、砂仁等，最后又加用制附子、炮姜炭。请你们再翻翻病历，细细体会，我想是不难理解的。

第二节
子宫全切术后，高热、腹膨满10天

（一）病案

患者郝某某，女，43岁，农民。因发热，腹膨满10天，于1988年1月5日入院。患者8个月前曾出现双下肢浮肿。1987年12月26日因宫颈平滑肌瘤，在我院妇科行子宫全切除术。术中见腹腔内有少量淡黄色腹水。术后曾一度出现血尿，腹胀，体温39～40℃。尿常规：红细胞20～30个/mm³，白细胞5～10个/mm³。血常规：血小板7.4万/mm³，白细胞12 300个/mm³，中性粒细胞占比75%。予抗感染治疗后，体温恢复正常。1988年1月3日体温又升高至38℃，腹满逐渐加重，腹部胀急难忍，并出现移动性浊音。B超提示肝硬化、腹水、脾大。由妇科转入。现症见腹胀满难忍，腹部膨隆，腹内有灼热感；便溏，尿频数疼痛，量少色红，口干不欲饮，纳差，双下肢水肿；舌红绛，舌中干裂，苔花剥，脉弦数。家族史：其弟因患肝硬化腹水死亡。

查体：体温、脉搏、呼吸、血压均正常。急性重病容，皮肤巩膜无黄染，颜面毛细血管扩张明显，未见肝掌及蜘蛛痣。左上肺可闻干、湿啰音；左下肺干啰音。腹膨隆高凸，欠软，腹壁静脉显露，肝脾触诊不满意，腹移动性浊音（＋），无压痛及反跳痛。双肾区无叩痛。双下肢见凹陷性水肿（＋）。

中医诊断：臌胀，水肿，淋证。**西医诊断**：肝硬化腹水，子宫全切术后，左肺炎症，尿路感染。

1988年1月5日江老师教学查房：口述并记录之，患者有8个月下肢水肿史，家族中有肝病史。术前虽肝功正常，但术中见腹腔有黄色液体，术后腹胀，来势甚急，颜面毛细血管扩张。考虑患者有慢性肝病，由于手术失血，机体受损，隐潜之肝病遂即显露，肝脏失去代偿功能；加上继发肺、尿路感染，机体抵抗力减弱，故病势进展甚速，腹水迅即蔓延。肝硬化、肝腹水诊断当无疑问，B超亦支持。中医病属臌胀，乃风、劳、臌、膈四大疑难重证之一，治疗非易。病程久已迁延，肝、脾两脏先伤，肝失疏泄，脾失健运，水谷精微不能转输以奉养他脏，水湿不化，或下趋而成水肿，或壅郁化热，与肝气相并，湿热气滞互结，清浊相混，隧道因而壅塞，终成臌胀。由于湿热内盛，热耗阴精，加之手术耗伤津血，以致肝肾之阴亏虚。阴精既亏，阳无以化，则水津失布，损伤肝、脾、肾，终致气滞、水停、湿热壅结、血瘀错杂为患，使邪愈甚，正愈虚，本虚标实，形成恶性循环，致臌胀急剧，势难阻遏。又湿热之邪下注，膀胱气化失司，故尿少频急，尿黄，尿痛。当此之时，急当扶正祛邪，滋阴清热，行气利水。方用：生地20g，北沙参15g，楮实子12g，枸杞子12g，板蓝根15g，益母草15g，马鞭草20g，茵陈15g，赤芍10g，连皮苓30g，泽泻30g，黑料豆12g。并配合使用抗生素、呋塞米等。

1988年1月7日，抽腹水1 000ml，浅黄色，比重1.016，李凡他试验（－），白细胞3 480个/mm³，多核细胞占比46%，单核细胞占比54%。血钾2.9mmol/L，血浆总蛋白6.6g%，白蛋白3.8g%，球蛋白2.8g%，肝功（－）。余在正常范围。

1988年1月8日江老师查房：近两天来，尿量增多，一昼夜达1 300～1 950ml，体温37.2℃，腹围94cm，余症及舌脉同前。

上方服至16剂，腹胀明显减轻，腹围84cm，口干减，舌质转淡红，舌上已生薄白苔，唯肝区腹部仍有轻度烧灼感。老师拟滋阴清热，利水消胀，少佐活血消瘀。方用：茵陈 12g，车前草 30g，马鞭草 15g，益母草 15g，穞豆衣 6g，北沙参 15g，蒲公英 15g，夏枯草 12g，柴胡 10g，枸杞子 12g，猪、茯苓各 10g，泽泻、白茅根各 30g。

患者 1988 年 3 月 4 日出院，出院前蛋白电泳、血象、尿化验结果均恢复正常，无自觉不适，舌已转淡，苔薄白。腹水全消，中后期单纯中药治疗。出院带药：太子参 15g，白术 10g，茵陈 12g，薏苡仁 30g，煨木香 10g，鸡内金 10g，山药 15g，大腹皮 10g，茯苓 10g。

（二）科内病例讨论

进修医师乙问： 应如何评价西医药的治疗作用，它对中医的辨证治疗有什么帮助？

老师： 西医治疗主要是，①抗生素；②呋塞米；③抽少量腹水。由于本例病机复杂，病势危急，单靠中医药治疗有一定困难。这时应以尽早减轻病人痛苦为首务，暂用中西医结合治疗是必要的。如肺、尿路、腹水感染，单用中药尽管亦能控制，但中药集中到这方面，别的就难以兼顾。整体辨证虽有效，但短期内要解决这么多的矛盾，实际上难以实现。中药利尿效果也较好，但作用较缓慢，而病势又刻不容缓，故加用了抗生素、呋塞米。抽少量腹水，一是作诊断之用，二是暂缓急迫，三是能减少肾脏压迫，改善肾血循环和滤过，使中药更好地发挥清热滋阴利水功效。此例腹欠软，腹水白细胞数多，如不迅速控制腹水感染和快速利尿，腹水增长更速，有可能使切口裂开，危及生命。所以并用西药是必要的。

医师甲问： 请问老师，此患者病机复杂，标本均涉及多个方面，怎么归纳其病机要点？

老师： 病机要点应是阴虚营络有热，湿热气滞中阻，下注膀胱，开合失司。

医师甲问： 怎么看出营络有热和中焦湿热？

老师：营络有热表现在舌质红绛，口干而不欲饮，颜面毛细血管扩张。湿热的证据是腹胀，水臌，有灼热感。

医师乙问：请老师解释一下方义。

老师：生地、赤芍、板蓝根养阴凉营，清络热；北沙参、枸杞子、楮实子养阴柔肝，楮实子兼能利水；茵陈、泽泻、马鞭草清利湿热；连皮苓运脾利湿；益母草活血通络；黑料豆活血利水养肝。全方合用则养阴凉营而不碍湿，利湿清热而不伤阴。突出重点，照顾全面，无顾此失彼之弊。

进修医师甲：楮实子、马鞭草、黑料豆，我们很少用，请老师谈谈它们的作用。

老师：楮实子性甘寒，功能滋阴清肝，治阴虚肝热之水气臌胀甚当；马鞭草清热化痰、利水退黄，常用于肝硬化腹水，《补辑肘后方》谓治卒大腹水病；黑料豆能活血利水解毒，《本草纲目》称黑豆"入肾功多，故能治水，消胀，下气……活血解毒"，故黄疸、水肿、臌胀方中每用之。

实习医师甲：该患者有便溏、下肢浮肿，是否属脾虚？但方中既无健脾药，反而还用了养阴清热药，这样会加重腹泻吗？

老师：此患者过去有下肢水肿，近又便溏，要考虑脾气欠实。但目前腹中灼热膨满，尿少而黄，一派实象，舌、脉亦不支持脾虚之辨证，所以脾虚不是主要矛盾。所谓脾虚，指的是脾气虚或脾阳虚，而脾阴虚一般不称脾虚。当然此例肝肾阴虚为主，要说夹有脾阴虚也可以，但起码没有明显的脾气虚，所以健脾药不须用。至于养阴药，既然脾虚非主要矛盾，也就无所多虑了。便溏，叶天士认为属湿未尽，湿尽则便实，故便溏还有利于祛湿。肝腹水只要无明显虚象，便溏是有利的。

医师乙问：本例舌红绛有裂，苔剥，一派阴虚之象，我还第一次见。气虚阳虚产生腹水容易理解，阴虚怎么也能产生腹水？您能解释其病机吗？

老师：阴虚产生腹水的病机，我想有以下几点：①阴虚则生郁热，热越大，水越溢，所谓"水从火溢"；②湿热久郁伤阴，而原有水湿；③阳虚及阴，原有水湿；④阴津既亏，阳无以化，水津失布。阴虚产生腹水在教科书甚少论及，我翻阅了不少古代医籍，结合临床，归纳成以上四点。

进修医师甲问：阴虚湿热证，养阴则碍湿，化湿利水则伤阴，怎样处理才更妥当？

老师：这种类型临床虽不多见，但处理确实棘手，这时不能见水治水，而当以养阴为主，稍加利水不伤阴的药物。药物选择很重要，要做到养阴不碍湿，就要选择一些清养药，而忌用滋腻之品。本例用生地、北沙参、枸杞子、楮实子，均为滋阴入肝而不恋湿邪之品，而不能选用龟甲、鳖甲、阿胶等过腻之味。利水药，我选了茯苓、泽泻、马鞭草、茵陈，此类药性平偏凉，一般不伤阴，何况又用了养阴药。药物选择时除了注意养阴不碍湿、利湿不伤阴原则外，最好从药物的性味、功效、主治等角度选用一些适合于本病和证候类型的药物。如马鞭草除了清热解毒、利水退黄外，还能活血化瘀缩肝脾；连皮苓除能淡渗利湿外，还能顾脾，防止阴药凉药伤脾等。

实习医师甲问：本例舌质绛红色深，在温病中我见过，杂病中却从未见过，不知老师是怎样看待这一体征的？

老师：舌红绛在温病多属营血分有热，杂病多为阴虚内热，本例则阴虚、血热兼而有之。西医认为舌红绛与血钾低有关。肝腹水出现这类舌象要高度重视，防止热伤营络、血热妄行而导致大出血。因为舌象和胃黏膜象在此种类型时多一致，"舌为胃之外候"，胃和食管下段黏膜发红充血，加上大量腹水患者腹压高，可引起含胆汁、胃酸的反流，刺激、腐蚀曲张的血管静脉，就容易导致破裂出血，那后果就不堪设想。一定要防微杜渐，合理处方。忌香燥性烈药物，忌生冷硬物、辛辣刺激性食物，忌恼怒。用药宜清养滋柔，以涵肝木，尽快使舌质转变过来。舌质转淡，大出血的可能就会减少。

第三节
呕吐、尿少两个月伴烦躁、乏力

（一）病案

患者庄某，女，62 岁，退休工人。因呕吐、尿少两个月，伴烦躁、乏力，于 1988 年 3 月 2 日住院。患者于两个月前出现呕吐，每日 1～2 次，吐出白色黏液，伴厌食，乏力，尿少，排尿无力，尿呈白沫状，周身轻度水肿。曾就诊于北京协和医院，诊为慢性肾炎、尿毒症。用药后呕吐加重。1988 年 2 月 5 日～9 日，在中国人民解放军总医院住院，诊断同前，经西药治疗，仍无效。即转入本院要求中医治疗。刻诊：面色萎黄虚浮，肢软神差；频繁恶心，时有呕吐。烦躁不宁，纳差，口中乏味，胸腹烦热感，口干喜凉饮；脘腹畏寒，尿少色白，排尿无力，周身轻度水肿，双下肢肿胀，下半身畏风怕冷。舌质淡红，苔薄黄腻，脉细滑。既往史：1979 年曾患"心肌梗死"，以后多次发作心绞痛。查体：T 36.8℃，P 74 次 /min，R 20 次 /min，BP 150/90mmHg。慢性重病容，贫血貌，面色萎黄虚浮，精神较差。睑结膜较苍白，心肺（－），肝脾（－），双肾区轻度叩痛，双下肢凹陷性浮肿（＋），余均为阴性。实验室检查：血红蛋白 7.7g%，血沉 88mm/h，尿蛋白（＋），尿比重 1.012，尿素氮 79.6mg%，血肌酐 15.7mg%，血钾 5mEq/L，二氧化碳结合力 48.3%，酚红排泄率 2 小时 /0，肝功（－）。蛋白电泳：白蛋白 46.6%，γ- 球蛋白 27.6%，白蛋白与球蛋白比例 0.87。

中医诊断：呕吐；水肿。**西医诊断**：慢性肾炎（尿毒症期）；冠心病（陈旧性心肌梗死）？

辨证分析：患者烦躁，系肝郁化热之象。肝旺乘犯中土，胃气上逆则发为呕吐。脾肾两亏，运化开合失司，水湿泛溢，则见浮肿，排尿无力。湿热蕴于下焦，膀胱气化受阻，故尿少。脾虚气血生化乏源，故肢软神倦，面色萎黄。舌淡红，苔薄黄腻，脉细滑，主正虚湿热。总其病机为脾肾两虚，肝郁化热，挟湿犯胃，胃气上逆，膀胱气化失司。治当补益脾肾，疏和肝胃，清化湿热。熟地 30g，山茱萸 10g，山药 12g，茯苓 10g，泽泻 10g，丹皮 10g，车前子 12g，牛膝 10g，党参 15g，当归 10g，吴茱萸 5g，桂枝 10g，瓜蒌 15g，甘草 6g。4 剂，日服 1 剂。

3月6日：患者仍恶心，呕吐，每日 3～4 次，心烦不安，尿少，阵发呻吟，口苦黏，欲饮冷。饭后胃脘不适，复又吐出，连夜来心烦呕吐。值班医师用过安定、甲氧氯普胺、盐酸氯丙嗪、阿托品等，仅有短暂效果。24 小时尿量 350ml，二氧化碳结合力 22.4 容积%，尿素氮 84mg%，苔黄腻而燥，舌淡红少津。医师甲在原方基础上加入旋覆花 10g，代赭石 15g，法半夏 10g，生姜 5g。药后呕吐加重，并阵发心绞痛。乃请老师会诊，并组织病例讨论。

（二）科内病例讨论

江老师： 刚才你们汇报了病历摘要，请诸位就此患者的诊断，辨证治疗等各抒己见，也可以问答形式进行。

实习医师甲： 当时考虑患者脾肾两虚，气化不利，并有肝胃不和，湿热内蕴，所以我以济生肾气丸为基本方，益肾分利湿热；因为脾虚，气血两亏，故用党参、当归调补气血，用桂枝化气利水，全瓜蒌清化湿热。但药后症状未减，呕吐反而加重了，尿量更少。我想辨证和方药是符合的，为什么不见效呢？

医师甲： 小甲的选方用药我看可以，为何不见效？应该归因于尿毒症的呕吐本来就很顽固。从化验结果看，尿毒症、氮质潴留、酸中毒有加重之势，故呕吐随之加重。由于呕吐是主证，和胃止呕当为首选，故我在小甲的方子里加了旋覆花、代赭石、取旋覆代赭汤意，加半夏，生姜，取小半夏汤意，以加强降逆止呕之功，可是药后呕吐不但不减轻，反而加重了。

进修医师甲： 昨夜我值班，见其呕吐恶心，予阿托品 0.5mg，甲氧氯普胺 10mg 肌内注射，1 小时后又吐，烦躁不安。后来只好再给 25mg 盐酸氯丙嗪止呕镇静。但今天早晨又恶心呕吐，夜里还出现过 2 次心绞痛，心电图无明显异常。

进修医师乙： 这种呕吐能否用下法？仲景曾说："食已即吐者，大黄甘草汤主之。"或者干脆用吐法，白沫痰涎吐净了，也许就不呕了。古代医家一再告诫"不能见吐止吐""不止吐，吐自止"。

医师乙： 该患下腹部畏风怕冷，心胸烦躁，有上热下寒之象，应首选《温病条辨》中的黄连汤，或用苏叶黄连汤、连苏饮疏肝和胃、清热降气也行。

江老师： 中医看病，首先要审证，就是从患者的各种症状和舌、脉象，归纳其病机所属，尤其是病机重心。只有这样，治法方药才能突出重点。否则面对一大堆症状，开方不知从何下手，或者见一个症状，开一二味药，结果是面面俱到，方子成了大杂烩，方中无法。这是初学者最易犯的毛病。尿毒症氮质潴留类似我们中医的"浊阴内停"。此例浊阴的产生，一因脾虚不能运湿，一因肾虚气化不利，开合失司，导致水湿内潴成毒，蕴郁化热，属本虚标实证。本在脾、肾，以脾为主；标在湿热，以胃为主，胃失和降。而患者突出的表现是呕吐、心烦、尿少，结合黄腻苔和滑脉，当先清热化湿、和胃泄浊。半夏泻心汤、黄连温胆汤化裁最合适，可在此基础上加重大黄通腑泄浊。但不能以大黄甘草汤为主方，因为不符合"热结肠腑、胃气上逆"的病机。涌吐法，我想也不宜用，因正虚较甚，且呕吐非胸膈痰涎或胃中食积所致。乙医师讲的几张方子，我看也可以考虑使用，不过黄连汤中的桂枝是温下焦，如用之，也只能待心烦等热象消除后，尿少浮肿不减时才可。一般桂枝剂量宜小，3~5g 即足。一是纠芩、连之偏，一是作为反佐，以助气化，加强利水。像小甲用 10g 就不算是反佐法了。小甲考虑肾虚气化不利，用济生肾气丸，当然不能说错，但要看到，病位主要在中焦，病邪为湿热。而济生肾气主要治下焦肾虚水留，其中熟地用量过大，滋腻碍湿。用参、归、草调补气血是不当的，没有分清标本缓急。因为甘能壅满助湿，于湿热呕吐不利。再说当归、瓜蒌内含油脂，呕吐者应避免使用。吴茱萸在张仲景用治"干呕，吐涎沫"。我想小甲也可能出于这种考虑，但那是阳虚寒凝、肝胃不和，用以温肝降胃。此是湿热犯中，当用苦辛通降。寒热虚实、标本缓急搞错了，故不仅不效，反而呕吐加重。由此可见，书写病历，尤其是病机分析十分重要。病机归纳不当，立法方药跟着出错。

医师甲： 既然呕吐是胃气上逆，那我加用了旋覆花、代赭石和小半夏汤降逆止呕，为何呕吐加重呢？

江老师： 旋覆花要包煎，否则药的须毛刺激咽喉，会诱发呕恶。半夏、生姜辛温，如果与大队清热和胃药如竹茹、黄芩、芦根等同用，能加强止呕。但你原方没有变动，又加辛燥之生姜、半夏，加上原方之吴茱萸、当归、党参，犹如火上浇油，热动胃气，怎么能不加重呕吐、烦躁呢？还有一点需要指出的，此患者两次在西医院治疗均无效，说明对西药反应不好。对这类患者要充分发挥中医优势，夜间呕吐、烦躁可以先用些玉枢丹，姜汁送服，或用针灸。用西药同样要注意配伍是否符合中医辨证。如甲氧氯普胺和阿托品就不能同用，前者加速胃排空，后者抑制胃蠕动，延缓其排空，作用互相抵消。再说病人本来就烦躁，苔黄腻，阿托品用后使心跳加快，烦躁更甚，苔黄而燥，热象更甚。盐酸氯丙嗪量也嫌大，一是此患者体质差，要防止直立性低血压，二是盐酸氯丙嗪能加速心率，再加上阿托品，这就增加了心肌耗氧量。加之呕吐、烦躁，折腾了半夜，难免发生心绞痛。所以不能图方便，也不能盲目认为西药效果快，一针了事。

医师甲： 刚才乙医师说有下寒上热，我觉得也对。请问老师，您治疗这种寒热错杂的呕吐有什么经验？

江老师： 该患者不仅有下寒上热，而且中焦也表现为寒热错杂。如心烦，口干苦，欲饮凉，但饮后胃中不适。平时脘腹畏寒，这种中焦虚实寒热错杂之湿热、痰热证，我每以半夏泻心汤、黄连温胆汤辛开苦降，往往效果很好。此方概括了治呕的小半夏汤、小半夏加茯苓汤、半夏干姜散、二陈汤等方。当然，张仲景治疗"胃反，吐而渴，欲饮水者"的茯苓泽泻汤，朱丹溪《丹溪心法·呕吐》中提出的"胃中有热、膈上有痰者，二陈汤加炒山栀、黄连、生姜"等方和治法，都可参考使用。

实习医师甲：请老师给患者开张处方。

江老师：川连 3g，黄芩 10g，炙大黄 10g，姜竹茹 15g，姜半夏 15g，白豆蔻 6g，代赭石 30g，公丁香 3g，茯苓 15g，陈皮 6g，麦冬 15g，芦根 30g，车前草 30g。

医师乙：此病中医能否诊断"关格"？

江老师：可以。所谓"关"指小便不通，"格"指呕吐不已。中医的病名诊断实则类似证候诊断，并不是十分严格的。我看诊断本病为"虚劳"也未尝不可，重在辨证施治。

上方服 4 剂后，呕吐即止，心烦亦除。尿量增至 24 小时 1 050ml，二氧化碳结合力恢复至正常范围，苔黄厚腻化薄，但仍燥。原方续服 3 剂后，呕恶、烦躁未作，尿量 24 小时 1 200ml，复查血尿素氮 77.4mg%，血钙 13mg%，血钾由 8.9mEq/L 降至 5mEq/L。病情虽稳定，但重度尿毒症不容乐观。舌质干红，苔黄腻偏燥。改六味地黄汤加减以善其后，可考虑加用呋塞米促使氮质排泄。

第四节
发热 13 天，伴咳嗽、胸胁痛 5 天

（一）病案

患者杨某，男，52 岁，干部。因发热 13 天，伴咳嗽、胸胁疼痛 5 天，于 1988 年 1 月 22 日住院。13 天前，患者洗澡后受凉，当晚发

热并寒战，头痛沉重，曾注射柴胡注射液，口服速效感冒胶囊等无效。此后每天头痛头重，周身酸困，夜间发热、出汗、寒战，汗出热不解，伴胸痞，尿黄，舌苔淡黄腻。1 月 20 日来本院门诊，查血白细胞 20 500 个 /mm^3，中性粒细胞占比 88%，胸透（－）。服中药 2 剂后，寒战发热尽退。于 1 月 18 日始，出现咳嗽，咳声不扬，咳痰不爽，痰白黏稠，不易咳出，牵引左胸胁、左背疼痛，伴口苦口黏，渴不欲饮，身酸，纳差，尿黄便溏。为系统诊疗而入院。体检除咽轻度充血外，未见异常。胸透（－），血白细胞 11 500 个 /mm^3，中性粒细胞占比 72%。

刻下症：咳嗽阵作，咳引左胸胁及肩背疼痛，痰白黏稠，不易咳出，口苦口黏，渴不欲饮，小便色黄，纳差身困。舌质淡红，苔中根灰黄厚腻，脉弦滑。

中医诊断：咳嗽，胸胁痛。

辨证分析：证属痰热蕴于肺脾，肺失宣肃，气络不和。拟法清化痰热、宣肺止咳，通络止痛。江老师拟方：淡黄芩 10g，生薏苡仁 15g，冬瓜子 15g，炒瓜蒌皮 15g，杏仁 10g，清半夏 10g，茯苓 15g，广郁金 10g，块滑石 12g，川贝母 10g，路路通 10g，丝瓜络 10g。4 剂。

1 月 25 日老师查房：近日发热，体温下午 39℃，夜间咳甚痰多，色黄白，不易咳出，身微恶寒，无汗，周身酸痛甚，头痛，纳少，溲黄，胁痛渐减。舌红苔薄黄腻，脉浮细弦。查血白细胞 10 600 个 /mm^3，中性粒细胞占比 84%。证属外邪束表，卫气失宣，痰热壅肺，肺脾不和。治宜宣化表湿，清肺化痰，健脾和中。羌、独活各 10g，蔓荆子 10g，清豆卷 12g，清半夏 10g，茯苓 15g，生薏苡仁 15g，冬瓜子 10g，淡黄芩 10g，柴胡 10g，炙桑白皮 12g，生姜 3 片。6 剂，每日 2 剂。

1 月 28 日：患者诉头已不痛，肢酸减轻，体温降至 37℃左右，纳食转佳，唯咳痰仍剧，痰白量多，两肺可闻散在干啰音，舌较红，苔腻黄化薄。老师指出，卫分之邪未能尽撤，肺经痰热内蕴，当以清宣利肺以祛余邪。金银花10g，连翘10g，桔梗6g，杏仁10g，桑白皮12g，淡黄芩10g，前胡10g，冬桑叶10g，薄荷（后下）5g，大贝母10g，芦根30g，4剂。药后发热尽退，头身疼痛消除，咳减痰少。稍作出入以善后，于2月2日出院。

（二）课内病例讨论

实习生甲：请问老师，患者20日门诊，吃两剂药就好了，您当时开的是什么方？

江老师：请你找出患者的门诊病历。

实习生甲：清豆卷12g，羌活10g，金银花10g，青蒿12g，茯苓15g，清半夏10g，淡黄芩10g，炒竹茹6g，陈皮6g，碧玉散（包煎）10g。

进修医师乙：患者开始就寒战高热，头痛身酸，一派表证，老师为什么不用银翘散、桑菊饮或麻黄汤、大青龙汤等疏散表邪的方药？

江老师：银翘散适于风热感冒或风温初起，一派风热表证，或兼见肺经症状者，属辛凉平剂。桑菊饮为辛凉轻剂，疏风清热外，重在宣肺止咳。本例初起外感无疑，但症状表现不完全是肺卫风热，故用之不甚符合。当然经化裁使用不是不可以，但总属欠当。至于麻黄汤、大青龙汤就完全不可使用，因本例就诊时，类似湿温初期，表里之湿较重，并见有汗热不解，这时如再用辛温峻剂大发其汗，轻则可迁延病程，重则可导致湿热上蒙，甚至出现神昏耳聋的严重变证，属医家之大忌。温病学家提出的湿温初期三忌，和《金匮要略》上讲过的"风湿相搏，一身尽疼痛，法当汗出而解……汗之病不愈者，何也？盖发其汗，汗大出者，但风气去，湿气在，是故不愈也"。这些论述，对临床很有实用价值，要活用于临床，才算学好了中医。

进修医师甲：本例是感冒，怎么老师又说是湿温病？

江老师：本例初起发热寒战、头痛、身痛以外，还见胸痞尿黄，苔淡黄腻，而且头痛而重，所以不是单纯的风寒或风热表证或感冒，而显系表证夹湿。因以发热为主症，故说它是湿温初期兼表也可以。中医的病名诊断依据症状、体征和舌脉，有时不是十分严格的，重要的在于对其病机的认识，感冒发热表湿重的和湿温初起兼表证的，有时就难以严格区分，本例就属于这种情况。

实习医师甲：请老师解释一下方义。

江老师：因为病初寒战高热，汗出不解，伴头痛而沉，胸痞身酸，尿黄，苔淡黄腻，口黏，属外感夹湿，郁于太阳少阳之间，所以借用了《重订通俗伤寒论》的蒿芩清胆汤加宣散表湿之品。方中清豆卷，轻宣化湿，用为主药。羌活散湿祛风，对表证夹湿而身酸痛者我每用之极效。青蒿、金银花气味芳香，能清热化湿，清透太阳、少阳之邪。淡黄芩清散肺经郁热，而且患者苔黄腻，用为苦燥化湿，也属得当。茯苓、半夏、陈皮、竹茹仿温胆汤意，和中化湿，清胆降逆，使解表而不伤中，且能和里运痰，流畅气机，使痰湿化、中焦畅，有利于祛邪外出。因见尿黄、胸痞，故用碧玉散清热利湿，使邪从小便分消。

医师甲：您为什么不用豆豉，而用清豆卷，这两者如何区别运用？

江老师：清豆卷又名清水豆卷，外可透邪解表，内可清利湿热，故湿热兼有表证或热病初起夹湿者多选用此品。豆豉只有轻微解表作用，而无祛湿之功，仅表证一股不用。

实习医师乙：患者发热已退，为何入院以后，一面治疗，一面又发起烧来？

江老师：估计有以下几种可能：一是此患者初病外感夹湿，湿性黏腻，而当时仅服2剂中药，湿热未能尽祛，余邪内蕴复萌；二是往返劳累，复感外邪；三是患者以为病好了，不注意饮食，恣食导致所谓"食复"。经了解，确是如此。

医师乙：入院后曾发热至39℃（腋下），我们看体温高，血象也偏高，我用了青霉素 220 万 U/d 静滴，但使用 2 天后，体温反而上升至 39.3℃。后来老师叫停了，只开了一张普通平淡的方子，体温二三天就降下来了，不知什么原因？

老师：不能看体温高，血象高一点，就用抗生素。少数情况下，抗生素还不如中药来得快，这例就最能说明问题。我体会外感病，尤其外感夹湿的，中药退烧优于西药，不仅能退烧，在改善全身状况，如食欲、头痛身酸、脘痞和舌苔等方面，效果也很好。所以不少人认为，在治疗急性病方面，西药来得快，似乎非用西药不可。我看不见得，关键在于看什么病，和中药使用得当不得当，方子开不好，照样治不好。这例体温高至 39～39.3℃，头痛、身酸痛严重，无汗，但同时伴有肺脾经痰湿、痰热症状，如咳甚痰多色白，纳少，心烦，尿黄，苔薄黄腻。既有外邪束表，卫气失宣的一面，又有痰热壅肺，肺脾不和的一面。表里均见湿邪，治疗就要宣表达邪、和脾运湿、清肺化痰。故选羌独活、蔓荆子、清豆卷、柴胡、生姜宣表湿，散外邪。其中羌独活、蔓荆子在表证夹湿引起的头痛身酸，我每用之多能见效。因痰多色白不易咳出，故用茯苓、生薏苡仁、冬瓜子、清半夏、桑白皮、黄芩入肺脾经药，重在和脾利肺祛痰。选药清淡，不伤脾胃，达到利痰排痰、和中悦脾的目的。此时切勿一见高热，就用大剂清解，一见咳嗽咳痰，就用清肺泻肺。殊不知过用大剂苦寒清解之品，一是病轻药重，可以引邪深入；二是苦寒伤脾，使运化受制，痰湿更重，从而邪不易清；三是凉遏过甚，使表邪不易疏达外出。所以本例若用石膏、黄连、蒲公英之类以清热，贝母、瓜蒌、杏仁、百部以止咳，就属欠当了。

实习医生乙：老师在 28 日查房时，指出"卫分之邪未能尽撤"，热退，头不痛，也不恶寒了，怎么还有卫分之邪？而且怎么不用清豆卷、羌活之类，却又用上银翘？

江老师：表证挟湿一般两三天难以尽撤，加之患者尚有身酸，体温还没有完全稳定在正常水平，且肺经症状相对突出，肺主皮毛，主一身之表。由于有上述几点理由，故谓"卫分之邪未能尽撤"。由于肺经痰热为当时主要病机，肌表湿热已不明显，故不用清豆卷、羌活宣散表湿，而改用金银花、连翘，既可散表邪，又能清肺热，较之上两味更恰当些。临床光辨证准确还不够，还要做到选方用药的入细入微。

进修医师甲：过去有位著名教授提出过截断论，为了防止病邪深入，主张早用大剂清热解毒药。若是我，在患者高热呻吟时，肯定也会用上大剂金银花、石膏、蒲公英、鱼腥草之类，非此不能清其热毒。

江老师：我不同意你们的观点，如果那样，中医的传统和精华就全丢了。疗效的取得在于辨证施治，"在卫汗之可也，到气才可清气，入营尤可透热转气"，这是经过反复实践检验过的真理，是经验之谈。"治上焦如羽"，我就是根据这一原则用药的，轻以取胜，方为"上工"。在这方面，我过去积累了一些临床经验，我的导师董建华等几位教授就更有经验，常以轻剂治大病、重病和疑难病。

第五节
口舌生疮 3 个月余，伴反复胃脘痛

（一）病案

患者有反复发作胃脘痛史约 50 年，常由情志不遂或饮食不适诱发，曾多次住院治疗。去年北京某医院胃镜诊断为"慢性萎缩 - 浅表性胃炎"，并有多年慢性贫血史。近 3 个月来反复发作口腔溃疡，多次来我院门诊，服中药效果不明显，而于 1988 年 5 月 31 日收住院。刻下症见：胃脘隐痛胀闷，伴明显烧灼感，不思纳谷，恶心欲吐，口干喜冷饮，小便黄赤，溲时灼热感明显，大便秘结数日一行，自觉口出热气，舌面、舌底及颊黏膜见多个溃疡，米粒至黄豆大小不等，表面敷有薄白苔，舌淡暗胖、苔薄黄腻，脉细略数。查体：体温、脉搏、呼吸、血压均正常。贫血、老人貌，慢性病容，皮肤略干燥，弹性较差，双睑结膜苍白，口腔溃疡如上述。心、肺、脾症状阴性，肝可于剑突下 5cm 触及，质中等，右肋下未及。实验室检查：血红蛋白 5.6g%，红细胞 280 万 /mm³，血小板 6.9 万 /mm³，网织红细胞 0.6%，红细胞压积为 0.2，血沉 120mm/h；肝功正常。蛋白电泳：白蛋白 40.8%、γ 球蛋白 27.7%，A/G 0.68。B 超提示胆囊炎、胆结石，肝回声异常。

西医诊断：①慢性萎缩浅表性胃炎；②溃疡性口腔炎；③贫血，原因待查；④慢性胆囊炎、胆石症；⑤慢性肝病。**中医诊断：**胃脘痛，口疮，贫血。

入院当天江老师处方：生地 24g，木通 6g，淡竹叶 10g，生甘草 10g，制大黄 10g，升麻 6g，生石膏（先煎）30g，川连 3g，当归 10g，丹皮 10g，石斛 10g，芦根 30g，3 剂。

6 月 3 日老师查房：大便未行，心烦，尿黄赤，口疮如前，仍恶心纳少。嘱从心胃郁火、气阴两虚调治，并处方如下：淡竹叶 10g，生石膏（先煎）30g，太子参 30g，麦冬 15g，清半夏 10g，生、熟地各 15g，川连 3g，丹皮 10g，生甘草 10g，生姜 2 片。3 剂。

6 月 6 日老师查房：口出热气好转，小便仍黄，心烦、恶心已减，纳增，口疮有回缩，惟仍大便干结。嘱前方加生首乌 12g，玄参 10g，制大黄 10g，去生姜，4 剂。

6 月 10 日老师查房：大便已畅，精神觉爽，口干、心烦、恶心续有好转。前方 3 剂。

6 月 13 日老师查房：口腔溃疡已痊愈，纳食正常，二便调，未再呕恶，胃中灼热感消除，胃痛止，昨觉口干，气力不足，精神尚可。老师再次拟方以善后：西洋参（另煎）6g，竹叶 10g，知母 12g，麦冬 15g，荷梗 10g，石斛 15g，黄连 3g，西瓜翠衣 12g，玄参 15g，制首乌 12g，太子参 15g，生甘草 5g。3 剂。

（二）科内病例讨论

医师甲： 这个病人疗效很好，请老师谈谈你的辨证用药思路。

江老师： 该患者患有多种慢性疾病，但以口疮，西医称为溃疡性口炎，为突出表现。至于慢性胃炎、贫血是多年宿疾，不是本次住院所能全部解决，可以兼顾，当然与口疮也有一定的内在联系。口疮虽然不是大病、疑难病，但病人痛苦，食不甘味，影响整体。西医对此病治疗方法不少，但可以说都没有什么好的疗效。外用药加维生素几乎无济于事。我以中药治疗本病多例，大都有明显效果，当然疗效的取得也离不开辨证施治。

舌为心之苗，口为脾窍，故口舌生疮大多由于心脾积热所引起。心与小肠相表里，心火甚则见心烦尿赤；脾与胃以膜相连，脾经郁火或伏火可波及于胃，导致胃火亦盛，脾胃中焦火炽，故见胃脘隐痛烧灼感、口臭、口出热气；胃火上逆，耗伤阴津，胃失润降，故见恶心欲吐、口干喜冷饮、便秘。总之，一派心脾、心胃积热之象。清心火首选导赤散，使心火从小便去之，所谓导热下行；清胃火可用清胃散，所以初次处方以上述两方合用化裁。

进修医师甲： 我感觉老师第一次处方开得很好，怎么第二次处方又换上了太子参、麦冬、清半夏、生熟地、生姜？

江老师： 主要考虑纳少、恶心。患者年高，肾气已衰，其可以依赖者，唯后天之本也。必先制其恶心、振其胃气，使胃强能食，则其余诸病证均可望缓缓图治而愈。所以不是说第一次处方不当，而是要设法先解决恶心纳差这一主要矛盾。用麦冬、清半夏是取《金匮要略》麦门冬汤之意，重用麦冬养胃阴、清虚火、降逆气，配半夏以下气止呕，两味相伍是润降胃气、和胃止呕的代表用药。用清半夏而不用法半夏，是虑后者偏燥，于阴虚火旺不利。纳差系由气阴两虚、脾胃纳运功能不力所致，故用太子参健脾平补气阴；此时阴虚火旺明显，就不宜用甘温之党参。另用生、熟地是滋养阴血，生地还可清热。生姜以助降逆治呕，少量生姜与大队清热养阴药同用，寓有反佐之意。气阴两虚而以阴虚为主，当用清补法，这就是清补的具体运用。

医师甲：实证当用清法、泻法，为何还要用补法？

江老师：老年人要时时照顾正气、胃气。神倦纳差，胃气已伤，如一味使用清泻心胃积热的寒凉药，容易进一步损伤胃气，故用了一味太子参平补气阴，照顾正气。

实习生甲：第三次查房，老师加用玄参、生首乌、制大黄，我想目的大概在于通便润肠，假如用番泻叶、芒硝、牵牛子之类是否可以？

老师：我认为不可以。因为老人精血已衰，加之贫血、口疮，胃火进一步内灼阴津，导致精血更加亏损，以致肠腑失润，无水行舟，便秘不通。这时用玄参、生首乌生津润肠最适宜，首乌生用润肠通便作用较好，尤其适用于老年人精血虚少引起的便秘。配制大黄以加强通便泻火之功。此例若用芒硝、番泻叶、牵牛子泻实通便，只能图一时之快，停药后大便更坚。因为峻泻复伤津液、损伤正气。老年人肠枯血燥，用峻泻药不是图本之法，不如用清热养阴润肠，既扶正又纠偏，还能润肠，且疗效较易巩固。这也是我的临床一点心得。

进修医师甲：老师最后一次处方开的是什么方？我们议论好久，始终没能看出来。

江老师：清暑益气汤。

医师甲：清暑益气汤是治暑温病的方子，怎么又用来治疗杂病?

江老师：清暑益气汤是清代医家王士雄《温热经纬》上的方剂，原用于清暑热、益元气。本例病发在初夏炎热季节，当胃火大部清除后，犹存口干、气力不足时，用此方清余热、补气阴，作为善后调理，极为恰当。可见本方不一定都用以治暑温病，杂病中符合此种辨证的，尤其在夏暑季节，一样可以使用。其实本方与上两次处方有些类同，大同小异，这是因病机随病程不同稍有变化。方以竹叶、川连、荷梗、西瓜翠衣清余热、解暑邪；西洋参、麦冬、石斛、知母、粳米、甘草益气生津，作为清补。事实证明，本方用之极当，3剂后自觉症状均消除，精神、食欲明显好转，一切正常。随着口疮引起的自觉症状的消除，胃炎、贫血也好转了。当然这个患者没有作胃镜复查，因为考虑年高体弱，又有慢性肝病，防止胃镜探头损伤食管下段可能存在的曲张静脉，只是做了上消化道钡透，因此难以确定胃炎好转与否，但起码胃的自觉症状消除了。贫血情况也逐渐好转，6月27日出院前复查，血红蛋白升至8.4g%，红细胞360万/mm³，血小板11万/mm³，其他血象也有不同程度好转。从这里可以看出，我们中医治病，首先要着眼症状和舌、脉象。西医的观念这些年也在发生变化，也认为需要在改善症状的基础上，再求得病理上的改善。过去眼睛只盯着病和病理，不大重视症状表现。设想一下，如果此患者症状不改善，餐寐不安，不仅口疮好不了，胃炎、贫血等病也不可能好转。

进修医师乙：老师前边谈到，你治愈口疮很多，并说也离不开辨证施治，不知心脾积热外，还有哪些辨证立法和用药经验？

江老师：除心脾积热较为多见外，其他证型还有以下几种：①脾胃气虚，浮火上越证：症见身倦、纳差、大便或溏，口疮反复难痊，往往同便泄、纳少的加重而加重。舌质多淡，溃疡周围黏膜充血不明显，多无口臭、心烦、便秘等征象，治疗宜健脾益气，兼清浮火。常用补中益气汤、香砂六君子汤或参苓白术散等。我往往在此类方药中加入少量黄连、肉桂和灯心草。②阴虚火旺，或心肾不交证：多见口干思饮，心烦不寐，口疮糜破，舌痛，舌红或舌尖红，溃疡周边多有红晕，脉多细数。可用知柏地黄汤、黄连阿胶汤作基本方化裁，再根据阴虚与火旺的主次轻重调整药物。③脾经湿热上蒸证：症见苔腻、脘痞、纳少、口黏不渴或渴不多饮。可选用泻黄散或甘露消毒丹加减治疗，效果也很满意。方剂的选择要根据病机和立法，需灵活掌握。口疮不限于上述方剂，诸如玉女煎、竹叶石膏汤、清心莲子饮等也常用。

医师甲：老师认为该患者属心脾积热，但为什么舌质不红，苔亦不黄？

江老师：此患者贫血严重，舌质淡白是必然的。即使热象更重，一般也很少见到红舌，也就是说，热象很难从本例的舌象上反映出来，这时就需要舍舌从症了。

第六节
五更泄泻伴心烦、头晕 4 年半

（一）病案

患者张某，男，56 岁，干部。1987 年 6 月 24 日入院。患者自 1982 年 11 月起，因工作紧张，引起便次增多，每日 3~6 次，最多达 15 次。腹泻每于紧张或劳累之后加重，与饮食无明确关系，无腹痛、腹胀和脓血便。曾在黑龙江人民医院住院治疗，服复方地芬诺酯及中药，症情稍有改善。纤维结肠镜诊为慢性结肠炎、肠息肉。出院后症情时轻时重，又先后服用多种药物。中药用过温阳健脾、涩肠止泻、淡渗分利、寒热并用、升阳益胃、燥湿祛痰等法，罂粟壳每剂用过 15g，并复方地芬诺酯每次 3 片，每日 3 次，亦未能止泻。刻症：大便日行 6~8 次，晨起五更即泻，随即连续几次稀水样便，时感腹胀，腹有冷感，肢倦乏力，伴头晕、盗汗、五心潮热、心烦、口淡纳欠、晨起泛吐涎沫、夜寐不安，舌淡暗，苔根黄微腻，脉细。

江老师拟方如下：制附子 10g，肉桂 5g，炮姜炭 5g，煨肉豆蔻 10g，煨诃子肉 10g，煨木香 10g，砂仁（后下）3g，焦白术 10g，炒薏苡仁 20g，干荷叶 6g，芡实 20g，怀山药 15g，川连 2g，焦山楂 12g。2 剂

6 月 25 日查房：诉昨日解 2 次稀便，今晨起排便 3 次，肠中作响，无腹痛、腹胀，上身烘热汗出，下肢发凉，余均同前。病属

久泻，脾肾阳虚，心火偏旺，兼肠腑湿热。前法加减调理：制附子10g，肉桂3g，炮姜炭5g，煨肉豆蔻10g，煨诃子10g，煨木香6g，砂仁3g，焦白术10g，炒薏仁15g，干荷叶6g，焦山楂12g，川连3g，山药15g，乌梅炭10g，莲子肉10g。并用丁香粉、肉桂粉、麝香粉以20∶20∶1，混匀，予适量撒于伤湿止痛膏表面，敷贴天枢、关元、气海、脾俞，每日一换。

将上方药稍作加减，用至7月8日，病情已趋稳定，日解1~2次，为软便，体力、纳谷增加，呕恶已除。前方加罂粟壳6g，每日2剂。

7月13日查房：病情续有改善，每日大便1次，已能成堆，心烦及余症消除，舌质淡红，苔根灰腻。上方再服4天，仍每日大便1次，有时能成形。巩固治疗至9月6日出院。住院期间做过钡灌肠、X线检查、大便培养、霉菌培养等多种检查，未发现明显异常。

（二）科内病例讨论

医师甲：这个患者症状比较复杂，不知在辨证时老师是怎样考虑的？

江老师：这个患者既有虚寒的一面，又有湿热的一面，而且还有肝郁证表现。选方用药要依据病机，病机要依据症状和病因。这个患者，我认为，病机应当是久泻脾阳已耗，运化失司，日久损及肾阳，以致脾肾阳衰，蒸化开合失度；水湿内蕴肠腑，蕴郁化热，湿热上蒸；脾虚肝木乘侮，木土不和。

进修医师甲：老师用方一派温阳止泻，而清利湿热和疏肝药用得很少，药证相符如何理解呢？

江老师：此患者以脾肾阳虚为基本病机，其湿邪是因为脾虚失于运化和肾阳亏虚、蒸化开合失司而产生的，故阳虚是本，湿热是标。且从症状表现看，阳虚表现突出，湿热是次要的，故以温补脾肾为主，清利湿热药仅用了黄连、干荷叶、炒薏苡仁三味。只有通过温补脾肾，使脾肾阳气振奋，则运化、蒸化有权，利于水谷的腐熟消化，一旦泄泻改善，水谷就容易化生精微，而不复生水湿了，故温阳利于祛湿。这种理解当然更适于虚寒湿，对湿热则有不同，过用温阳，容易助长热邪。正因考虑到这点，才用了少量黄连，一是清湿热，二是苦燥坚肠，三能清心除烦。不能把湿热看得过重，如果过用苦寒清利，又要进一步损伤阳气，泄泻只会加重。

进修医师乙：此患者五心烦热，盗汗，心烦寐差，苔根微黄腻，我看实证表现也较明显，为什么老师总认为以阳虚为主？

江老师：患者每至五更即泻，泻下稀便，且腹有冷感，伴肢倦乏力、头晕、口淡、纳差、舌质淡，一派虚寒之象。五更泻伴腹冷是肾阳虚最重要的表现；脾主四肢肌肉，开窍于口，又主运化，肢倦口淡属脾阳虚无疑。慢性久泻绝大多数离不开脾虚，泄泻发展到肾阳虚，一般总是先由脾阳虚开始。因此，我个人认为，阳虚表现明显，而五心潮热、心烦等症属虚火上扰，加之少许湿热内郁，天气炎热，哈尔滨人不适应炎夏气候也是一个原因。

医师甲：我经常看到老师用附子治疗慢性泄泻，这个患者有一段时间曾用过 15g，每日 2 剂。炎夏之季，每天用 30g 附子，不嫌太热吗？

江老师：有斯症，用斯药。患者久居东北阴寒之地，沉寒痼冷久积肠胃，非大辛大热之附子不能去其寒、温其脏。事实上这样用后，舌质始终未见变红，心烦未见加重。相反，随着泄泻好转，心烦、五心烦热等自觉症状逐步改善。当然，泄泻使用附子，须确属虚寒方可；若见肛门滞胀，或有灼热感者，则不适宜。而且附子用量，要视病情轻重掌握。量大时，宜先煎，尤其老年人心脏功能不正常时，要防止引起心律失常。我曾遇一位老年患者，因附子量较大，煎煮时间过短，引起心律失常，出现唇绀、晕厥。当然，抢救过来了，但教训不应忘记，既要胆大，又要心细。

江老师：请哪位谈谈，该患者使用的是什么方剂？

实习生甲：附子理中丸。

实习生乙：还有真人养脏汤。

江老师：还有呢？

江老师：还有香连丸。该患者所用的药是由上述 3 个方化裁组成的。临床有时病情复杂，不是 1 个方所能适应得了的，有时需几个方融合化裁加减使用，方能适应本病。临床既要法中有方，又要方中有法，要活用古方，不能拘泥。

实习生乙：既然是五更泻，为何不用四神丸？据教科书上记载，四神丸是治疗五更泻的代表方。

江老师：我个人体会，四神丸治疗五更泻效果并不理想，不如上述方剂有效。当然各人经验体会不同。另外，教科书只是从历代许多医籍中归纳整理出来的最基本、最常用的方法，不能概括丰富多彩的临床经验。

治疗五更泻古方多得很，要想看好大病、疑难病，仅靠教科书这些知识是不够的。此患者在东北许多大夫都看过，他把方子都给我看过，四神丸、真人养脏汤、参苓白术散、补中益气汤、升阳益胃汤，还有葛根芩连汤等等，可谓应有尽有。用参、附、术、姜、粟壳、豆蔻者，也不乏其人，粟壳曾用过 15g，为什么都未能治愈，而在这里基本治好了？一是在于药物组方和用量要合理，不是越大越好；二是一旦有效，就要守方坚持。

进修医师甲：真人养脏汤，老师常用以治疗慢性久泻，能否请您谈谈使用该方的宜忌和如何加减？

江老师：真人养脏汤具有补虚温中、涩肠固脱的功能，治疗脾肾虚寒所引起的泻利最为适宜。方中党参、白术、甘草健脾助运；合肉桂、煨肉豆蔻温中止泻；罂粟壳、诃子固肠止泻；当归、白芍以和血止痛；木香调气。本方使用宜忌的要点有：①脾肾（肠）的虚与寒，缺一不可；②泻利频繁，便中无脓血，滑脱不禁更宜；③无里急后重，无肛门滞胀或灼热感；④无腹胀；⑤无肠鸣音过弱；⑥无大便秽臭。本方加减使用方法很多，主要有：无腹痛的，可去当归、白芍；苔腻夹湿的，再去党参、甘草，加薏苡仁、茯苓；腹胀、大便不爽的，去粟壳、诃子、煨肉豆蔻，加陈皮、槟榔及砂仁；肠鸣音弱的，亦去以上3味，加焦槟榔；食少的，加焦山楂、神曲、砂仁及山药；苔黄，或见心烦，或尿微黄的，加川连，或再加车前草；腹中寒甚的，加制附子、炮姜炭；肠鸣辘辘，泻下稀水较多的，加茯苓、泽泻、羌独活及煨姜；肛门有下坠感的，加荷叶梗、炙黄芪及柴胡。此外，虚寒滑脱不禁，张仲景使用的桃花汤、赤石脂禹余粮丸和灶心土等，也可以考虑掺入使用。

医师乙：罂粟壳是鸦片壳，属于麻醉药，我们不敢用，不知应如何掌握适应证和剂量？

江老师：简言之，有邪有滞的不宜用，无邪无滞、滑泄不禁者宜用。此药收涩固肠为主，也有些止痛作用，剂量宜掌握在3～10g，一般不超过10g。老年人要尽量避免使用，疗程不宜长。

医师甲：老师配用外用药穴位敷贴，也是取其温阳作用吧？

江老师：很对。请你们复习一下，天枢、关元、气海、脾俞诸穴所主病证，以及和本病病机的联系，就都理解了。丁香、肉桂、麝香性味辛热，外用可以使药性透过皮肤，直达病所；内外合用，以达到温阳祛寒，增强疗效的目的。

进修医师甲：老师用了些涩肠药，当然对大便成形有利，假如停药后，会不会导致泄泻复发？

江老师：固涩一法，是治泻九法或治泻十法中的最后一法，上边谈了不少。对于无邪滞而又频繁泄泻属虚寒者，用之是必要的，但不宜久用。尤其罂粟壳，适可而止。停药后一般不会反复，因为在此同时用了健脾温肾固本之法。本固了，标就不易出现了。

第七节
全身皮肤黏膜瘀斑、高度浮肿、蛋白尿伴无脉症

（一）病案

患者赵某，男，49岁，干部。1988年8月12日入院。患者1986年8月无明显诱因出现舌面及口腔黏膜多发性紫暗色血疱并有溃疡，尤以齿牙碰撞后明显，全身皮肤见大量点状或斑片状出血，未经系统诊治。1987年查血小板3.5万/mm³，骨髓象正常，未能明确诊断。1987年9月又出现四肢浮肿，形体消瘦，纳差乏力等症状，并逐渐加重，当时查尿蛋白（++～+++）。遂于1988年1月来北京，先后两次住入协和医院，中途曾转入石景山医院，前后共住院半年余。肾活检病理报告为：IgG、IgA、IgM在基底膜呈颗粒状沉积，病变符合系膜增殖性肾炎伴部分灶性硬化。先后两次行血管造影均提示：左侧桡动脉不显影，右侧桡动脉显影延迟。结合其他检查诊为：①紫癜性肾炎、肾病综合征；②血管炎。泼尼松曾用至60mg/d，尿蛋白及浮肿未见好转，遂加用环磷酰胺，总量用至3 600mg，并加用雷公藤制剂、双嘧达莫、肾上腺色腙片等。前后半年余，因疗效不显而出院。出院时尿蛋白（+++～++++），24小时尿蛋白总量5～7g，血浆白蛋白4.5g%。

入院时患者精神萎靡，全身倦怠，库欣面貌明显。颜面虚浮㿠白，口唇青紫明显。前胸、后背满布痤疮，颜面、两腋窝、双下肢内侧、双腹股沟、两手腕及后背等处，可见多处大片状紫暗色出血斑点，边界清楚微隆起，大者如盘碟，小者如铜钱，斑疹表面密布出血斑点及红色丘疹，轻度瘙痒。另有许多散在斑片状出血点。口腔黏膜和舌面可见数个血疱和糜烂、溃疡面，颊唇黏膜紫暗硬肿，触之易出血。四肢浮肿，按之凹陷如泥，尿少而黄多泡沫，24小时800～900ml。便溏，日2次，便意频，有坠感。舌质红绛，苔黄腻，

脉几难触及，按之着骨始得，小弱不清。实验室检查：血小板13.5万/mm³，尿蛋白（++++），24小时尿蛋白5.4g，胆固醇294mg%，甘油三酯201mg%，β脂蛋白751mg%。血浆总蛋白4.2g%，白蛋白2.7g%，球蛋白1.5g%。肝肾功能未见异常。

治疗经过：入院时江老师给予处方如下。生、熟地各30g，山茱萸10g，山药15g，茯苓15g，丹皮15g，泽泻15g，车前草15g，枸杞子12g，墨旱莲15g，牛膝炭15g，黑料豆12g，仙鹤草30g，大、小蓟各10g，白茅根30g。为了防止激素骤停导致的反应，暂沿用之前出院时剂量，泼尼松40mg/d。

服上方2周后，患者四肢浮肿基本消失，全身紫癜明显减少，皮肤红肿、瘙痒已除。24小时尿量1 500ml左右。便溏，日行4次。舌质暗红不绛，苔薄白腻，脉沉细无力。复查尿蛋白（++），24小时尿蛋白总量3g。老师看过病人，嘱仍用原方，并加服健脾益气剂：黄芪30g，炒薏仁30g，菟丝子12g，芡实15g，炮姜炭5g，大枣5枚。1个月后全身紫癜、口腔血疱、溃疡及四肢浮肿基本消除，但双下肢仍偶有紫癜复发，口唇青紫基本消除，大便成形，日1~2次，尿量为1 200~1 500ml/d，精神体力明显改善，复查尿蛋白多次稳定在（++），24小时尿蛋白2.55g，泼尼松已逐渐减至15mg/d。舌质紫暗转为淡暗，舌苔薄白，脉沉细，清晰可得。老师转用下方：生、熟地各30g，山茱萸10g，山药15g，茯苓10g，丹皮10g，白莲须10g，益智仁10g，菟丝子10g，生黄芪30g，白术10g，紫珠草15g，白茅根30g，益母草15g，炒薏仁20g，生黄芪30g，金银花15g，玄参15g，当归10g，每日1剂。药后皮疹未再反复，陈旧性出血斑片逐渐隐退，皮肤逐渐光滑。尿蛋白（++），24小时蛋白1.75g，血浆总蛋白升至6g%（白蛋白3.1g%），血清胆固醇368mg%，β脂蛋白707mg%，甘油三酯115mg%。脉来较前有力，泼尼松已减至2.5mg/d。至11月初，泼尼松停用，病情稳定无反复。

整个治疗中加服人参粉3g/d，云南白药2粒，每日2次。

（二）科内病例讨论

江老师： 该病属免疫性疾病，西医颇感棘手。三高一低现象加上肾脏活检，可以确诊为肾病综合征。动脉造影结合典型皮损，动脉炎也可确诊。我们仅用中药治疗3个月而基本治愈，可见中医药确有其独到之处，因此我们重点从中医角度加以讨论，总结经验教训。

进修医师甲： 该病人刚入院时，我有些缺乏信心，认为条件那么好的西医院久治不愈的病，我们能治好吗？事实推翻了我的臆断，我们在不断减少以至停用泼尼松和停用其他西药的情况下，依靠中医的辨证施治，使患者的血管炎、肾病均得到满意的控制，这是了不起的成绩。过去我总认为西医科学，中医难以捉摸，通过几个月的学习，确实看到老师用中医药治好不少西医已到山穷水尽的疑难杂症，因此对中医发生了兴趣，坚定了我学习中医的信心。但是对为何能取效和老师辨证用药的思维过程领会不深，能否请老师谈谈入院时辨证立法用药的思路？

江老师： 患者入院时有以下几个突出表现：①阴虚血热证：舌红绛、斑疹色暗红，口腔黏膜的血疱、糜烂溃疡等，全身皮肤可见大片状紫暗色出血斑点系阴虚血热伤络所致。②血瘀证：从皮疹的色泽，尤其是唇颊黏膜紫暗硬肿，一碰即出现血疱等，舌脉象亦支持瘀血证。③气分湿热证：苔黄腻，尿黄少有泡沫，面肢浮肿，皮疹有轻度瘙痒。④脾虚气弱证：神萎体倦，脉沉细难以触及，面肢浮肿以下肢为显，便溏，便意频，有坠感，尿蛋白持续，系运化失司，水谷精微下渗之象。总其病机，证属：久病肝肾阴分已伤，正气已虚，营热迫血妄行，瘀血阻络，气分湿热内蕴。方以六味地黄滋补肝肾，兼泻肾水，佐车前子加强清利之功；牛膝炭、仙鹤草、墨旱莲、大小蓟、白茅根，并重用丹皮以凉血止血，兼能散瘀；黑料豆补肝肾，利湿热。并加人参粉补气，云南白药散瘀止血。合方共奏滋补肝肾，兼顾正气，凉血散瘀，活血止血，清气化湿之功。

医师乙：泼尼松对中医药的治疗有何影响？

江老师：用大量泼尼松无效，说明该药非本例适应证，用后反而导致机体阴阳失衡，呈现一派阴虚湿热假象，给中医辨证和治疗带来困难。所以这阶段的治疗，实际上是纠正泼尼松引起的副作用。泼尼松必须停用，但又不能骤停，防止体内激素水平骤降带来不良后果。这时在加强中医治疗措施的同时，逐渐撤减泼尼松，以至停用，使泼尼松导致的阴虚湿热之象得以纠正，恢复了疾病的本来面目。为以后进一步治疗，创造了有利条件。

进修医师乙：老师第二次转方时，原方未动，加了健脾益气剂，其意何在？

江老师：原方不动，是为了进一步加强和巩固疗效。加健脾剂是因为阴虚湿热渐清，脾虚夹湿之本象显现，如便溏日行 2 次增至 4 次，舌由红绛转为淡暗，苔黄腻转为薄白腻。加之久用寒凉之品，脾阳不胜阴药之消伐，故加用健脾益气剂，以健脾助运，固守元气，以防脾胃一败，药石难施，进一步削弱脾的转输运化功能，加重水肿和蛋白尿。这就是治疗以脾胃为本的具体体现。果然加用以后，使大便成形，水肿、蛋白尿逐渐改善，体力恢复较快，为进一步治疗提供了基础。

进修医师甲：为什么在皮疹逐渐隐退，各种情况逐渐改善，仅有皮疹偶有反复时，老师不仅不逐渐撤减凉血散瘀药，反而加用了四妙勇安汤的几种中药？

江老师：目的是使皮疹得以彻底控制，死灰难燃。正如徐大椿在《用药如用兵论》上所说："病方衰，则必穷其所之，更益精锐，所以捣其穴。"

医师甲：中医药对尿蛋白有些什么好的治疗办法？

江老师：据我个人体会，对尿蛋白的治疗，既要着眼于"病"，更要着眼于"证"，即在辨证的基础上，结合辨病。如果中药有能消除蛋白尿的药物符合或至少不违背该病辨证原则的话，就可以使用。

比如黄芪、山药、薏苡仁、茯苓、菟丝子、益智仁、芡实等均有不同程度消减尿蛋白的作用。这些药物甘平微温，能健脾益肾。而尿蛋白是由脾虚运化失司，水谷之精不能转输上承，反随脾气下泄，和肾虚不能开合，闭藏失职，精微下趋所引起。本例结合全身症状和舌、脉表现，脾肾亏虚是存在的，比如面色㿠白虚浮，大便溏有下坠感，经用养阴、偏凉药物后便次增多，乏力神萎，全身水肿，脉虚细沉等等。泼尼松未能控制尿蛋白，反而造成阴阳的新的不平衡。导致肾阴亏虚，虚火夹湿热交织，进一步耗伤真阴，阴虚则阳无以化，而脾气、脾阳不足，气不化水，所以尿蛋白、水肿反复难愈。这时首先要调整脾肾阴阳的不平衡，而这些调整脾肾阴阳的药物又都具有消除尿蛋白的作用，所以就更适宜使用。药后使水肿消，大便实，脾肾固，而蛋白消减。假如脾虚现象不明显，而湿热表现突出，尿黄多沫，即使尿蛋白再多，也不适宜使用菟丝子、益智仁之类药物。所以辨证仍是主要着眼点。

医师乙：为什么在皮疹没有完全消除的情况下，血分尚有热，你用辛温大热的炮姜？

江老师：炮姜有很好的温中止泻和止血作用，对于虚寒性腹泻、便溏很适用。本例溏便显系脾阳虚寒引起，一味炮姜，加入大队凉血止血方中，一可加强止血，二能防止凉药损伤脾阳，也无动血之虞，故用之。

第八节
面色苍白、头晕半年余，恶心呕吐5天

（一）病案

患者朱某，男，58岁，退休老中医。患者因面色苍白，头晕，乏力半年余，伴恶心呕吐，不能进食5天，门诊以"贫血原因待查""溃疡病（？）"于1988年4月8日收住院。

患者近半年来常感头晕，疲乏无力，未作任何检查治疗。5天前自觉头晕加剧，伴心悸，周身疲软乏力，恶心，食入即吐，纳谷减少。呕吐为胃内容物，由急诊室转入我区。

刻症：面色苍白，头晕，疲乏无力，心悸，纳欠，恶心呕吐，口干思冷饮，饮入即吐。大便量少干燥，三日一行，尿黄赤，舌淡少苔，脉细无力。

1981年曾在某医院钡剂检查提示十二指肠球部溃疡。有嗜酒史20余年，痔疮数十年，经常大便鲜血。

查体：T 37.0℃，P 80次/min，R 18次/min，BP 80/40mmHg。贫血貌，慢性病容，消瘦明显，皮肤干燥弹性差。体格检查均为阴性。

实验室检查：血红蛋白8g%，血小板1.3万/mm^3，红细胞压积0.3，血清总铁结合力53.7μg（300μg/dl），血清铁22μmol/L（123μg/dl），铁饱和度0.41（41%）。血钾3.5mmol/L（3.5mEq/L），血钠132mmol/L（132mEq/L），血氯87.5mmol/L（312.5mg/dl）。肝功（-）。蛋白电泳：白蛋白49.1%，γ球蛋白25.9%，白蛋白/球蛋白0.96。肝扫描：肝普遍略增大，未见占位性变。B超提示慢性胆囊炎、胆结石、脂肪肝；上消化道钡剂检查未见明显器质性病变。骨髓穿刺涂片示：幼稚细胞较少，中性分叶核粒细胞和淋巴细胞数不少，巨核细胞偶见，血小板可见散在。因涂片不佳，未能明确诊断。考虑巨幼贫血可能性大，并发缺铁性贫血。

中医诊断：呕吐；眩晕；虚劳。

老师第1次处方：西洋参3g另煎，党参15g，莲子肉10g，黄连3g，山药15g，白扁豆12g，生薏仁15g，冬瓜子15g，橘络6g，糯稻根10g，焦谷、麦芽各10g，山楂15g。3剂，并配合补液。

1988年4月11日老师查房：患者精神好转，皮肤弹性有所恢复，恶心呕吐未作，食欲明显改善，但仍感头晕乏力、腹胀。舌脉同前。上方去冬瓜子，加炮姜炭6g。

1988 年 4 月 14 日老师查房：患者病情渐趋稳定，呕恶已止，纳谷旺，每餐能进 3 两（约 150g）多，精神明显好转，血压恢复至 90/50mmHg，舌质较前红润，脉较前有力，唯大便干结，数日一行。指示改用平补肾阴肾阳，益气养血以治。处方：鹿角胶 15g，阿胶 10g，仙茅 10g，淫羊藿 15g，制首乌 15g，生、熟地各 20g，当归 10g，枸杞子 12g，党参 15g，木香 10g，肉苁蓉 10g，大枣 7 枚。

上方连服至 1988 年 5 月 3 日，复查血红蛋白 9.3g%，红细胞 320 万 /mm³，血小板 35.1 万 /mm³，红细胞压积 0.39，白蛋白 / 球蛋白 1.1，体重增加 5kg，精神好，血压平稳。饮食二便均正常，于 6 月 10 日出院。出院时自觉口干，夜间多尿，舌质嫩红。嘱出院后继续服用：生、熟地各 30g，山茱萸 10g，枸杞子 12g，生晒参（另煎）3g，生黄芪 15g，当归 10g，制首乌 10g，煅龙、牡各 30g，桑螵蛸 10g，莲须 10g，大枣 7 个。

（二）科内病例讨论

实习医师甲：请老师谈谈辨证治疗的思维过程。

江老师：好，先谈谈辨证思维过程。该患者的突出表现是苍白，头晕，乏力，心悸，按时间先后分，这是"本病"。而给患者造成直接痛苦的是恶心，食入即吐，纳谷不思，这是"标病"。根据面色苍白、呕吐、全身极度虚弱和病程久的主症特点，可以诊断为中医的"贫血""呕吐""虚劳"。由此，从个别症状的感性认识，上升为理性认识，得出病名的诊断。但仅由症至病，还不足以指导中医的治疗，还必须根据病因和病症特点，分析具体的病机属性。如面色苍白、头晕、疲乏无力、心悸、纳少、舌淡少苔，脉细无力，表示气血两亏，心脾失养；恶心呕吐、食入或饮入即吐、口干思冷饮、便干尿黄，表示阴虚胃失润降，腑热内结。归纳起来，其病机主要是气阴（血）两亏，胃失润降，虚实夹杂。这其实就是"证"，难以用四个字概括，上述十二个字，基本能归纳病机的核心，只有这种反映病机要点的

"证"，才能更具体、更深刻地反映疾病的本质，才能成为立法用药的依据。贫血可以用养血法，或益气生血法，或温阳，阳生阴长法；呕吐可以用温胃降逆法，也可以用清热止呕，或通腑，化痰，和解平肝，苦辛通降等法；至于虚劳，更有先天、后天，阴阳气血，标本缓急，治中、治下等不同治法。如果按病治疗，必然杂乱无章，不得要领，无所适从。这时必须把握住病机，病虽多，证则一。至于立法用方，就见仁见智，各有千秋了。疗效的好坏，取决于治法的主次先后、轻重缓急的恰当掌握，以及巧妙合理的配伍，药物选择的精当，剂量的灵活应变。以首次处方为例，方以西洋参、党参益气阴，莲子肉、山药、白扁豆、生薏仁、冬瓜子、橘络、糯稻根、谷麦芽、山楂甘平益胃，平补气阴，冀胃能恢复润降容纳之性，脾气得苏，食进胃强，以畅生化之源。配黄连，一能苦味健胃，二能清降胃气，和胃止呕。果然药后呕恶即止，纳增神旺，达到了治标顾本的效果。从一般理解，应当是急则治标，缓则治本，先治呕恶，再治贫血虚劳。但我们没有选择旋覆代赭石汤、半夏泻心汤、二陈汤、小半夏汤等方止呕降逆，而是甘平益胃，既能润降胃气，又能顾本。因为其虚已甚，上策应当是在能止呕逆的同时兼顾其虚，补而不壅，且能降胃。因此在治疗上，首先考虑的是"证"，兼顾其"病"，当然个别的"症"，也需对"症"治疗。如见呕恶、口干、尿黄，而选用黄连、西洋参即是。从上可见，该例辨证施治的思维层次：辨证，从症状着手，获得病名诊断，再确立病机，关键着眼于病机，即"证"的确立；施治，先据证立法用药，再结合"病"和突出的"症"，适当选用一二味药物，有主有从。这体现了多数疾病辨治层次的一般规律。辨证思维的方法学与疗效往往是一致的。

医师乙：本例如果由我处方，很可能不是一味地补脾益气，就是降胃止呕，或通便泄热。

江老师：并不是虚证都适用补法的，不是一见贫血就想到益气生血法。假如本例用参、术、芪等类甘温补脾药，则甘温助热，升发脾阳，壅满胃气，可加重呕逆之证。假如据口干思饮、尿黄便干，而一味用生地、玄参、麦冬之类养阴清热，增水行舟，又恐滋腻壅滞，影响脾胃运化，寒凉进一步损伤已衰弱极甚之元气。假如用大黄、枳实等通便泄热，伤津耗液，徒伤正气，就更属错误了。当然假如不用甘寒，而是甘凉濡润，佐以少量苦降胃气之味，如金匮麦门冬汤，以麦冬、半夏为主药，也是很得当的。总之治法要符合病机，对于这种极度虚弱患者，既要突出重点，又要面面俱到，切勿麻痹疏忽，以药误人。

医师甲：当患者呕恶止，血压回升，食欲精神明显好转，唯剩大便干结时，老师用平补肾阴肾阳、益气养血法，不知出于何种考虑？

江老师：标邪基本解除后，就要治本，贫血、虚劳，离不开气血阴阳。但峻补元阳则暗耗阴血，峻补元阴则损伤已虚之气、阳，故采用平补法，阴中求阳，阳中求阴，更加党参、当归、阿胶等益气养血。此时治疗重点转移到了"病"（贫血、虚劳）上，实为图本之法，而且首乌、生地、当归、苁蓉兼有润肠通便之功，使药后大便得以润下。

进修医师甲：为何选择鹿角胶？

江老师：精血同源。虚劳贫血之患者，肾气肾精已亏，选鹿角胶血肉有情之品，冀能培植肾之根本。此例有阴阳气血并亏之候，而无火旺、内热之象，故用之无禁忌。且近年许多临床研究证实，单纯使用养阴补血药对贫血仅能缓解部分症状，对血常规检查指标改变不大；而健脾温肾药，尤其鹿茸、人参在提高血红蛋白方面有显著效果，故择之为君。

进修医师乙：使用温阳益阴、补气生血法治疗一段时间后，血常规检查中相关指标上升较快，出院时体重增加 5kg，最后老师处以左归饮合桑螵蛸散化裁，是否考虑肾虚夜尿多之故？为什么还要用人参、黄芪呢？

江老师：肾虚往往是在脾虚的基础上产生的，或兼夹脾虚，我在补肾的同时总是要用些益气扶脾药，加强补肾的功效。

医师甲： 这个患者入院后呕恶、纳欠及全身状况迅速改善，是否是因为配用了西药？

江老师： 患者营养状况差，平时贫血，又加呕恶、纳少，所以出现脱水、酸中毒、皮肤弹性差，这时配合纠正水、电解质、酸碱平衡失调是必要的。能改善机体内环境和全身状况，使中药更好地发挥作用。但我们必须看到，仅仅依靠补液等是起不到这么好的效果的，必须以正确的中医辨证施治为主，补液只是暂时的权宜之计。

医师乙： 该患者有肝胆疾病，为何未予治疗？

江老师： 长期贫血、低蛋白血症、营养不良可以引起肝脏不正常，加之脂肪肝，故出现蛋白电泳异常、A/G 倒置、肝大等，随着全身营养状况好转，这些自会改善，无须专意治疗。至于 B 超所示情况胆囊炎、胆石症，只要没有症状，可以不予治疗，即使治疗，也不易见到效果，反而喧宾夺主，结果什么病也治不好。

第九节
反复发作的右上腹痛，阵发加剧，近发 4 天

（一）病案

患者李某，男，44 岁。近一年来，右上腹疼痛反复发作。因近发 4 天，阵发性加剧，急诊室以"急性胰腺炎、胆囊炎急性发作"，于 1988 年 9 月 8 日收入院。

患者自去年 7 月以来，右上腹及中上腹部反复发作疼痛，阵发加剧，发作时痛势颇剧，每用解痉止痛西药缓解。今年 4、5 月份曾两次在本院作 B 超，均提示"胆石症伴炎症、脂肪肝"。今年 6 月曾因类似上述发作，收住本病区。当时以禁食、补液、抗炎、解痉，及清热通腑、行气止痛之中药汤剂，治疗 47 天，临床症状消除，于 1988

年8月10日出院。出院时诊断：胆石症、胆囊炎、急性胰腺炎。出院后病情基本平稳。4天前由于劳累过度，饮食不节，加之情绪紧张，致使旧病复发，上腹及右上腹疼痛，阵发加剧，痛时呻吟汗出，先由急诊室给予抗炎、解痉、补液等治疗，未见明显好转而收入我区。

刻诊：全上腹疼痛，右上腹呈胀痛，中左上腹呈绞痛，剧烈难忍，按之加甚，转侧翻滚，汗出如珠。无明显放射痛，无恶心呕吐。尿黄便结，纳谷不思，神萎软，舌苔黄腻，脉沉弦滑。检查：T 36.7℃，P 80次/min，R 20次/min，BP 110/70mmHg。急性痛苦病容，双巩膜淡黄色，腹平坦，上、中腹明显压痛，尤以中上腹为甚，轻度肌紧张，无反跳痛，墨菲征（±），余为阴性。

中医诊断：①胃脘痛；②胁痛；③黄疸。**西医诊断：**①胆石症，慢性胆囊炎急性发作；②急性复发性胰腺炎。

江老师查房后医嘱：①禁食；②中药以清热利湿，通腑泻实为法。处方：柴胡10g，法半夏12g，延胡索10g，川楝子10g，生大黄10g（后下），芒硝10g，黄芩10g，枳实10g，金钱草30g，白芍20g。

9月9日老师查房：病人主诉药后大便日行3~4次，稀水状，泻后右胁胀痛消失，中上腹绞痛减轻，触之仍轻度拒按，腹肌稍紧。小便色转淡黄，苔黄腻化薄。嘱停禁食，改为全流。认为胆胃湿热清而未尽，通降不利，继服前方4剂。

9月12日老师查房：病人主诉上腹疼痛基本消除，纳食可，大便偏溏而不泻，尿色淡黄，舌质暗红，苔黄腻，脉弦滑，双巩膜黄染基本消退。原方去川楝子，加茵陈30g，续服。

9月16日老师查房：复查尿、血淀粉酶均在正常范围，GPT降至49U，余均正常。B超示：①胆结石伴胆囊炎；②胰腺炎，不除外。患者自觉症状消除，腹无压痛，无肌紧张，舌暗红，苔黄腻，中间呈黑褐色。证属肝胆湿热未净，再祛余邪，化湿利胆，通腑清热兼治。茵陈30g，金钱草30g，广郁金10g，炙大黄10g，芒硝10g（分冲），山栀 10g，海金沙 15g，苍术 10g、川朴 6g，枳壳 10g，法半夏 10g。

此后病情一直稳定，10 月 5 日在无任何诱因情况下，又出现右上腹疼痛伴呕吐，予西药处理。次日老师查看，患者呈痛苦面容，被动体位，体温最高 38.6℃，上腹持续疼痛，尤以中、上腹为甚，呈绞痛、胀痛，已两天未进食，大便不通，口干喜饮，舌暗红，苔薄腻中呈黄褐色，脉弦细数。检体：全上腹压痛（＋），反跳痛（＋），腹肌轻度紧张。老师重新处方：柴胡 10g，生大黄 15g（后下），枳实 10g，金钱草 30g，金银花 15g，蒲公英 30g，虎杖 12g，赤芍 10g，黄芩 10g，黄连 5g，郁金 10g，芒硝 20g（冲服）。另给番泻叶 20g/d，分次代茶饮。至 10 月 7 日，体温降至正常，腹痛明显减轻，大便畅通。10 日起压痛、反跳痛消失，腹软。

10 月 14 日老师查房：患者咽痛、低热、扁桃体轻度肿大，舌红苔黄腻。老师嘱从湿热内蕴、复感外邪论治，以蒿芩清胆汤加减。处方：金银花 15g，青蒿 15g，黄芩 10g，碧玉散 12g，茯苓 15g，法半夏 10g，竹茹 6g，薄荷 6g，大贝母 10g，清豆卷 12g。3 剂后外感症除，舌质淡红，苔薄白腻。转从益气养阴、清热利湿法治之。处方：太子参 20g，北沙参 15g，枸杞子 12g，白芍 10g，川朴 10g，茯苓 15g，枳壳 10g，郁金 10g，黄芩 10g，鸡内金 6g，金钱草 30g。善后巩固，并嘱择期转外科手术。

11 月上旬全身情况明显好转，后外科手术，摘除胆囊，见胆囊内有结石 300 余块。

（二）科内病例讨论

江老师：该患者两度住院，住院期间用中药治疗，很快好转，但不能免除反复，最后依靠外科手术，摘除了胆囊和结石，铲除了病根。尽管如此，但从内科角度看，治疗是成功的，不能认为内科没有从根本上解决，就否定中医药的成绩。是辨证施治，正确用药才得以及时控制病状，防止进一步发展。没有内科的保守治疗，就不能认识疾病的顽固性，就下不了手术的决心。内科保守治疗是必要的，采用中医药为主治疗更是必要的。疗效不是跟外科比，而是看比西医内科有哪些优越性。

医师甲：请老师谈谈该患者的病位、病理和治法。

江老师：病位主要在胆，因肝胆互为表里，故与肝也有一定关系。胆囊炎、胆石症导致转氨酶增高，肝功能不正常，当胆囊炎症得到控制后，这些指标都下降了，从一个方面反映了肝胆的表里密切关系。该病的病理性质是湿热，湿热蕴结肝胆而成石，胆石蕴阻，又使胆腑湿热难以排除。两者互为因果，使胆腑通降失司，蕴郁为患，表现为胁痛、胆胀一派实象，甚至胆汁泛溢为黄。治法不仅要清利肝胆湿热，更重要的是泻实通腑，腑气一通，胆汁随胃气下行，不致蕴郁或泛溢。基于这种认识，所以方中一直用生大黄、芒硝，即使便稀次频，仍不放弃"攻"和"通"，使肠胃空虚，以利于胆汁的通降下行。充分体现了"以通为用"的原则，这和现代医学的认识基本一致，即胆囊内结石所导致的胆汁郁积不畅，胆囊内压力增高，是比胆囊内细菌感染更为重要的因素。因此抗生素就不如中药通腑泻实、利胆通降在控制胆囊感染上更容易发挥作用，这是中医的优势所在。

进修医师乙：老师上次给我们讲课时讲过"胆气主升""胆气春升则余脏从之"，可是在治疗上又一味主张"降""通"，这不矛盾吗？

江老师：不矛盾。胆主升是指胆的生理功能，其升发的是正常的胆气，它和肝的升发作用一样，象东方之木，主升清。而且胆内寄相火，如果肝胆疏泄正常，相火即为少火，化为春升之清气。但我们同时应知道，胆汁、胆火是主降的，胆汁、胆火宜降。因为胆为清净之腑，胆汁下行则安，上逆或壅郁则病。胆汁一面借肝气疏泄、分泌、下泄、蛰藏于胆，一面借胃气通降下行，降达于肠，使其盈虚更替，以协助水谷的消化吸收。如果胆汁不降反逆，或壅积于胆，可以导致胆胀胁痛；或上逆于胃，形成胆瘅口苦、呕吐胆汁。因此，通之又通，降之又降，泻下通便目的是使胆汁和胆火承胃腑下降之性以下泄，使胆腑保持清净，恢复胆胃的顺降之性。只有这样，才能使胆气发挥正常的升发作用，更有利于肝胆湿热的清除而不致壅郁为害，这就叫相反相成。

进修医师甲：为什么好了，在没有任何诱因可寻的情况下又复发？

江老师：关键还是结石在作祟。从手术后和 B 超均可获知，结石充满了胆囊，晚上睡平了，胆囊的结石下移，嵌顿在胆囊管口，导致局部发炎、水肿，胆汁排泄不畅，蕴郁为害，不通则痛。

医师甲：可这次发作你用方与上次不同，大黄用量更大，又用芒硝，还加了番泻叶，这是何故？

江老师：还是着眼于"通""降"。因为泻药用多了，一方面导致抗药性的产生，一方面耗伤肠腑津液，影响大肠的传送功能，反而会使大便渐渐变干。这时如果不加重泻药的用量，就难以达到泻下的目的；而不泻下，肠胃就不能空虚，胆汁就难以顺降，这是从实践中得出的经验。加上发热、局部疼痛拒按，腹部压痛、反跳痛和肌紧张，以及便干、脉弦、苔黄腻等一派湿热实证、重证，故加重了清化湿热药如金钱草、金银花、蒲公英、黄连等以求控制。

进修医师甲：这次再控制后，老师没有守方，反而大幅度调整用药，这又何故？

江老师：那是情况发生了变化。中医治病必须做到症变药也变。如 10 月 14 日，由于病久，加之久攻，正气已伤，一方面湿热之邪未尽，一方面正虚复感外邪，故用了蒿芩清胆汤。此方本来是治疗少阳热重，兼有痰湿内阻和暑湿之症的，这里借用该方，并加清豆卷、薄荷、大贝母、金银花兼散表邪。清豆卷加金银花、薄荷，用于表热兼脾湿者最为适宜；大贝母化痰止咳，治咽痛；青蒿苦寒芬芳，清透表里之邪；芩、茹苦降，清泄胆经之余热；碧玉散清热利湿；茯苓、半夏和中化湿，共奏透表清热、利湿化痰、调和脾胃之功。故 3 剂后外感症除，舌转淡红，苔转为薄白腻。然后转用益气养阴、平补正气、兼清湿热，药用太子参、北沙参、枸杞子、白芍等。药后患者体力恢复较快，为能胜任手术创造了条件。

医师甲：老师首次处方，用了大柴胡汤，是否因为开始诊断"胰腺炎"的缘故。

江老师：大柴胡汤用于伤寒少阳阳明合病，借用于胆胃实证有便秘者很适宜，不一定胰腺炎才可使用。

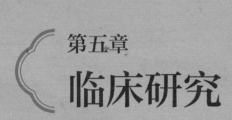

第五章
临床研究

第一节
论胆瘅及其临床研究——附74例资料分析

一、论题的提出

胆瘅病名，最早载于《黄帝内经》，后世往往将其归纳为"口苦""呕苦""呕胆""胆倒"等名称。由于口苦、呕苦常与胃痛、胁痛、痞满、嘈杂、烧心等相兼出现，因此它既异于胆病，又别于一般胃病，而是一种特殊类型的疾病。胆瘅主要涉及胆、胃两腑，与胆之虚热、实热有关。对其病机证治，散见于有限的古代医籍中，而近代中医期刊文献，则未见专篇讨论。近年胆汁反流入胃对胃部疾病的影响已为临床和实验研究所证实，并成为重要临床课题。随着纤维胃镜的广泛使用，我们的望诊得以延伸到人体内部。这不仅为胆瘅的"邪在胆，逆在胃"这一基本病因病机提供了直接依据，而且提示我们，有必要从选择胃镜下胆汁逆胃同时伴见胆、胃症状者入手，对胆瘅这一疾病进行深入研究。为此，我们对74例胆汁反流性胃炎患者进行了系统治疗观察，分析胆瘅与本组疾病的内在联系与区别，进而对胆瘅这一古代病名进行深入挖掘，推广其义，赋予新的概念。试图提出本病的定义，并寻求其生理基础、病机特点和辨证论治的一般规律，从而更好地从理论和临床实践上继承发扬，进而指导临床。

二、临床资料

（一）病例选择

掌握如下要点：①尽量选择中等和大量反流者。属此类者共58例，占（总数74例）78.4%。②尽量选择胃的合并症多者。本组有两种以上合并症者共52例，占70.3%。③尽量选择胃镜至检查接受治疗间隔时间短者。本组于镜检后一个月内接受系统治疗者65例，占87.8%。

（二）一般资料

74例中，男66例，女8例。20岁以下1例，21～30岁23例，31～40岁18例，41～50岁15例，51～60岁14例，60岁以上3例。胃病史一年以内10例，1～5年32例，6～10年10例，11～20年14例，20年以上8例。疗程：住院治疗49例，最短31天，最长90天，平均47.5天；门诊治疗25例，疗程从接受治疗至胃镜复查时计算，最短34天，最长120天，平均67.5天。

（三）临床表现

本组口苦44例，呕苦22例，嘈杂53例，脘胁胀痛28例，烧心或胸脘热灼感34例，胃痛69例，痞满60例，吞酸44例，嗳气47例。舌苔薄白18例，白腻17例，薄黄23例，黄腻11例，薄净5例；舌质嫩红4例，红17例，暗红4例，紫暗14例，淡白35例。脉弦26例，细20例，缓8例，濡滑9例，其余正常脉象。

（四）主要观察指标

1. 全部病例均进行治疗前、后两次胃镜对比检查。①胆汁反流分级：分少、中、大量三种。分级标准：少量，为少量黄色液体从幽门口溢出，高峰时每分钟不超过 5 次，或同时见黏液糊、空腹胃液色较淡或浅绿。中量，为大量黄色液体从幽门口入胃，高峰时每分钟 5～10 次，或同时见胃窦黏膜胆汁染色，黏液糊、潴留液较多，色黄或黄绿，空腹胃液色较深。大量，为黄色或黄绿色液体从幽门口涌出或喷射出，或频繁反流，高峰时每分钟达 10 次以上，或同时见胃窦满布黄绿色泡沫，或见黏液糊、大量深绿或黄绿色液潴留，或空腹胃液色金黄、深绿。结果少量反流 16 例（21.6%），中量 33 例（44.6%），大量 25 例（33.8%）。②合并症：74 例几乎全部合并慢性胃炎，33 例并见消化性溃疡，14 例并见十二指肠球炎，11 例并见食管炎。

2. 32 例患者行治疗前、后两次病理活检。凡有病理诊断者，均以病理诊断为主要依据。

3. 对 46 例用放射免疫法进行了治疗前、后空腹胃液胆酸浓度或清晨空腹 1 小时胃液胆酸总量的对比测定，并选择 15 例胃镜下无明显反流的轻度浅表胃炎进行胆酸浓度和 1 小时胆酸总量测定作为对照组。结果表明：胆酸浓度疾病组 30 例治疗前和对照组均值分别为 3.87 ± 2.16 和 0.42 ± 0.32mg%；1 小时总量疾病组 16 例治疗前和对照组均值分别为 8.91 ± 7.57 和 0.30 ± 0.25mg%（均 $P < 0.05$）。

4. 对典型病例进行了治疗前、后两次胃镜下彩色摄片，以资对照。

5. 对 37 例中、大量反流者进行了临床随访，其中 16 例进行了胃镜随访。

6. 对具备胆瘅主症口苦的 44 例进行了 B 型胆囊超声检查，合并慢性胆囊炎 24 例，占 54.5%。并选择胃镜下无反流的慢性胃炎 20 例进行胆囊 B 超作为对照组，结果合并慢性胆囊炎 3 例，占 15.0%。两组差异非常显著（$P < 0.001$）。同时还无选择性地对慢性胆囊炎 20 例进行常规胃镜检查，发现有慢性胃炎 19 例，表明胆、胃间存在着密切的病理相关性。

三、辨证施治

均以入院时临床表现为辨证依据。如按入院时证候治疗效果不显，改从新的证候治疗有效，则以治疗有效的证候为准。治程中证候转化或两种证候兼见者，则以主要证候为准。

（一）胆热犯胃证

22 例（29.7%）。

主症：口苦或呕苦；或脘间灼痛、痞满，嘈杂，吞酸；或胸脘烧灼感，口干便结；舌红或暗红，苔多薄黄，脉象多弦。病机：胆热犯胃，胃失和降。治法：清胆和胃，行气通降。代表方：黄连温胆汤合小柴胡汤、左金丸化裁。常用药：黄连 3g，制半夏 10g，茯苓 10g，枳壳 10g，炒竹茹 6g，陈皮 6g，吴茱萸 2g，柴胡 10g，炒黄芩 10g，生姜 2 片。

（二）气滞血瘀证

14 例（18.9%）。

主症：气滞为主者，胃脘胀痛以胀为主，甚则连及两胁，吞酸，嗳气，或见腹胀胸闷，常因七情诱发，苔薄，脉弦；血瘀为主则见胃脘痛胀，以痛为主，部位固定，或刺痛，久治乏效，或有胃出血史，舌质多暗或见瘀斑瘀点，脉多细弦。病机：气滞血瘀，胆胃失降。治法：行气通降，化瘀和络。代表方：气滞为主，用香苏饮合四逆散加减；血瘀为主，用猬皮香虫汤（董建华老师经验方）合金铃子散加减。常用药：气滞为主，用苏梗 10g，香附 10g，陈皮 10g，柴胡 10g，枳壳 10g，白芍 10g，佛手 6g，香橼皮 10g；血瘀为主，用炙刺猬皮 6g，九香虫 6g，延胡索 10g，川楝子 10g，炙五灵脂 10g，香附 10g，陈皮 10g，枳壳 10g，瓦楞子 15g。上述两类证型中，少数情况下酌情随证掺入黄连温胆汤意。

（三）寒热错杂证

12 例（16.2%）。

主症：胃脘隐痛，喜温喜按，但同时烧心，或口苦，或胸脘灼热、痞满、嘈杂，恶心呕吐，口黏，渴不思饮；舌质偏淡，苔薄黄或黄腻，脉濡滑或弦细。病机：寒热错杂，胆胃不和。治法：辛开苦降，和中降逆。代表方：半夏泻心汤合黄连温胆汤加减。常用药：制半夏 10g，黄连 3g，炒黄芩 10g，党参 15g，茯苓 15g，枳壳 10g，陈皮 6g，炒竹茹 6g，生姜 2 片。

（四）脾胃虚弱证

21 例（28.4%）。

主症：胃脘隐痛或冷痛，喜温喜按，痞满，嘈杂，得食暂缓，泛吐清、苦水，纳少便溏，形瘦体倦，或见头晕寐差，多梦惊悸；舌质偏淡或淡胖，边多齿痕，苔白或白腻，脉细或缓。病机：脾胃气虚，升降失常。治法：健脾和中，调其升降。代表方：异功散合黄连温胆汤、吴茱萸汤加减。常用药：党参 15g，炒白术 10g，茯苓 15g，半夏 10g，陈皮 6g，炒竹茹 6g，枳壳 10g，吴茱萸 2g，黄连 3g，生姜 2 片。如寒象明显，则以黄芪建中汤代异功散。常用：炙黄芪 15g，桂枝 6g，白芍 10g，饴糖 30g，炙甘草 5g，茯苓 15g，制半夏 10g，陈皮 6g，吴茱萸 2g，黄连 3g，生姜 2 片。

（五）气阴两虚证

5 例（6.8%）。

主症：胃脘隐痛或轻度灼痛，痞满，嘈杂似饥，纳呆，干恶，或口干口苦，便结；舌红或嫩红，苔剥或净，脉细。病机：阴虚脾弱，胃失润降。治法：平补气阴，和中降逆。代表方：麦门冬汤合黄连温胆汤加减。常用药：麦冬 10g，制半夏 10g，太子参 15g，北沙参

10g，石斛 10g，茯苓 10g，炒竹茹 6g，陈皮 6g，枳壳 10g，黄连 3g，生姜 2 片。

由于临床证情多变，根据证变法亦变的原则，适当作了加减。另外，凡合并溃疡者，均配服乌贼骨粉、白及粉、三七粉（按3∶3∶1），每次 3g，每日 3 次。

四、治疗结果

（一）疗效标准

治愈：自觉症状消除，全身状况明显改善，6 个月后随访症情稳定无反复，中、大量反流治疗后胃镜下均消失，或见空腹胃液胆酸显著下降。

显效：主症消除，其他症状显著改善，全身状况好转，少量反流者胃镜下消失，或大量反流复查时转为少量，或见空腹胃液胆酸显著下降。

有效：自觉症状改善或显著改善，但遇诱因仍有反复，胃镜复查反流由中量减至少量、由大量减至中量，或见胃液胆酸下降。

无效：自觉症状无改善，或虽改善而有反复，胃镜复查胆汁反流无变化，或空腹胆酸无下降。

（二）治疗结果

治愈 15 例（20.3%），显效 35 例（47.3%），有效 19 例（25.7%），无效 5 例（6.8%）。显效以上占 67.6%，总有效率为 93.2%。

合并消化性溃疡的 33 例中，痊愈 15 例，好转或显著好转 13 例，无变化 5 例。好转以上为 84.8%。合并十二指肠球炎 14 例中，痊愈 12 例，无效 2 例，治愈率 85.7%。合并 11 例食管炎中，食管黏膜恢复正常者 10 例，好转 1 例，治愈率 90.9%。74 例慢性胃炎合并症中，镜下 42 例有不同程度好转。有前后病理对比资料共 32 例，治疗后好转 15 例。其中 21 例浅表胃炎中程度转轻者 8 例；9 例萎缩性胃中转变为浅表胃炎或以浅表为主者 5 例；浅表、萎缩并见的 2 例中，1 例转为浅表胃炎，另 1 例无变化。伴肠化 8 例，治疗后肠化消失 4 例，减轻 2 例，无变化 2 例；伴轻度非典型增生 9 例，治疗后 4 例消失，5 例无变化；轻、中度或中度非典型增生共 3 例，治疗后 1 例消除，2 例无变化。

30 例空腹胃液胆酸浓度，治疗后较治疗前平均下降 69.3%；16 例清晨空腹 1 小时胃液胆酸总量，治疗后较治疗前平均下降 55.3%（均 $P < 0.001$）。

疗程结束后 6~18 个月内，对原 58 例中、大量反流患者中的 37 例进行了临床随访。不稳定者 2 例；稳定或基本稳定 35 例，占 94.6%。胃镜随访 16 例，胆汁反流有反复者 3 例，稳定率 81.3%。

五、讨论

（一）对胆瘅病概念的理解与定义

"胆瘅"病名，《素问·奇病论》载"有病口苦……病名为何？……病名曰胆瘅"。可见胆瘅是作为病名提出的，口苦不过是胆瘅的一个典型症状而加以举要。古今医家，对胆瘅的病机、治法亦有简要的论述。《灵枢·四时气》将口苦与呕苦并提讨论："善呕，呕有苦，……邪在胆，逆在胃，胆液泄则口苦，胃气逆则呕苦"。可见口苦与呕苦同是胆邪逆胃所致。治疗原则，则是"取三里以下胃气逆，则刺少阳血络以闭胆逆，却调其虚实以去其邪"。因此，可将呕苦视为胆瘅的另一主症。对胆病或他脏及胆所致口苦、呕苦，后世医家多有发挥，认为（肝）胆的虚热、实热皆可致之，其直接的病机是胆汁或胆热上溢，胆胃失降。这就是说，胆瘅的口苦，是限定在一定的生理、病理基础之上的，而不能泛指一切口苦。即胆瘅可见口苦，而口苦非必为胆瘅。

本组 74 例中，除见一般胃病所具有的胃脘痛、痞满、吞酸、嗳气等症外，不少病例还见有口苦、呕苦、脘胁胀痛、嘈杂、胸脘灼热等，这是不同于一般胃病或胆病之处，因此有必要将此病独立命名。

随着现代仪器为我所用，使我们有条件对本病的范围、病机特点和临床现象有更清楚的认识和确切的理解，而这种新的认识和理解，首先是建立在与前人认识一致的基础之上的。为此，根据文献探讨，结合临床实践和体会，初步提出胆瘅病的定义如下：胆瘅，是由胆邪逆胃、胆胃失降所致的，临床以口苦、呕苦、嘈杂、脘胁胀痛等为特征，或与其他胃病症状并见的一种疾病。

根据上述定义，本组中符合胆瘅诊断的有 68 例，占 91.9%。据此可以这样理解：对本组病例资料的统计分析，基本适用于胆瘅。同时对胃镜下见有胆汁反流而临床表现不符合胆瘅诊断的，根据"邪在胆，逆在胃"的同一病机和异病同治原则，也可参考胆瘅病的辨治。

（二）胆、胃相关与"邪在胆，逆在胃"的病理联系

从上述临床资料，反映出胆、胃间的病理联系。我们的前贤早就深刻认识到胆瘅是由"邪在胆，逆在胃"，胆热、胆汁随胃气上逆所致。这种集中体现于胆瘅的病机特点，反映了胆、胃之间存在着的生理相关和病理影响，探讨胆瘅病的这种相关和影响，主要是胆对胃的影响，对深刻认识本病、指导辨证用药具有重要意义。胆、胃的生理相关，可概括为"胃随胆升""胆随胃降"。胆胃的病理影响，反映于胆瘅的，主要是"邪在胆，逆在胃"，而对胆邪逆胃的理解，不应囿于胃镜所见，应结合临床和胆、胃间的生理病理联系，探讨其内涵。个人理解应包括：①胆汁逆胃。胆汁本从胃气下行，若胆汁逆乘于胃，则胃气不能顺降，胆汁随之上溢，进一步克犯胃府。②胆火犯胃。胆火宜降，随胃气、胆汁下行。若胆火上逆，循经犯胃，以致胃失和降。③虚火引胆犯胃。胃虚则胆不能受气而胆亦虚，以致虚火引胆汁随胃气上升而口苦。④胆气郁迫，胃气上逆。胆之通降受阻，进一步郁迫胃气上逆，则胆汁随之逆胃。⑤胃失润降，胆随胃逆，则胆经虚火可随胃气上逆。

（三）和胃降逆、通降胆胃是胆瘅的基本治则

胃主通降，宜降则和；胆汁主沉降。通降胆胃，则胆汁、胆热承胃腑下降之性以下泄，胆腑保持清净；和胃降逆，使逆行之胃气保持冲和顺降，则胃能容纳，胆汁不致上逆犯胃。上述资料亦表明，胆瘅不管表现为何种证候，和胃降逆、通降胆胃是贯穿始终的重要的基本治则和治疗目的。胆瘅病的治疗，正是通过和、降、通，纠其所偏，以恢复胆胃的通降和顺功能。而据证所取的清、温、补、调等不同配合运用，也无不为了这一目的，无不体现《黄帝内经》关于本病"下胃气，闭胆逆，调其虚实"的治法原则。

（四）黄连温胆汤在胆瘅治疗中的意义和价值

胆瘅既为胆经实火或虚火引胆汁上溢逆胃所致，清胆、和胃、通降胆胃当是必然之大法，而黄连温胆汤正是集上述诸法的最为确当的代表方剂。

全方性平而偏凉，方以黄连、竹茹、枳实清胆和胃；半夏、茯苓、生姜降逆止呕；陈皮配枳实行气通降。需要指出的是，本病之胆热，有虚实之分，治疗不必着眼于热而过用寒凉，只需本方转利少阳之枢机，使胆不壅郁，清净宁谧，则胆热随胆汁、胃气下泄。故本方堪称与胆瘅最为合拍之剂。本方对胆瘅各证，均可随症加减使用。

（五）辨证施治是提高疗效的关键

治疗胆瘅的方法，一是以黄连温胆汤和胃降逆，二是随证用药，辨证施治。而前者一样体现了辨证用药。本组74例中，治程中证候转化者23例，占31.1%。如胆热犯胃、寒热错杂，治疗后标热消除，多呈脾胃气虚本象；脾胃气虚或气阴两虚，因偶遇情志不适，或久用甘温，可兼见肝胃气滞或郁热内生。说明胆瘅虽分五证，但各证有其内在联系，可相互转化。更需注意虚中夹实，实中有虚。实证要分清火、气、湿、瘀，

虚证要辨识是脾气虚、胃阴虚抑或气阴两虚。脾虚多兼气滞、湿阻，阴虚常夹虚火。火要分清是（肝）胆火、胃火或虚火。气要区别气滞、气逆或气陷。气滞是肝胃气滞、胃气壅滞还是脾虚气滞。湿可困脾，脾可生湿。分清标本虚实，权衡用药，这是本病取得良效的关键所在。

六、几点体会

1. 本病治疗需遵循通降和胃这一大法，但具体运用还要注意以下几点。

（1）脾胃气虚不可守补、壅补，而需补中寓通。因纯用甘味补脾，非气滞胃逆所宜，且"气有余便是火"，甘温、辛热过补，升发太过，内动相火，反助胆火上逆。

（2）胆胃不降，不可一味通降。过用通降消耗正气，故需降中有升。

（3）胆热犯胃，不宜过用苦寒。因不仅冰伏郁火，且易扞格，助胃上逆，宜稍佐辛温之吴茱萸，使之与川连、生姜相伍，成左金丸、姜连饮以利降逆泄浊。此三味，少少与之，以作反佐之义，利于宣发泄降，治胆瘅甚具疗效。

2. 舌诊不仅是胆瘅辨证的重要依据，也反映了邪正消长及疗效、预后。本病镜下多呈一派"热象"，近年不少临床工作者认为舌象反映了胃黏膜的变化，甚至有据胃镜所见用药者。本组资料似不支持这一观点。仍需强调以传统的中医四诊为主要依据，进行整体辨证。防止因过用寒凉，损伤脾胃，影响升降和郁火宣发。认为胃镜有助于本病诊断，但不能代替辨证，舌诊也不能代替胃镜。

3. 西医药治疗胆汁反流性胃炎，多着眼于局部反流，疗效欠理想。本组资料表明，结合胆瘅特点辨证施治，不仅能改善、治愈临床症状，整体状况也随之改善。从随访资料看，疗效也较巩固，且镜下与病理均有不同程度好转。可见辨证施治疗效优于西医药。

（原创，博士论文节选，载于《中国医药学报》1987 年第 2 期。）

第二节
300 例慢性胃脘痛临床分析

慢性胃脘痛是中医常见病证，最多见于胃、十二指肠溃疡和慢性胃炎等病。三年来，我们通过胃病专科门诊，较系统地观察了以慢性胃脘痛为主症的 300 例患者。现将有关资料分析如下，并就有关证治问题提出讨论，供同道参考。

（一）一般资料

1. **性别**　男性 223 例，女性 77 例，男女之比为 2.9∶1。

2. **年龄**　从 15 岁至 75 岁。其中 15～24 岁 10 例，25～34 岁 84 例，35～44 岁 84 例，45～54 岁 82 例，55 岁以上 40 例。35～55 岁占总数的 55.3%。

3. **病程**　最短 2 个月，最长 40 年，平均为 7.5 年。其中 1 年以内的 32 例，1～5 年 98 例，6～10 年 72 例，11～15 年 46 例，16～20 年 22 例，21 年以上 30 例。

（二）胃脘痛的主症及伴见症状

1. **主症**　单纯隐痛 156 例，单纯胀痛 52 例，单纯刺痛 9 例，隐痛兼胀痛 57 例，隐痛兼刺痛 4 例，胀痛兼刺痛 15 例，隐、胀、刺痛俱有者 7 例。

2. **伴见症状**　伴痞满 204 例（68%），伴嘈杂 129 例（43%），伴泛酸 69 例（23%），伴嗳气或矢气 211 例（70.3%），恶心或呕吐 78 例（26%）。

（三）辨证分类

本组 300 例患者均属慢性胃脘痛，多数呈反复发作。根据临床表现，本着执简驭繁精神，归纳为三类主证和四类兼证。主证和兼证的主要表现如下。

1. 主证 依据初诊时的症状和体征，并结合治程中的疗效及用药情况加以确定。

1）中虚气滞证：脘痛绵绵，喜温喜按，常兼脘痞、食少、便溏、纳少、舌白脉细，共201例。

2）肝胃不和证：脘痛且胀，连及脘胁，嗳气则舒，症情轻重与情志有关，苔多薄白，脉小弦。共68例。

3）胃阴不足证：胃脘痛或有烧灼感，嘈杂似饥，心烦口干，便干少纳，舌红少津，苔净或光剥，脉细或细数。共31例。

三类主证与现代医学诊断的关系详见表5-1。

表5-1 各病证候分类统计

	浅表性胃炎	萎缩性胃炎	浅表萎缩性胃炎	胃溃疡	十二指肠球部溃疡	浅表性胃炎并溃疡	胃下垂	合计
总例数	138	41	36	8	26	38	13	300
中虚气滞（占比）	87（63.0%）	26（63.4%）	26（72.2%）	7（87.5%）	19（73.1%）	26（68.4%）	10（77.0%）	201（67.0%）
肝胃不和（占比）	36（26.1%）	8（19.5%）	6（16.7%）	0（0%）	5（19.2%）	10（26.3%）	3（23.1%）	68（22.7%）
胃阴不足（占比）	15（10.9%）	7（17.1%）	4（11.1%）	1（12.5%）	2（7.7%）	2（5.3%）	0（0%）	31（10.3%）

※：萎缩性胃炎伴有溃疡病者，归于萎缩性胃炎项内。

上表所示，中虚气滞证在各胃病中均有相当高的比例，肝胃不和证以浅表性胃炎为多，而胃阴不足则以萎缩性胃炎为多。但在萎缩性胃炎的病例中，中虚气滞证仍明显多于胃阴不足证。

2. 兼证 上述三类主证尚可兼见湿阻、血瘀、胃寒、郁热四种兼夹证。兼证辨证要点如下。

1）湿阻：脘腹痞胀，口黏不欲饮，舌苔白腻或白厚腻。共60例。

2）血瘀：胃脘刺痛，痛处固定，或有黑便史，病程久，舌质紫暗或有瘀点瘀斑。共25例。

3）胃寒：胃脘冷痛，得热则舒，喜热饮，舌苔薄白。共26例。

4）郁热：胃脘有灼热感，口干口苦，便干，舌红苔黄，计12例。主证与兼证关系见表5-2。

表5-2　主证与兼夹证统计

主证	总例数	兼夹证			
		湿阻	血瘀	胃寒	郁热
中虚气滞	201	49	19	26	0
肝胃不和	68	7	6	0	9
胃阴不足	31	4	0	0	3
合计	300	60	25	26	12

表中胃寒仅见于中虚气滞证，郁热可见于肝胃不和、胃阴不足证。中虚易生胃寒，肝气久郁生热，阴虚亦能生热。这与病机的联系有关。唯湿阻所占病例较多，可见于三证，血瘀的指征明确，两者在治疗上的特点亦较显著。故兼证中，此二证更应引起重视。

（四）治疗方药

1．**中虚气滞证**　用香砂六君子汤或黄芪建中汤加减。常用药如党参、白术、黄芪、山药、茯苓、白芍、广木香、砂仁、佛手片、炙甘草等。兼寒，选加桂枝（或肉桂）、吴茱萸、良姜等。兼湿，加半夏、陈皮、佩兰、薏苡仁。兼瘀，加当归、炙五灵脂、延胡等。

2．**肝胃不和证**　柴胡疏肝散加减。肝郁化热，加川连、蒲公英、青木香。肝气犯胃，胃失和降，见嗳气、呕苦的，选加代赭石、公丁香、苏梗、木蝴蝶、法半夏、竹茹等。郁热伤阴，加生地、乌梅炭、枸杞子、麦冬。夹瘀，则加降香、三七粉、五灵脂、制大黄等。

3．**胃阴不足证**　沙参麦冬汤或益胃汤增损，常配白芍、乌梅炭。阴虚兼气滞的，常配加佛手花、合欢花、川朴花等。兼见气虚的，酌加太子参、怀山药、制黄精、炙甘草等。阴虚兼见内热的，加生地、蒲公英。腑行不畅，则选当归、麻仁、郁李仁、全瓜蒌等。

（五）疗效分析

凡连续治疗半个月以上，或断续治疗超过一个月，并经随访大于3个月者列为统计对象。计145例。

1．**疗效标准**　①显效：经中药治疗，胃脘痛及其他症状均消失，食欲、精神明显好转，3个月内无发作。②好转：经中药治疗，并随访大于3个月，胃脘痛减轻，其他症状亦相应改善。③无效：随访3个月胃脘痛未减轻，其他症状亦无改善。

2．**治疗结果**　显效55例（37.9%），好转77例（53.1%），无效13例（9.0%），总有效率为91.0%。

3．**疗效与证候的关系**　各类疗效见表5-3。

表5-3　疗效与证的关系

	中虚气滞	肝胃不和	胃阴不足	合计（%）
显效	36	16	3	55（37.9）
好转	45	20	12	77（53.1）
无效	5	3	5	13（9.0）

疗效以中虚气滞较好。胃阴不足显效者相对减少，无效占25%，较其他二证为高。

4．**理化检查对比**　145例患者中，有44例进行了纤维胃镜、病理活检或X线、钡检复查。其中15例萎缩性胃炎，有9例复查示浅表性胃炎，由重度转为中度的1例，转变为浅表萎缩性胃炎的2例，无变化的3例。浅表性胃炎复查了16例，好转3例，其余13例无变化。浅表萎缩性胃炎复查3例，其中2例转变为浅表性胃炎，1例无变化。溃疡病共复查10例，其中8例愈合，2例无变化。病理有效率为52.3%。可见通过较长时间治疗，部分萎缩性胃炎可获得病理上改善，溃疡获得愈合。而浅表性胃炎一般病理上虽仍存在，但临床症状有不同程度改善，部分患者症状消失。

（六）讨论

1. **胃病与中虚** 中气即中焦脾胃之气，中虚亦即脾胃气虚。脾胃为后天之本，中气健旺，则一身之气皆旺。李杲指出："病从脾胃所生，及养生当实元气"。胃病日久，渐致中气受损，而胃气失于和降，气机不畅，成为中虚气滞之证。中焦脾胃失于温养，气失舒展，而致胃脘虚痛。中虚气机不畅，或夹湿痰，升降之机受阻，纳化失司，尚可引起胃脘痞满闷塞、苔腻、呕恶等证。从本组统计资料来看，中虚气滞证在各种胃病中占有突出比例，似可认为，中虚气滞是慢性胃痛的基本的或主要的病机。

饮食入胃，借脾胃以纳运消磨。若中虚失运，则痰、湿、气、血、食积停滞中州，故治疗不可弃其本而图其标。李用粹引朱震亨语曰："脾虚正气不行，邪着为病，当调理中州，复健运之职，则浊气降而痞满除，如不补气，气何由行"。用香砂六君子汤或黄芪建中汤等甘温补中之品，使中气得益，湿化气行，升降复常，后天之本得固。我们体会，香砂六君子汤或黄芪建中汤等建中行气之剂，对中虚气滞之痛确有良效，中宫气旺，则邪滞自散。若中虚气滞兼阳虚者，理中汤加味。总以健脾补中为主，行气疏导为佐。切不可认为"痛无补法"而多用辛通香燥。张介宾曾指出："若不养脾而但知破气，则气道日亏，而渐成噎膈等病"。中虚气滞而致痰湿的，先祛痰湿，或健脾运湿同治。中虚夹滞的，则需消补兼施，或消补错治。切勿专行攻邪，致损脾胃之气。因此，若能正确辨治慢性胃痛的中虚气滞证，对提高疗效，颇为重要。

2. 病机及其演化　　根据300例胃痛资料分析，胃痛病虽在胃，但病位涉于肝、脾。初病在胃、在肝，久痛多及于脾。初病在气，久痛入络。

由于胃痛与病邪性质、体质等因素，脾胃纳化、升降、润燥以及肝的疏泄功能密切相关，所以证候不一。如中虚转运无力，可生气滞；气虚及阳，可致胃寒；中虚运化不及，可生痰湿；久痛中虚，营络痹滞，可致血瘀。肝气滞久，可致络痹，气郁尚可化热，阴虚也可生热，而郁热又易伤阴。肝气横逆，可克伐脾胃，或为肝旺脾弱，或为肝郁胃逆。中虚也可招致肝木乘侮；或胃燥肝体失养，则肝木易旺。

在胃脘痛的病程中，即使同一相对固定的证候，也可因情志因素、气候转变、饮食失宜、药物治疗和新旧疾病对体质的影响，以及胃痛本身病程迁延等等因素，使病机、证候发生演化。我们对疗程超过1个月并经随访的145例患者，在治程中观察证候的转化，在排除了初诊时辨证不确定因素外，其主要证候有转变的共79例（54.5%）。其情况和原因大致如下。

（1）中虚气滞或阳虚胃寒，因服用甘温或辛热药，耗伤阴液而转变为胃阴虚证或气阴两虚证的共18例（22.8%），其转变平均时间为21天。

（2）肝胃不和证经过治疗，肝胃症状消除而呈现中虚气滞本象的共12例（15.2%）。其中在连续治程中转化者8例，其转变平均时间为29.3天；其余4例发生在3～7个月不等，可能与病程迁延，由实转虚有关。肝胃不和证，因过用辛香理气药转变为胃阴虚的共11例（13.9%），其演变平均时间为21.4天。

（3）胃阴不足证，因使用甘寒、甘凉药，阴虚渐复，中虚本象逐渐显露，或寒凉伤脾而呈现中虚气滞证的共13例（16.5%），证型转变平均时间为27.7天。

此外，在病程中还发现，因情志不畅而由他证转变为肝胃不和证，因郁热或湿热久蕴伤阴而演化成胃阴虚证，以及阴虚郁热证随着郁热消除，阴虚渐复，转而见中虚气滞证等，共 19 例。

因此，临证时需要了解与胃痛有关脏腑的生理、病理特点，胃病病机及其演化关系，掌握标本主从，寒热虚实，升降润燥，灵活辨证，合理处方，才能切合病情。

3．关于胃脘痛的疗效判断　胃脘痛既是症状，也是病名。胃脘痛的疗效判断，应以症状、体征为主要依据，现代医学理化检查可作为辅助和参考指标。

本文统计的 300 例患者全部运用中医中药治疗，均有反复发作的胃脘痛史，均由理化检查证实的器质性胃病引起。对其中 108 例在治疗后半年至 1 年半时间内，进行了随访。观察指标除胃脘痛外，还结合其他兼症、体征、全身状况或理化检查，能基本反映中医中药对胃脘痛的客观疗效。部分患者过去胃脘痛反复发作，或经常隐痛绵绵，并伴有其他消化道症状，经治疗不仅控制了胃痛，而且疗效较持久，3 个月以上胃脘痛未再发作，其他自觉症状显著改善或消失，精神、食欲明显好转。可以确定为显著好转。这类患者，在舌、苔、脉、气色、精神、食欲、体重等方面也均有相应的好转，反映了在胃的局部病理好转的同时，整体状况也能获得较明显改善。

随访中经胃镜及病理复查的 18 例萎缩性胃炎和浅表萎缩性胃炎，病理有效的 12 例中，胃脘痛等主症 5 例获显效，7 例获好转；病理无效的 6 例中，胃脘痛等主症 4 例好转，2 例无效。可见随胃脘痛等症状好转，胃的病理也往往获得相应改善。

溃疡病随访复查的 10 例中，未愈的 2 例，胃脘痛亦无改善；而溃疡消失的 8 例中，显效 5 例，好转 3 例，胃脘痛与病理改变是一致的。浅表性胃炎病理无改善的 13 例中，显效 4 例，好转 6 例，无效仅 3 例，颇不一致。由于浅表性胃炎发病率高，随年龄增长而增多，加之本来病理改变较轻，冀望浅表炎症获得消除是比较困难的，能使浅表炎症在较长时期稳定不发展，这本身也可视为有效。故其症状、体征改变，也能客观地反映其实际病情变化。因此，我们认为：胃脘痛的疗效，以上述标准评定，是比较合理的，理化检查可作为参考指标。

（《南京中医学院学报》1983.04.02）

第三节
中医治疗胆汁反流性胃炎的初步探讨
——附 21 例分析

胆汁反流是胃镜发现的一种征象。胆汁反流入胃，可致胃黏膜的慢性炎症，促使溃疡的发生并影响其愈合。对此目前已受到国内外学者的普遍重视。近年来对其发病机制有较多研究，但尚缺乏有效的治疗方法，迄未见有系统的治疗报道。我们于 1981 年 5 月—1982 年 2 月，运用中医中药治疗观察了 21 例胆汁反流性胃炎，其中住院治疗 16 例，门诊治疗 5 例。现小结如下。

一、临床资料

（一）病例选择

全部病例均在治疗前 4 个月内，经纤维内镜观察和病理活检，确诊为胆汁反流性胃炎者。疗程结束前均进行胃镜复查，部分病例还进行了胃液等检查。

（二）一般资料

男 18 例，女 3 例。年龄最小 25 岁，最大 60 岁，平均 37 岁。病程 1 年以内者 3 例，1～5 年者 7 例，6～10 年者 8 例，11 年以上者 3 例。其中 3 例系胃次全切除术后所致胆汁反流性胃炎。

（三）临床表现

大多表现为胃脘隐痛，喜温喜按，痞满纳少，嘈杂嗳气，恶心，舌质偏淡，脉细等症，约半数患者兼见呕苦、口苦或胃脘有灼热感。根据中医辨证，21例中属脾虚气滞证13例，肝胃不和证6例，胃阴不足证2例。后两证均在病程中兼见一定程度的脾虚证。

（四）胃镜所见及病理活检

胃镜检查见有中等至大量胆汁反流者15例，少量胆汁反流者6例。属慢性浅表性胃炎15例，慢性萎缩或浅表萎缩性胃炎6例。其中胃炎合并溃疡3例。3例术后胆汁反流性胃炎均见吻合口大量胆汁，伴吻合口明显充血、水肿及残胃炎症。

二、方法和结果

（一）治疗方法

本组病例均以健脾理气、和胃降逆为治疗法则。拟定基本方药为：代赭石20～30g，潞党参15g，法半夏6～10g，茯苓15g，陈皮6g，公丁香1.5～2g，木香6g。中虚气滞者，加白术10g，甘草3g；兼见胃寒者，加吴茱萸3g，生姜2片；肝胃不和者，去党参，加柴胡5g（或苏梗10g），制香附10g，枳壳（或枳实）10g；胃阴不足者，去公丁香，加白芍10g，麦冬10g，乌梅炭6g；兼见郁热者，加川连3g，蒲公英15g，炒竹茹10g。

（二）治疗结果

本组病例治疗时间最长102天，最短35天，平均61天。治疗结果：自觉症状消除或显著改善，胃镜复查未见胆汁反流或显著减少，其他理化检查改善，评为显效者14例；自觉症状改善或显著改善，胃镜所见胆汁反流减少，其他理化检查改善，评为好转者4例；虽有症状或部分理化检查改善，或自觉症状无改善，胃镜所见胆汁反流无变化，评为无效者 3 例。显效率为 66.7%，总有效率为 85.7%。

入院时胃镜观察有中等至大量胆汁反流的 15 例中，出院时胆汁反流消失 5 例，显著减少 7 例，由多量减至中等量 2 例，无变化 1 例。在少量胆汁反流 6 例中，治疗后 4 例消失，2 例无变化。其中有 7 例在入院时和出院前分别抽取清晨空腹 1 小时胃液进行观察，其中 5 例由黄色或黄绿色变为清。此外，还对 8 例住院患者在入院时和出院前分别测定了清晨空腹酸刺激前后唾液淀粉酶活力，除 1 例胃阴不足的萎缩性胃炎患者治疗后唾液淀粉酶活力下降外，其余 7 例治疗后均有较明显的提高。入院时 8 例唾液淀粉酶活力差为 −51.8 ± 21.8（均值 ± 标准误，下同），出院时为 14.5 ± 16.8，治疗后较治疗前增加 66.3 ± 23.5，经统计学处理有显著性差异（$P < 0.05$）。

三、讨论

本病除有胃脘痛外，兼有痞满、嘈杂、嗳气、泛酸、口苦、呕吐苦水等胃逆胆热证表现。《黄帝内经》对此已有类似记载，"口苦者，病名为何？……名曰胆瘅""胆足少阳之脉……是动则病口苦……心胁痛不能转侧""善呕，呕有苦……邪在胆，逆在胃，胆液泄则口苦，胃气逆则呕苦，故曰呕胆"。上述"胆瘅"和"呕胆"与本病似有一定联系。我们认为脾胃气虚，升降失常，胆经虚火上逆，胃气不降，可能是本病的主要病理基础。脾胃为气机升降之枢纽，胃主受纳，以降为顺；脾主健运，以升为用。"脾胃之病，其于升降二字尤为紧要"。胆汁反流的病机，既以脾胃气虚，升降失常为主。治疗则根据"补其中气，以听中气之自为升降"和"肝气宜升，胆火宜降，然非脾气之上行则肝气不升，非胃气之下降则胆火不降"等观点，着重健运中焦以调升降，使中焦气旺，斡旋有权，升降之机自能顺其自然。

我们从临床辨证出发，参考胆汁反流的机理，采用健脾理气、和胃降逆法治疗本病。在用药上，补气药如党参常用 15g，而调升降之公丁香等仅用少量，所谓"疏通其气机，微助其升降"（王士雄语）。复用赭石、陈皮、半夏、枳实等以降胃，使胃气下行，则胆经虚火随之下降。赭石一味，每用 20～30g，张锡纯认为本品性非寒凉开破，不伤气分，甚为推崇。他说"胃气逆而不降者……非重用赭石不能奏效也"。并常以本品与人参相伍，认为"纯用健补脾脏之品，恒多碍于胃气之降，致生胀满，是以补脾者宜以降胃之药佐之，而降胃之品又恒与气分虚弱者不宜"。由于脾胃升降相反相成，在健脾降胃的同时，常少佐柴胡等升提药，使降中有升，以顺其气化之自然。正如汪昂（字讱庵）所说："俗医知降而不知升，是扑其少火也。"若肝胃气滞明显的，尚需配柴胡、香附、佛手、苏梗等兼调升降气机之品，作为调脾胃之辅佐。

通过对 8 例患者入院后和出院时的唾液淀粉酶活力测定，以及用健脾理气、和胃降逆药所取得的疗效，佐证了脾虚是本病的基本病理表现。健脾益气药也可能通过对肠道活动的调整作用和使肠道紧张度增高而影响胆汁流向。另据报道，陈皮、木香、香附等理气药有收缩肠道、舒张肠道的不同效应，木香尚能提高括约肌紧张度。可见理气药（包括降逆药）与健脾益气药一样，很可能是通过不同途径，最终促使吻合口舒缩功能的改善而取得一定的疗效。胃镜观察及胃黏膜活检，是目前诊断胆汁反流性胃炎的主要方法。据本组病例的检查对比结果，3 例术后胆汁反流性胃炎中，经治疗后有 2 例胆汁反流减少。胃黏膜活检 3 例由原来的萎缩性胃炎转为浅表性胃炎；1 例残胃浅表性胃炎，炎症程度减轻，原有肠上皮化生消失；另 1 例胆汁反流改善不明显者病理活检无变化。一般似认为，残胃胆汁反流性胃炎是不可逆的，我们通过较长时间的中药治疗，3 例中有 2 例获得了一些改善，但由于病例尚少，还有待进一步观察研究。其余 18 例，胆汁反流消失或减少 16 例，病理活检有不同程度改善 10 例；合并溃疡 3 例，复查时均未见溃疡；胆汁反流未减少的 2 例中，有 1 例胃黏膜活检无变化，1 例好转。因而可以推测，随着胆汁反流的减少或消失，胃部的病理改变也可以获得一定程度的改善。

（《中医杂志》1984.04.01）

第四节
应用江杨清教授脾胃方
治疗脾胃气虚型功能性消化不良临床研究

功能性消化不良（FD）是临床常见的一种功能性胃肠疾病，指的是具有餐后饱胀不适、早饱、上腹痛或上腹烧灼感，经检查排除引起这些症状的器质性疾病的一组临床综合征。临床上十分常见，对患者的生活质量有较明显的影响。功能性消化不良发病机制复杂，确切病因目前尚不完全明确，但普遍认为与胃肠动力障碍、内脏敏感、胃肠激素、幽门螺杆菌感染、心理因素等有关，其中胃动力失调被认为在FD的发病中占主要地位。一般属于中医学"痞满"范畴，以脾虚失运为本，胃失和降为标；其病位在胃，涉及肝、脾。多年来，功能性消化不良的治疗没有重大突破，主要治疗药物包括促胃肠动力药、抑酸药、根治感染、抗抑郁焦虑药物和心理治疗等。这些药物存在着疗效不理想及副作用较大等缺点，影响了病人的依从性。而江老师运用中医中药在辨证论治该病方面有其独特的疗效，他认为"痞满"不同于外观有形、部位偏于腹部的胀满，也不同于"正在心下、按之则痛"的小结胸证，从这个意义讲"痞"的本质就属虚。功能性消化不良中尤以脾胃气虚证常见，江老师治疗脾胃气虚型功能性消化不良临床疗效确切。

（一）研究对象及诊断标准

1. 病例来源　所有病例均来源张家港广和中西医结合医院江杨

清教授门诊2014年6月—2015年6月诊断为功能性消化不良脾胃气虚证的患者，共60例。采用查随机数字表的完全随机化方法随机分为治疗组30例，对照组30例。

2．诊断标准

（1）西医诊断标准：依据2006年国际罗马Ⅲ工作组所列的诊断标准制定。①以下1条或多条：餐后饱胀不适；早饱感；上腹痛；上腹烧灼感；②没有可以解释上述症状的功能性疾病。并且诊断前症状出现至少6个月，近3个月满足以上标准。

（2）中医诊断标准

1）痞满证的中医诊断标准参照2002年5月国家药品监督管理局颁布的《中药新药临床研究指导原则（试行）》"痞满"病证制定：①自觉胃脘部胀满、痞塞或胀痛不适；②起病缓慢，时轻时重，反复发作在2个月以上；③发病常与饮食、起居、情志、寒温等诱因有关。凡具备以上1、2项，参考3项及其他症状、脉象、舌苔即可诊断。

2）痞满病脾胃气虚证诊断标准：参照2003年在重庆举行的中国中西医结合学会消化系统疾病专业委员会制定的《功能性消化不良的中西医结合诊治方案（草案）》脾胃气虚证标准制定。主症：①脘腹痞满隐痛，劳累后加重，或饥饿时疼痛；②纳差而饱；③大便溏软；④舌质淡，舌体胖有齿痕，苔薄白或白腻。次症：①泛吐清水；②嗳气不爽；③口淡不渴；④头晕乏力。证型确定：具备主证2项加次证1项，或主证第1项加次证2项，舌苔、脉象基本符合。

3．纳入标准　①符合功能性消化不良的西医诊断标准。②符合痞满病的中医诊断标准及脾胃气虚型证候诊断标准。③年龄在18~65岁之间，性别不限。④愿意配合研究并签署研究知情同意书。

4．排除标准　①辨证不明确，或有过多兼夹证。②合并消化性溃疡、胃黏膜有重度异型增生，或病理诊断疑有恶变者。③有糖尿病、结缔组织疾病、更年期综合征等内分泌代谢异常者；具有严重的原发性肝、肺、心、肾、血液疾病，或具有能影响其生存的严重疾病者。④妊娠期、哺乳期妇女；法律规定的残疾患者（盲、哑、聋、精神障碍、智力障碍、肢体残疾）。⑤怀疑或确有酒精、药物滥用病史。⑥年龄在 18 岁以下，或 65 岁以上的患者。⑦过敏体质和对多种药物过敏者。⑧目前正在接受其他药物临床试验者，或近半个月内用过同类药物者。

5．中止和撤出临床试验标准　①受试者在试验过程中病情加重，不宜继续进行试验。②受试者发生了合并症、并发症或其他特殊生理变化情况，不适宜继续接受试验。③受试者服药依从性差，纳入后未按医嘱服药。④患者在临床试验过程中不愿意继续进行该临床试验，可以退出该病例临床试验。对中途自行退出试验的患者，详细记录退出原因及终止时的症状，并作出评价。

（二）治疗方法

治疗组给予江杨清教授自拟脾胃方（炙黄芪 15g，桂枝 10g，白芍 10g，陈皮 10g，法半夏 10g，制附子 10g，香附 10g，木香 10g，砂仁 6g，苏梗 10g，枳壳 10g，炙甘草 6g，大枣 15g）加减。日 1 剂，水煎煮成 300ml，分成 2 等份，每次 150ml，于早晚餐前服用。

对照组西沙必利片 10mg/ 次，每日 3 次，餐前半小时服用。疗程均为 14 天。

（三）观察指标

1．安全性指标　①一般体格检查项目；②血、尿、大便常规化验；③心、肝、肾功能检查。

2．疗效指标

（1）中医证候评分标准：参照 2003 年在重庆举行的中国中西医结合学会消化系统疾病专业委员会制定的《功能性消化不良的中西医结合诊治方案（草案）》及《中医诊断学》脾胃气虚证临床表现制定。全部病例均于治疗前后进行中医证候评分。

（2）中医证候疗效评定标准：①临床痊愈，指症状、体征消失或基本消失，证候积分减少＞95%。②显效，指症状、体征明显改善，证候积分减少＞70%。③有效，指症状、体征均有好转，证候积分减少＞30%。④无效，指症状、体征均无明显改善，甚或加重，证候积分减少不足30%。注：计算公式（尼莫地平法）为［（治疗前积分 – 治疗后积分）/治疗前积分］×100%；临床痊愈、显效及有效病例数计算总有效率。

（四）结果

1．中医症状疗效评定　见表5-4。

表5-4　2组中医证候疗效比较表

	总数	治愈	显效	有效	无效	总有效率/%
治疗组	30	3	10	13	4	87*
对照组	30	2	3	12	13	57

注：与对照组比较，*$P < 0.05$。

2．血浆胃动素、胃泌素检测结果　见表5-5、表5-6。

表5-5　血浆胃动素检测结果（$\bar{x} \pm s$）

	总数	治疗前	治疗后
治疗组	30	284.56 ± 52.46	369.64 ± 62.03*
对照组	30	290.07 ± 54.46	315.64 ± 9.80 △

注：治疗前后比较，*$P < 0.05$；与对照组比较，△$P > 0.05$。

表5-6　血浆胃泌素检测结果（$\bar{x} \pm s$）

	总数	治疗前	治疗后
治疗组	30	25.76 ± 6.16	40.12 ± 9.76*
对照组	30	26.17 ± 6.12	59.76 ± 9.80 △

注：治疗前后比较，*$P < 0.05$；与对照组比较，△$P > 0.05$。

3．胃排空疗效比较　见表 5-7。

表 5-7　胃排空疗效比较

	总数	显效	有效	无效	总有效率 /%
对照组	30	9	13	8	73
治疗组	30	10	13	7	76△

注：与对照组比较，△P > 0.05。

4．安全性观察　所有患者用药期间均未发现与治疗药物相关的异常及不良反应。

（五）讨论

研究表明，中医脾虚证和促胃液素关系密切，金敬善等报道了脾虚证患者血清中含量显著低于正常人。单个症状改善方面，治疗组在脘腹痞满、隐痛、嗳气、神疲乏力方面较对照组改善明显，有统计学意义。西沙比利为一种胃肠道动力药，可加强并协调胃肠运动，防止食物滞留与反流。其作用机制主要是选择性地促进肠肌层神经丛节后处乙酰胆碱的释放，从而增强胃肠的运动。而本方主要针对脾胃气虚证而设，功能温阳健脾和胃、调畅气机，对脾虚气滞引起的脘腹痞满、隐痛、嗳气、神疲乏力效果明显，与中医辨证论治理论相合，体现了中医治病求本的优势。功能性消化不良是临床常见的一种胃肠疾病，江杨清老师运用中医中药在辨证论治该病方面有其独特的疗效，他认为痞满脾胃气虚型，多因素体脾胃虚寒，或火不生土，或病后中气未醒，或过用克伐消耗之品，损伤脾胃之气，或饥饿劳倦过度，损伤脾胃，或久患慢性脾胃疾病，致脾胃之气先馁，渐至亏损，进而损及中焦阳气，运化失职，浊阴填塞心下，气机塞滞，升降失常。江杨清教授自拟的脾胃方，能够益气健脾、调畅气机，治疗脾胃气虚型功能性消化不良临床疗效确切。

本文系所带教硕士研究生王建明的毕业论文（《云南中医中药杂志》2016.05.20）

第五章 临床研究

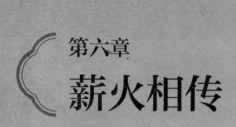

第六章
薪火相传

第一节
著名中医董建华教授治郁证两案

病例一：

杨某，女，35岁，工人。

1984年4月9日初诊：头晕头痛，血压偏高，性情急躁，夜寐不酣，胸闷气塞，心慌，口干口苦，大便干结，苔薄黄，舌有裂纹，脉细弦略数。此为心肝火郁，肝阳上亢，耗伤心肾之阴。治拟清肝育阴，镇心安神。处方：夏枯草10g，生石决明20g，冬桑叶10g，菊花6g，钩藤10g，生地15g，山栀10g，枣仁10g，珍珠母24g，制川大黄6g，郁金10g。6剂。

二诊：服药6剂，烦躁、便结改善，夜寐好转；仍头痛头晕，胸闷心慌，生气后症状加重，苔脉如前。上方减清泄之品，加重疏解治郁。处方：旋覆花（包）10g，郁金10g，香附10g，白芍10g，甘草5g，琥珀（冲）3g，朱砂（冲）0.9g，钩藤10g，生龙、牡各15g，地龙10g，蜈蚣2条。6剂。

三诊：药后诸症皆除，偶因感情激动而发头痛心悸胸闷，舌质黯，苔薄黄，脉弦细。再以疏肝理气，镇心安神治之。处方：旋覆花

（包）10g，郁金 10g，丹参 10g，枣仁 10g，菖蒲 6g，远志 6g，钩藤 10g，生龙、牡各 20g，柴胡 5g，山栀 6g，琥珀（冲）3g。6剂。

四诊：药后未再犯病，偶有心慌，疲乏无力，两腿酸软，舌苔薄，脉细弦。拟养心调肝，以图巩固。处方：浮小麦 15g，炙甘草 5g，大枣 5个，太子参 10g，合欢皮 10g，生龙、牡各 15g，旋覆花（包）10g，郁金 10g，陈皮 6g，白芍 10g。六剂。

病例二：

陈某，女，49岁，工人。

1984年10月22日初诊：头晕1月余，初为阵发性，近转为持续性头晕，伴恶心、呕吐，步态不稳，月经量少，口苦，舌尖红、苔薄黄，脉弦。此为肝郁化火上逆，胃失和降。治拟清肝解郁和胃法。处方：丹皮 10g，山栀 6g，当归 10g，白芍 10g，柴胡 6g，茯苓 12g，半夏 10g，陈皮 10g，枳壳 10g，生姜 3片，薄荷 3g。6剂。

二诊：药后症情有所改善，苔脉同前。前方去薄荷，加珍珠母 20g。6剂。

三诊：头晕好转，情绪仍急躁，烦闷欲哭，夜间幻听喊叫，甚则夜游，舌黯尖红，苔灰，脉细弦。再以宽胸解郁，安神定志。处方：旋覆花（包）10g，郁金 10g，香附 10g，浮小麦 15g，炙甘草 3g，生龙、牡各 15g，远志 6g，菖蒲 6g，琥珀（冲）3g，茯神 10g，芦根 20g。6剂。

四诊：服药6剂后精神好转，走路平稳，夜间亦不喊叫，仍有头晕、呕恶但不著。月经将潮，当再疏肝解郁，理气通络，佐以益肾调经。处方：柴胡 9g，白芍 10g，香附 10g，当归 10g，郁金 10g，绿萼梅 10g，川芎 6g，熟地 10g，桑寄生 10g，牛膝 10g，生龙、牡各 15g。6剂。

五诊：药后精神已基本恢复正常，寐好，但食后欲呕，舌暗，苔薄，脉细弦。再以疏肝通络安神，和胃降逆。处方：柴胡 6g，法半夏 10g，黄芩 10g，郁金 10g，香附 10g，丹参 15g，当归 6g，赤、白芍各 6g，陈皮 6g，佛手片 6g，绿萼梅 6g。6 剂。

药后症情平稳，上法稍作加减，调理至愈。

按：郁证妇女多见，大多由于七情刺激，情志失调，而使肝气郁结，心气不舒，进一步可导致气血阴阳失调。其中肝气郁结是最基本的病因病理和临床表现。病变脏腑以肝、心为主，还可涉及胆、脾、胃、肾、女子胞等。病理初在气机失调，或气郁化火，再由气及血，气血不畅，病久伤及心肾，甚至延成虚劳。正如清代林佩琴所说："七情内起之郁，始而伤气，继必及血，终乃成劳"。郁火扰动心神，心血亏耗，神失所养，尚可表现为"脏躁"。

上述两例，初起均以气郁化火为主要病理表现，经用夏枯草、丹皮、山栀、桑叶、制川大黄等清泄，郁火既清，则以肝郁气滞、心神失养为主要表现。董老一般多用旋覆花、郁金、香附、绿萼梅、柴胡等疏肝解郁，以枣仁、远志、菖蒲、茯苓神、合欢皮等养心安神。若心神失养，多配甘麦大枣汤。心神不安，常配珍珠母、生龙牡、朱砂等重镇。病久入络，多加丹参、琥珀。影响冲任的，加当归，赤白芍、川芎等。药治以外，董老还很重视精神治疗，治病与治心结合，使患者怡情自乐，宽怀调养，以提高疗效。

（本文原发表于《中医药研究杂志》1985 年 12 月，有增删）

第二节
难忘师生情——缅怀徐景藩教授

我 1979 年考上南京中医学院首届硕士研究生，有幸师从脾胃病大家张泽生和徐景藩两位教授。由于张老年事已高，随他每周两个上午抄方两年，直至他生病，故遗憾未能继续。其余时间都跟随徐老抄方、查房、管病床、出诊。可以说我是徐老带的第一个研究生。因为是首届，徐老也因此为我花了更多的心力。直至后来我到了北京和国外，30多年的交往，每次返国，或从北京返宁，请益交流，均能感受到他对自己学生真诚的关切和扶掖。老师的音容风范至今仍历历在目。

（一）学贯中西，坐正本业

徐老生于江苏吴江盛泽镇，父亲、祖父均为当地名中医，后又师从浙江名医朱春庐。家学渊源和他深厚的国学文史根基，精勤努力，加上吴中一带中医文化社会氛围的熏陶，使他年轻时已打下了扎实的中医根基并具有较深的造诣。解放初期，他考入北京医学院，五年毕业，成为我国最早的"中学西"高级人才。这个高级班不少人日后成为了国内学术界的翘楚，如施奠邦、唐由之等著名学术界精英。徐老则返回家乡，在江苏省中医院耕耘60余年，最终成为他们班上尤为突出的人才。

虽然他系统学习过五年西医，堪称真正的中西医结合人才，但终其一生，他始终将主要精力倾注在中医学术和事业上。

我从师学习之初，他时值52岁，任二病区脾胃科主任。每次查房他都十分认真细致，对患者关怀备至，除必要的理化检查外，重点放在望闻问切，辨证施治，立足于中医临床，十分重视住院病历书写的规范和中医特色的体现。对侍诊在侧的医生和学生深入讲解，示教示范。由于他的严格要求和持之以恒，使得二病区成为全国许多中医院参观学习的典范。我在北京学习工作期间，就有王永炎院士跟我提起过曾在徐老和他管的脾胃病区参观学习过。这为全国规范中医、中西医结合病历方面起到了奠基和示范作用。

三年时间，每周几个半天门诊抄方，从不间断。由于病人多，徐老口述，理法方药，一丝不苟，主次有序，恰到好处，一气呵成。我们学生笔头要快，才能跟上他的节奏。此非有扎实的中医理论功底和丰富的实践经验并长期坚持者难以为之。记得有一次病区有一位病危后期患者，请了徐老和中医研究所（江苏省中西医结合医院前身）的西医专家会诊，西医专家从他的专业角度，分析透彻，口若悬河，让人侧目。徐老后发言，他完全从中医和临床实际出发，不紧不慢，提出久病神气耗散，阳气欲脱，真阴欲竭，阴阳行将离绝。条分缕析，全篇发言十分钟左右，滴水不漏，可说是一篇精心修改过的完整而精彩的文章。他全部用中医术语，从中医病理病机、传变预后、理法方药等提出个人见解。我亲历其境。此情此景，让我至为钦佩，深叹我们后辈何时才能臻此境界。

（二）精勤不倦，谦逊谨慎，取法中庸

三年间，我看到的是他在专业上十分勤勉和敬业，他的日常工作内容，总是排得满满的。门诊终年不辍，求医者众；病房查房一周两个半天，雷打不动，每次近四个小时；大病区的行政管理；大学讲课（我们本科内科学也是徐老主讲）之余，常常顺道到图书馆翻阅中医典籍，勤于笔录，手提包中常备一个本子，随诊随记，设计巧妙，便于临床资料归类统计。一生中发表过近百篇学术论文，出版过多部专著，尤重中医脾胃消化。所著论文，多篇在脾胃领域带有开拓性，独具特色，多经验之谈，却谦称"体会""心得"。夜间常工作至很晚，为《中医杂志》《江苏中医》等刊物送审的稿件审稿，或为我等学生改稿，常作出大幅增删，务求妥切。由于常年劳累，一段时期他患有阵发性心动过速，这个病常迫使他暂时放下手下的工作，躺一会再继续执笔。由于他的学术地位和在学术界的影响，学术活动和应邀讲学也在所不少。还有南京的某些大医院常邀其会诊。如此之多的工作和压力，他仍能应付裕如。

虽然他系统学习过西医，但从不以此炫耀，他把毕生精力始终放在中医上，勤于临床，勤于思考总结，反复研读中医经典，终年笔耕不辍。这是他一生事业走向辉煌的重要原因。

也许是他的家学影响和吴中一带的文化底蕴，徐老也深受儒家思想的浸染和影响，为人谦和仁让，与人为善，性格敦厚，行事谨慎而

沉稳，与人、与世无争，取道中庸。处方用药也是取之王道，稳中求进，尤重于调达肝气、疏理肝胃。这也许是他对我国历史文化和国人性格特征长期观察的人生至深领悟。他从医 60 余载，学验丰厚，治愈患者包括许多疑难杂症，但他却十分自谦，认为疗效未如人意者也常有之，慢性病往往需要多次调理方能取得满意的疗效。他十分体恤患者的疾苦。在他获得我国首届国医大师荣誉称号后，医院为他确定了比较高的挂号费标准，他本可以改善一下自己的生活，却婉拒之，称"我不值得这么多"。对特别困难的患者，他会在旁人不知道的情况下给上几百元钱，以缓解患者痛苦煎熬。他不开大处方，不盲目开贵重药品，不为金钱所动，视清贫如甘饴，仁者父母心。因此，徐老在患者中享有崇高威信。

（三）甘于清廉，淡泊名利，陶冶性情，乐在其中

徐老在 70 年代一家四口住在石鼓路一间低矮的房子里，后搬至上海路，住二居室，晚年搬进石鼓路医院的高层公寓，家中客厅摆设简陋，实无长物。他平时生活和衣着很简朴，为人谦和有礼。客厅中唯一能为其增光的是他在七十多岁时亲笔书写的两幅悬挂在客厅墙上的书法作品《兰亭集序》《医林别传·张机传》，字体端庄，稳健而俊逸。

徐老文化素养、学养都很高。我曾在他家作过客，有一次饭后，他从抽屉中取出他细心保存的年轻时书写的一本书法册页，是十分秀美端庄的蝇头小楷，让人惊羡。连同他客厅中的书法作品，还有我在家乡转制的"广和中西医结合医院"门诊大厅中至今悬挂的已经褪色的徐老亲笔书写的两幅贺诗（还有程莘农院士、孟景春教授等的手笔）。徐老不仅专业突出，书法也堪称国内医界一流。他曾告诉我，旧社会能请得起医生出诊的多名门望族或文化人，主家准备好文房四宝，你需要在有限的篇幅内，用毛笔书写病历。其脉理方药，文字章法，需要接受他们乃至中药店店员的品评，一幅好的脉案，往往也能

增加病者对医生的信任和治愈疾病的信心。这些讲话，当然对我也多所启迪。我在与徐老较长时期接触中，总体感觉他对医界前辈耆宿如邹老、张老多推崇，对同辈多尊重、互敬，对后学、学生多关心、扶掖，对我们研究生班同学也在公开场合给予多次称许。多年来，从未听到过他议论人事长短，生活甘于清贫和淡泊，处事低调，没有名中医的架势，有的是博学、亲切平易、朴实无华和人格魅力，以及与其大师身份相称的道德修养和职业操守。

随诊期间，亲眼看到我国著名的江南丝竹大师甘涛送给徐老的"行街""三六"等丝竹名曲曲谱。闲暇之余，他偶尔拿出一把质量不太好的二胡，用自己的雅好调剂一下紧张的生活。徐老就是这样，生活甘于清廉淡泊，却也不少乐趣，"知足常乐"是他的口头禅。

他一生兢兢业业，致力于中医事业。我出国二十年，2011 年返回家乡经营自己的"自留地"——广和中西医结合医院，恍如隔世。徐老曾任过院长多年的江苏省中医院，已然成为全国最著名的中医院，高楼林立，声誉日隆。徐老个人的履历上也增添了许多辉煌的荣誉——我国首届国医大师、全国白求恩奖章获得者、南京中医药大学终身教授、享受国务院政府特殊津贴、"50 位新中国成立以来感动江苏人物"之一。其中浸透着徐老多少的汗水和心血。我认为这些荣誉的获得既是中医学界的众望所归，也是他理所应得的。

（四）培育桃李，扶掖后学

我记得入学不久，徐老就告诫我："你要能有张老（张泽生）这样的涵养，今后什么都会有的"。还记得徐老到北京参加学术活动，亲自来东直门医院看望过我两次，其中一次已是下午五点多钟，门诊过道已稀落，他突然低声在我耳边说了一句，"你慢慢看，我在外边等"。我感到很突然和兴奋。看病结束，我忙走近徐老，一同步出医院大门，临别时他从口袋中掏出一张纸片，画了一个古代的异体字。我当然领悟。他又一次告诫我"如履薄冰，如临深渊"——他已经多次如此般地对我告诫，或许是他了解清楚他的学生的性格弱点。我真正感受到他对身在异地的学生的真诚关爱。

他曾以他的经验这样启示过我："写就一篇文章后，在抽屉里多放一段时间，不要急于投寄，文字甚至标点、内容还要不断推敲，加以丰富完整，写出个人见解特色，切勿人云亦云，方可示人。"

有一次见到他，他主动谈起我在《中医杂志》发表的《南北地域差对辨证施治的影响》一文，还有另篇，显示他对学生的关注和热心。

2012年我主编的人民卫生出版社出版的《中西医结合内科学》（该书重点突出中医在诸多病种和疾病阶段的优势和优化选择上，书名和个人学验其实极不相称，书名是根据王永炎院士意见而定），请徐老作序。他时年85岁，坚持要自己亲手动笔。序末诗云："扬子江畔杨清生，攻读岐黄学业成，北上深造从董师，中医博士第一人，壶中日月天地宽，海外行医不忘根，中西互补与时进，立言撰著留世尘。"

我曾和杨进教授一起去看望过徐老（此前也曾同去拜望过二位孟老），言谈中，他常引用古诫，给予勉励。

1992年我去了荷兰，在荷行医20年，专注处方用药如何适应西方的风土人情、饮食习惯、人文社会、气候环境以及西方白人的疾病特点，已无人事纷扰，心境淡泊，与世无争，名利等类已无其所谓。而人生和中医的价值也同样得以体现。徐老对我的期许以及他过去多年对我的关切，其言谆谆，犹在耳际。

大学毕业后，在最基层的医院临床多年，读研究生的机遇让我得以从一个乡村医生走进中医大学殿堂，受名师指点栽培，自己的中医学术、事业有所长进，甚至人生轨迹发生了转折。这是我们这一代研究生难得的机会和人生机遇。

回望人生，虽离大师相去甚远，徐老对我人生的影响弥久更深，师生之情更难以忘怀。

跟随徐老更久、受益更多的诸如刘沈林院长、单兆伟师兄等徐老的弟子，不少已是国内中医界的名流。愿我们和首届硕士生同学沿着徐老和导师们的足迹，走出各自的人生精彩。

第三节
学习名老中医张泽生调治脾胃的学术经验

（一）调治脾胃，注意升、降、润、燥

"脾为阴土，胃为阳土；脾恶湿，宜升宜燥，胃恶燥，宜降宜润。"叶桂此论，张老甚为赞赏。张老认为，升与降，润与燥，相反相成，在病机上相互影响。如脾气下陷可致清阳不升或气滞于中，胃气不降可致浊阴上逆或腑浊内结；若胃失润降，燥热太过，脾可成焦土；脾失健运，寒湿凝聚，可伤胃阳。临证须察在脾在胃，或脾胃同病，权衡二者何主何从，正确处以方药，以复其升降润燥之性。

"脾宜升则健"，凡脾阳虚衰，清阳不升所致眩晕、久泻、虚胀、气坠，或带下崩漏、虚损劳热，甚则内脏下垂等证，张老每以党参、黄芪、当归、白术、甘草等甘温药，配升麻、荷叶、葛根用以益气升阳，提携中气。胃气不降，气机壅滞，引起的呕吐、噫嗳、腹胀、便结，常选旋覆代赭汤、枳实导滞丸、麦门冬汤、橘皮竹茹汤和胃降浊，濡润通导。肠胃不和，吐泻并作，或脾胃素弱之痢，气失升降者，用六和汤升清降浊。寒凉生冷伤中，泄泻呕吐者，常选费伯雄和中化浊汤（茅术、厚朴、茯苓、枳壳、青皮、砂仁、木香、乌药、楂炭、神曲、车前、荷叶、煨姜）温化寒湿，消滞升清。张老认为，东垣重于升补，乃因兵荒饥馑，易伤脾阳，但如果脾阳不虚而胃阴不足，或脾胃有郁热燥火，或禀木旺之质，或温热燥邪，耗伤脾胃之阴，表现为虚痞嘈杂，不饥不食，胃痛呕逆，脘中灼热，形槁低热，口燥咽干，大便干结，或中消渴饮，或噎膈反胃等，则又当取叶桂甘

凉柔润、滋养胃阴之法，所谓"胃宜降则和"。常选用麦门冬汤、沙参麦冬汤、消渴方等。他认为，李、叶各有所长，可结合运用。对脾虚湿重或痰湿困中，或湿温、暑温阻碍脾胃，症见痞脘身重，口黏不渴，苔腻脉濡，则常选平胃、二陈、三仁、藿朴夏苓汤等辛苦微温、芳化燥脾，湿祛再议补中。在运用升降润燥之际，很重视舌象观察，他认为苔、舌更能直接反映脾胃邪正状态。舌质偏淡胖，边有齿印，或舌质淡紫，中有裂纹，苔白或白腻，多属脾虚，宜燥宜升；舌红少苔，干绛无苔，舌中有裂，或舌苔糙白，或舌苔剥裂，舌体干瘦者，多属胃阴不足，宜降宜润；淡红无苔，多属气阴两亏，宜以甘平清养，而忌升降润燥太过。脾阳、胃阴均虚，见腹泻纳少，舌红少苔的，则兼顾而治重在脾，但健脾不用温燥，而用白扁豆、生薏苡仁、太子参、生白术、怀山药、莲子肉、茯苓、冬瓜仁、糯稻根须等甘平之品，加沙参、麦冬、乌梅炭、石斛、白芍等甘凉而不碍脾之品，待脾运得健，再逐步增入养阴之品。他认为，糯稻根益胃健脾，冬瓜仁醒脾化痰，故经常使用。肠胃燥热，腑气不通，常用增液承气汤加当归、火麻仁、全瓜蒌、决明子、郁李仁润降，老人多加苁蓉、黑芝麻。

病案举例：徐某，女，32岁。脾虚气弱，清阳不升，腹部胀满，大便不实，虚坐努责，肛门作坠，已有十余年，经某医院检查，诊断为肠结核，舌苔淡白，脉沉迟，拟予益气升清运脾法。潞党参9g，炙黄芪9g，白术9g，升麻3g，法半夏9g，陈皮5g，枳壳6g，广木香3g，沉香曲9g，炮姜1.5g，香橼皮5g，炙甘草3g。

二诊：腹胀已消，肛门作坠亦减，食欲渐振，惟大便三日未通，脉较有力，舌苔淡白。此为清气初升，阴血尚亏，肠腑失于濡润，原方加入温润之味。前方去沉香曲，加淡苁蓉9g，黑芝麻9g。上方服后，大便畅通，腹胀已除。在前方基础上益气升清、健脾助运，调理至愈。

按：经云"浊气在上，则生膜胀；清气在下，则生飧泄"。本例由脾运不健,升降失常所致。健脾扶中以斡旋中州,复以升麻、枳壳、沉香曲、淡苁蓉等升清降浊,药性润燥得体。虽似平淡,但非功力深厚者不能及此。

(二)调补脾胃,以平补、运补为主,反对峻补、壅补

"脾以运为健,胃以通为补"。张老调补脾胃,多以平补、运补取胜,而不恃峻补图近功,反对一味壅补。他认为,脾虚所致泄泻、腹胀、痰湿、食少等证,多由运化无力,脾精不散,湿邪困中所致,治疗重在甘平助运,脾得健运,则湿化气行。如一味甘腻壅补,反碍气机,助湿生满。故五味异功散、香砂六君子汤、行健汤(黄芪、人参、茯苓、白术、甘草、当归、白芍、陈皮、砂仁、木香、青蒿、料豆、大枣、姜)等为常用方。偏脾阳虚的,以黄芪建中汤、补中益气汤、理中汤为主方,常于党参、白术、黄芪、当归、白芍、桂枝、干姜、甘草中加入陈皮、木香、半夏、砂仁、枳壳等辛苦温以畅泄。痰湿偏重的,不用参、芪、草之甘,而以二术、薏苡仁、白扁豆、冬瓜仁、茯苓,配法半夏、陈皮、川朴、荷叶、郁金等健脾化湿佐芳香辛开,则脾胃自苏。气滞脘痞兼有中虚的,治以辛开苦泄、理气助运,常用枳实消痞丸。中虚食滞,以枳术丸加味,消补兼施。泻痢初愈,每以扁豆、薏苡仁、山药、白芍、白术、木香、建曲等平补善后。胃纳不振的,加砂仁、蔻壳、谷芽、麦芽、冬瓜仁悦脾醒胃。久泻脾虚及肾的,不用附、桂辛热,而取煨豆蔻、益智仁、补骨脂、吴茱萸、炮姜等与甘温助脾药同用。气阴不足得之温病的,生脉散或清暑益气汤加粳米、芦根。舌质干绛无苔或形碎如荔枝肉,或兼口糜的,属胃阴败竭之候,予西洋参、麦冬煎汤代茶,益胃生津。此外,对胃燥津伤,中消渴饮频多者,多以润燥生津、清养肺胃为法,选用生地、玉竹、天花粉、石斛、南沙参、北沙参、黄精、麦冬等。兼有气虚的,参、芪、术多生用,防温燥伤津,有时加瓜蒌、地锦草、蛤粉等,使润中有通,不惟养阴也。

治胃虚一般习用甘凉润降法。胃得润降,则胃气冲和,受纳正

常。张老对胃阴不足的多用清补，而反对滋腻呆补，选沙参麦冬汤、麦门冬汤、一贯煎等。常取北沙参、麦冬、石斛、玉竹、天花粉等甘凉，而不用熟地、阿胶、玄参等厚味滋填。胃酸或胃阴不足，用上药无效的，或兼见肝经症状的，多配乌梅、白芍、木瓜、甘草酸甘化阴，少佐厚朴花、佛手片、川楝子等轻散而不燥之剂。

同时，他认为，叶氏"胃宜润降"之说，有一定片面性，他通过长期临床观察，发现各种胃病，包括萎缩性胃炎，以中虚气滞为常见证型。中虚又以气虚为多，阳虚次之，阴虚又次之。所以治疗以建中和胃为主，只有在兼见胃阴不足时才配养阴药。如张老观察总结了一百多例慢性萎缩性胃炎，中虚气滞型最多见，以建中汤、香砂六君子汤为主方，佐陈皮、佛手、半夏等理气行滞，守方治疗，取得了较好效果，改变了传统的养胃阴为主的方法，提高了疗效。并认为：胃病日久，易伤胃阳，胃阳不振，可致寒凝气滞、痰饮内停，治疗更不可执润降之偏，而需吴茱萸、肉桂、降香、良姜、益智仁、附子等辛热温燥之味。此外，对胃病的治疗，他比较重视痰和瘀，凡苔腻纳呆的，常配薏苡仁、砂仁、半夏、茯苓等。脘痞胃阳不展的，常配瓜蒌薤白半夏汤通阳开痹。根据胃病患者绝大多数舌质暗红或紫黯或有瘀斑，加之病程较久，久痛入络，故在调中和胃的同时，常用当归、丹参、橘络、桂枝养血和血通络，甚者配五灵脂、桃仁、延胡祛瘀止痛。他说："平日好饮，必有蓄瘀，故嗜酒者，更多配以行瘀通络。"他认为，黄芪多用、久用可滞气生满，不符合"胃以通为用"的原则，故胃病较少使用。

总结张老用药特点，补剂之中总不离一个"通"字，所谓"以通为补"，若兼气滞、痰凝、血瘀、湿阻、停饮、食积的，更重视补中有通，以恢复脾胃斡旋、转输、升降、运化功能。另一个特点是，用药精炼，轻平适中。他认为脾胃既亏，大剂补药反增脾胃负担，甚则壅塞脾胃运化功能，不如轻补、平补，使脾胃之气渐强，运化得力，正气渐复，于平淡中往往可见卓效，有时还可起沉疴痼疾。近日读费伯雄《医醇賸义·自序》："天下无神奇之法，只有平淡之法，平淡之极，乃为神奇。否则眩异标新，用违其度，欲求近效，反速危亡，不和不缓故也。"始悟近代诸多名家多以平淡见奇之理。

病案举例：谈某，女，36岁。阴血不足，中州失濡，虚热犯胃，嘈杂善饥，咽干，面易烘热，大便干结，脉弦细而数，舌红少苔。拟甘凉濡润，清肝和胃。南沙参9g，大麦冬9g，白芍9g，乌梅炭2.4g，黑山栀4.5g，白蒺藜12g，柏子仁9g，熟枣仁12g，法半夏5g，炒竹茹4.5g，桂圆肉9g，大枣4枚。

二诊：药后诸症均已消失，停药之后，脘部又有嘈杂感，头昏，大便较干，脉弦细，舌少苔。此为肝阳初潜，阴血尚亏。前方去竹茹，加炙甘草3g。

三诊：阴血不足，津不上承，咽干嗌燥，心膺仍觉嘈杂，脉细，舌质红少苔。拟养血生津。南沙参9g，大麦冬9g，川石斛12g，白芍9g，乌梅炭8g，生地12g，阿胶珠5g，炙甘草3g，柏子仁12g，桂圆肉12g，大枣4枚。

四诊：药后诸症均消失，因大便尚干结，桑葚膏调治而愈。

按：胃阴不足，用药甘凉不腻，润中有通，润降之功复，嘈杂诸症即除。

又：孙某，男，25岁。阴土不足，脾失健运，经常大便泄泻，已历数年，夹有不消化食物，面色㿠白，脉细，少苔。拟补益阴土，运脾健中。党参9g，炒白术9g，怀山药9g，炒白扁豆9g，煨木香3g，炒薏苡仁12g，煨肉豆蔻4.5g，乌梅炭2.4g，炙甘草3g，陈皮4.5g，干荷叶一角。上方续服12剂，大便即已成形。后用上药研末，泛丸调理而愈。

按：用药清淡轻灵，组方谨严精当。虽久泻面㿠，不用辛热燥涩，而用甘平运补取效；而辛通之品量轻，使补而不滞，以助脾运。若用量过大，反可耗气伤津。

（三）善治脾胃，可安五脏

张老说："中土为四运之轴，上输心肺，下益肝肾，外灌四旁，充养营卫，脾胃一健，则谷气充旺，可令五脏皆安。"故其他脏腑的病证，每从脾胃入手。

1. 培土生金 "脾气散精，上归于肺。"脾虚可聚湿生痰而壅肺，肺虚痰气为患也可影响脾胃。脾肺母子相生，土败则金衰。如咳嗽痰喘，胸满食少，体倦便溏者，多用参苓白术散、六君子汤或费氏术米汤（当归、茯苓、白术、薏苡仁、橘红、半夏、莱菔子、杏仁、海浮石、瓜蒌仁）以培土生金。他说："肺金久病，兼见久泻，即谓过中，病情多重，亟宜培土生金。"脾胃得健，母能生子，肺的功能亦随之好转，对肺结核、慢性支气管炎等慢性肺系病证多用此法，常获得比较满意的效果。

2. 扶土抑木 张老认为：肝气太强，则脾胃受制；脾虚气弱，可使木来乘侮；胃燥脾不布津，肝体失养，也可致木性刚劲，甚则阳亢风动，故肝脾同病者常见。仲景提出："见肝之病，知肝传脾，当先实脾。"故对木旺克土、肝脾不和而见腹胀、泄泻、胁痛等症，以柴胡、川楝子、白芍、香附、陈皮抑木，党参、白术、茯苓、甘草扶土；兼阴虚舌红，加乌梅、白芍、石榴皮、木瓜等敛阴泄肝安中。肝气犯胃，日久胃气多虚，虚实相兼，常用参、术、苓、草培土，佐四逆散、左金丸等疏肝、泄肝。迁延性肝炎、慢性肝炎，脾胃虚弱，血不养肝，常用归芍六君子汤加味，重在扶土，营血之源充足，则肝体得养。肝硬化腹水，肝脾两亏多见，对这类患者常用党参、茯苓、白术、当归、陈皮、厚朴、木香、砂仁、木瓜、附子、车前子、泽泻等扶土固本为主，兼化阴邪而取效。

3. 崇土制水 脾运湿，肾主水。脾虚湿聚成肿；肾阳不振，水不化气亦可致水邪泛滥；脾阳不振，可发展及肾，肾水浊阴太甚，亦可渍脾，终致脾肾两亏。凡阴水之证，张老常用实脾饮、苓桂术甘汤、附子理中汤，温益脾阳为主，实脾以制水。徒用利水攻逐，反伤脾气，水去复聚。

病案举例：严某，男，39岁。肝病年余，食少午后腹胀，两胁胀痛，饮食、二便尚正常，面目虚浮，面色晦滞，脉细软，舌质瘀紫、苔薄白。此为肝病及脾，脾虚气不化湿。治拟健脾和胃，理气化湿。党参 9g，炒白术 9g，炒枳壳 4.5g，广木香 3g，大腹皮 9g，炒建曲 12g，炒薏苡仁 12g，法半夏 5g，青皮、陈皮各 4.5g，生姜 2 片，香橼皮 4.5g。连服一旬，两胁痛除，腹胀大减，饮食亦增，再于前方加桃仁、红花、桂枝等温阳化瘀之品。调理月余，面色晦暗不泽、舌质紫瘀等症均退，精神亦正常。

按：病在肝，而从脾胃论治，正合仲景"见肝之病，知肝传脾，当先实脾"之旨。土实木不能侮，而肝体得养，遂其柔顺之性。张老对慢性肝炎、肝硬化腹水，重在辨证，从肝、脾两经入手，扶土抑木，使症状逐步获得改善，肝功能得以恢复。

（四）体会

1. 脾胃健旺，可生心血、实肺气、养肝血、充肾精。许多慢性脏腑疾病，包括四肢、九窍诸疾，以整体辨证，从脾胃入手，常能获得一定效果。故调治脾胃，具有较脾胃本身远为广泛的重要意义，值得我们重视。

2. "脾以升为健"，治脾升补为主，但不能忽视养脾阴；"胃宜降则和"，通降、清降、温通多用于肠胃实证，润降多用于胃肠阴亏证。但不能拘于胃宜润降之说，而忽视胃阳、胃气不足证的辨治。

3. 治脾虚，药性多取甘温；治胃虚多取甘平、甘凉或酸甘。总以轻补、平补为主，过剂反伤脾胃。治脾胃实证，则根据气、血、痰、瘀等兼邪，进行针对性治疗。但要注意实邪多在本虚基础上产生，这点在脾胃病方面表现得尤为突出，故需掌握标本、先后、主次，才能恰到好处。

（本文原发表于《新中医》1981 年 11 期，有增删）

第四节
张泽生治疗萎缩性胃炎的经验

张泽生教授从医六十余年，学验俱深，近年尤专心于萎缩性胃炎的治疗。他兼取李杲（字东垣）、张璐（字石顽）和江苏孟河医派之长，融于一体。对萎缩性胃炎重于辨证，治法以甘温扶中见长，用药精炼平正。现将其有关治疗经验扼要整理如下。

（一）辨证要点

张老认为，萎缩性胃炎应以胃脘痛、痞胀等症为着眼点，结合其他兼证及整体情况，辨其寒热虚实、在气在血及脏腑病位。

1. **辨虚实、病位** 新病、暴病多在肝胃，属实；久病多及于脾，属虚，每兼寒、气滞、痰湿。胀满畏食，饱则痛甚，多实滞；隐痛冷痛，得食稍安为中虚。补而不效多实；愈疏愈剧多虚。痞胀得暖则舒为气有余；脘闷食后为甚，气胀作坠为气不足。呃逆噫暖，气逆在胃；胀及胸胁少腹，气滞于肝；脘痞腹胀，多脾虚气滞。

2. **辨寒热** 胃脘阵痛，痛势急迫，灼热口苦，为胃有实火；冷痛，得热痛减，为中虚胃寒；胃脘灼痛嘈杂，得食暂止，口干，苔净为胃阴不足，或阴虚胃热；嘈热醋心，或兼吞酸，多肝胃郁热；泛酸，口干，或为肝胆郁火，或为中虚脾胃不和。

3. **辨气血** 初病痛而且痞，病在气分；脘痛经久，刺痛拒按，屡治少效，已入血络。有便血史，或素日嗜饮者，多兼瘀。便下紫黑血块，疼痛拒按，为络伤之血凝聚，瘀血在胃。中年以后，脘痛反复不止，便黑形瘦，平时善郁，或呕黏液血丝，当虑恶变。

（二）治疗原则

大抵遵"脾以守为补，胃以通为补，肝以散为补"这一原则。无论表现为胃脘痛或痞胀，虚证最常见。治疗以补虚为主，少佐辛散。实则根据"通则不痛"原则，视其标邪性质分别治之。如痰湿宜燥宜运，夹瘀当和营通络，夹滞多消补兼施，气滞则辛香疏导相伍。郁热者清之或润养佐之，寒者温之补之。清阳宜升，浊阴宜降；胃阴不足，甘凉、甘平润养；胃阳亏虚，辛热通阳。痛久络伤出血，则益气摄血；夹瘀需益气活血同用。

（三）辨证施治概要

1. **中虚气滞证** 症见脘痛绵绵无定时，喜按喜温，常兼脘痞食少，神倦便溏，舌多淡红，边多齿痕，苔白脉细。治用健脾行气法，香砂六君子汤或黄芪建中汤加减。气滞明显者，加肉桂、沉香散寒止痛。胃虚上逆，呕吐清水，加吴茱萸、肉桂。脘腹冷痛，脾阳不足者，用制附子、吴茱萸、良姜、益智仁等辛热通阳，加参、芪、术、草等健脾益气，以助其转运。中虚痰湿，浊阴凝聚，寒湿偏重的，以苍术、桂枝、吴茱萸、生姜、半夏等通阳化浊。若衰年久病，命火式微，或胃病日久，由脾及肾，则在补脾药中选加制附子、肉苁蓉、补骨脂、煨肉豆蔻等温肾之品。

2. **肝胃不和证** 症见痛胀连及脘胁，嗳气则舒，病发与情志有关，或伴吞酸呕苦，苔多薄黄，脉小弦。治用疏肝和胃，柴胡疏肝饮合四逆散加减。少腹冷痛加吴茱萸、乌药。夹瘀加炙五灵脂、九香虫。若肝热犯胃，见胃脘灼痛，泛酸嘈杂，口苦口干，心烦易怒者，用左金丸、金铃子散清泄为主，少佐川芎、香附、柴胡以开郁。若胃阴不伤，用少量柴胡疏泄，取"火郁发之"之义。如肝经郁火伤阴，或胃阴不足，肝气横逆的，清肝、制肝用桑叶、丹皮、瓦楞子，养阴用沙参、麦冬，佐以酸甘。若肝热犯胃，胃失和降，见呕吐嗳气，嘈热便结，用旋覆花、代赭石、川连、蒲公英、吴茱萸、生大黄、沉香曲合温胆汤苦辛降胃。肝火既清，见肝胃阴虚，常以乌梅炭、白芍、甘草、生地、枸杞子等酸甘化阴，柔肝养胃。邪在胆，逆在胃，见呕苦的，配用旋覆代赭汤、温胆汤治疗。

3．**胃阴不足证**　症见胃脘隐痛或灼痛、嘈杂似饥，心烦口干，便干，少纳，舌红少津，苔净或光剥，脉细。治用甘凉养胃，或佐微酸。常选益胃汤、沙参麦冬汤合乌梅、白芍、稽豆衣等。如兼脘痞，加佛手花、玫瑰花、川朴花、川楝子。夹湿，加佩兰、冬瓜子。若舌光红无苔、食入作呕，加荷叶、陈仓米、生熟谷芽，另用冬瓜火腿汤。若胃阴亏损，中州失濡，虚火内灼，则甘寒、酸甘合用，少佐清泄，玉女煎加减。若气阴两虚，用药甘温而不燥、柔养而不腻，常用太子参、生白术、山药、扁豆、生薏苡仁、石斛、玉竹、沙参、麦冬等。胃脘烧灼感明显，属胃阴虚所致者，多取乌梅炭、白芍、炙甘草。胃阴渐复，则逐步从甘凉、甘平转用甘温。

根据张老对197例萎缩性胃炎初步统计，属中虚气滞的占55.1%，肝胃不和的占18.5%，胃阴不足的占16.9%，此外气滞血瘀尚占9.5%。

他认为，本病多数可表现为纳少脘痞、胃脘隐痛、便溏神倦、舌淡苔白等中虚气滞证；而典型胃阴不足的，虽高于浅表性胃炎、溃疡病等，但仍属少数。不能误以萎缩性胃炎多胃阴不足而过用清润，以致戕伤中气，加重病情。

由于萎缩性胃炎病及于胃、肝、脾等脏腑，病理有虚实寒热和升降润燥过偏等不同，且标本虚实、脏腑相兼为患者甚多，故不能用简单分型机械硬套，而应根据其证候表现，灵活施治，才能提高疗效。除上述多见的三类外，在萎缩性胃炎辨证中比较多见的尚有以下几类。

4．**气滞血瘀证**　常见胃痛胃胀，痛重于胀，部位多固定，病史较久，舌质瘀暗，或有瘀斑瘀点，脉细涩或沉弦。以桃红四物汤、失笑散为主，加瓦楞子、九香虫、降香、延胡索等。如兼远血，加阿胶珠、侧柏炭、地榆炭、炮姜炭等。

5．**痰瘀互结证**　常见胸脘痞闷刺痛，牵及背部，纳少口黏，舌紫苔腻等症。常用半夏、橘皮络、全瓜蒌、桂枝与当归、桃仁、红花、五灵脂、郁金等相伍。

6.气滞痰阻证　常见脘腹痞满，纳少，或泛吐痰涎，苔腻等症。用香砂枳术丸或香砂平胃散为主方。呕吐加吴茱萸、苏梗、生姜。属夏月感邪，湿阻气滞的，加藿香、佩兰、苏梗。如舌苔厚腻，去白术，加苍术、厚朴。酒湿伤胃，兼见蓄瘀，则用枳椇子、葛花、砂仁、苏梗、二陈等解醒化湿药加行瘀通络之品。

此外，吐血多因胃热伤络，以犀角地黄汤加生大黄、藕节、白茅根。胃中积热伤阴，肠腑失润的，用麻仁丸加沙参、麦冬。妇女常兼痰气交阻证，可参酌半夏厚朴汤治之。

（四）治法用药的几个特点

1.善用甘温调中，慎用开破　张老认为，萎缩性胃炎病程多久，中虚证多见，不能偏信"痛无补法"。"若属虚痛，必须补之"（程国彭语）。甘温补中为主，少佐辛散，既能健运中宫，缓中止痛，又能开发郁结，使气转痞消。甘温常用党参、白术、当归、甘草，行气多用木香、佛手、陈皮、苏梗等。他认为，对萎缩性胃炎之虚痛、虚痞，应补中兼通，通而不伐。若补而不通，可致气壅、纳呆，又使药力不能达于病所；而过用开破，则耗散中气，化燥伤阴，痛、痞等症反可加重。阴血不足及火郁者，更应慎用开破药。

2.散中有收，气药常兼血药　胃以通为补，但辛通过度可耗正，故张老在药物配伍上，注意散中有收，或收补中微兼疏通。除痰湿较重外，一般均配芍药甘草汤，既能和里缓急，又能柔肝安脾。如中虚气滞，常配白芍、当归于益气药中，寓归芍六君汤、当归建中汤意。肝胃、肝脾不和，常配白芍、甘草，寓四逆散、逍遥丸意。胃阴不足，肝气不敛，常配白芍、乌梅、甘草于疏泄之中。胃脘冷痛或兼少腹胀痛，常以白芍配肉桂、吴茱萸，散太阴、厥阴之寒滞。如肝胃不和，胃气不降，用白芍配沉香。脘胁痛由肝气所致，肝血暗耗，头晕目眩的，则白芍配川芎、制首乌、五味子、白蒺藜，升散、收敛并用。沉寒冷痛，则以白芍配附子。

他认为，气血生理上相互为用，病理上互为因果，治疗则"气主煦之，血主濡之"。气药偏燥，可用血药以济之；血药嫌润，常配气药以调之。益气助以养血，可气血相生。尤对胃脘久痛，用气药无效者，可辅之以归、芎、芍、桃、红、五灵脂等入血之品，或用郁金、川芎、降香、香附、延胡索等兼调气血之药，使血气流通，往往可提高疗效。当归为血中气药，白芍和阴止痛，此二味无论在气在血，运用最多。

3. **根据脾胃特性，权衡升降润燥**　胃为阳土，喜润恶燥，性宜通降；脾为阴土，喜燥恶湿，性宜升发。他根据脾胃这一特性，注意调整升降、润燥之偏。如胃气上逆，以二陈汤为主方，若兼胃虚有寒的，配旋覆花、代赭石、吴茱萸、干姜、沉香、党参等；兼热的配川连、黄芩、竹茹等。肠胃失其润降的，用火麻仁、生首乌、决明子、全瓜蒌、枳实等；若无效，则配紫菀、桔梗、杏仁以开上提下。脾气不升，清阳下陷，则用补中益气汤加干荷叶、葛根等益气升清。胃燥太过，取柔剂养胃。湿邪太盛，则区别寒湿、湿热分别治之。前者多取平胃、二陈、三仁汤升降健运，后者常用二妙或温胆汤等清热化湿。

4. **开痹散结，当先疏启其中**　对于痹塞痞结，主张区别寒热虚实、标邪性质，先当疏启其中。如对寒凝痰停湿阻，所致痞闷、脘痛，以二陈汤加桂枝、吴茱萸、木香、苍术、厚朴等辛温泄浊。舌苔灰腻，胸脘痹室，则以瓜蒌薤白半夏汤或瓜蒌薤白桂枝汤通阳开结。中焦阳衰，阴寒窃踞，胸脘失其清旷者，取苓桂术甘汤加味，温中化滞。生冷油腻伤脾，痞闷、纳呆、苔腻的，必以枳、术，并配茯苓、陈皮、香附、砂仁、山楂、神曲。脾虚失运，食少虚痞的，则用香砂六君子汤健运疏导。寒热湿邪兼夹者，则以半夏泻心汤或川连、厚朴以苦辛通降。

（五）病案举例

病例一：宋某，男，44岁，教师。

1978年1月31日在某院胃镜检查为：慢性萎缩性胃窦炎伴急性活动。

1978年4月13日初诊：胃病起于1974年，胃痛隐隐，无规律性，经常泛吐清水，苔薄，脉细。此属中虚气滞，胃气不和，治拟温中和胃。炒党参15g，炒白术9g，茯苓9g，干姜5g，桂枝5g，制香附9g，蒲公英15g，青木香5g，白芍9g，甘草3g。

同年6月5日二诊：上腹胀痛或醋心，纳谷尚可，苔薄黄腻，脉小滑。此为中虚湿邪不清。前方加减，配养胃膏（本院自制膏剂，一日量为生白芍12g，蒲公英15g，紫河车、乌梅、绿萼梅、青木香各3g）一日二次分服；香砂平胃丸5g，一日二次。

同年12月14日三诊：煎剂配合成药治疗以来，胃脘痛偶作，苔黄腻，脉细。此为痰湿中阻，受纳无权，治拟先化湿和胃为主。炒白术9g，陈皮5g，法半夏9g，木香5g，炙鸡内金9g，焦楂、曲各12g，茯苓9g，川朴5g，炒谷芽12g。

1979年2月13日胃镜复查为：慢性浅表性胃炎。

病例二：朱某，男，38岁，工人。

胃脘胀痛起于1972年，经常反复发作，脘腹胀痛，食欲减退，四肢乏力。于1978年4月1日在某院胃镜检查为萎缩性胃炎，病理报告为胃体黏膜轻度萎缩性胃炎，胃窦交界处萎缩性胃炎伴肠上皮化生，胃窦黏膜为萎缩性胃窦炎。曾在某院住院，服中药一百余剂，收效不著。于1978年12月21日来我处求诊。

初诊：胃脘嘈杂，嗳气泛酸，隐痛或有胀闷，得按则舒，大便不成形，苔黄根腻，脉小弦。化验胃酸偏高。此为肝有郁热，胃蕴痰湿。治拟泄肝和胃化湿。炒苍术9g，川朴5g，陈皮5g，木香5g，姜半夏 9g，茯苓 9g，桂枝 3g，炒白芍 9g，香橼皮 9g，炒建曲 12g。5 剂。

12月28日二诊：苔腻已渐化，纳振，多食则胃脘不适，或腹鸣，胃酸高。治拟前法再进：炒苍术 9g，川朴 5g，陈皮 5g，姜半夏 9g，木香 5g，桂枝 5g，佩兰 9g，煅瓦楞 15g，佛手 5g，炒建曲 12g，生姜 2 片。5 剂。

1979 年 1 月 4 日三诊：苔腻化，胃痛止，唯右胁下仍有胀痛，有酸水，苔薄，脉小弦。再以前法加减。上方去佩兰、桂枝、建曲，加白芍 9g，冬瓜子 15g，炒谷、麦芽各 12g。

前法略作加减，续服 4 个月，胃脘已不痛，腹胀亦退，食欲正常，苔黄腻均化。于 1979 年 3 月 27 日胃镜复查为慢性浅表性胃炎；病理报告胃窦后壁、前壁中度慢性浅表性炎。萎缩性胃炎已获痊愈。

（本文原发表于《中医杂志》1982 年 08 期，有增删）

第五节
胃病补法小议

董建华（江杨清整理文案）

胃病的治疗，目前有趋补之势。胃为后天之本，后天有病，多由气血寒热阴阳、脏腑功能失调所致，当先调整，使之归于平衡。非必以补，方能助其后天。胃与脾互为表里，脏腑络属。纳、运、升、降、润、燥六字，既概括了脾胃的生理特性，又体现了治法内容。即其中升、运、润三字，虽寓有补法之意，但也示人不宜呆补、漫补、壅补。因此，胃病的补法应补中有通，静中有动，使补而不滞，润而不腻，能升能运，以顺其脾胃升降或通降之性。

胃病虽言初病多实，久病必虚，但必须结合临床实际，久病未必皆虚。例如久病由气入络，可表现为瘀痛实证或血瘀气滞；久病脾虚，痰浊困之，或久病中虚，运化失司，气滞于中，水湿不化，或复加情志、饮食所伤，往往又兼气滞、痰湿、食滞等，表现为实证或虚实夹杂。在治疗上，虽有脾虚，但如气滞明显，一味补之，往往滞气生满，导致痛、胀等症加重。气虚夹滞，食积难化，如一味补气健脾，影响消导，反加胀痛。又如脾虚挟湿，或痰浊阻中，虽痛由脾虚不运所致，临证如不细察舌苔，急于进补图本，过用甘腻之品，反滋脘痞、腹胀，甚至厌食、泛恶。再如中焦脾胃气虚，兼见湿热，或胃火内炽，或胃阴不足、虚火内扰，或脾胃伏热内蕴又兼脾虚之象，这等虚实寒热错杂之症，不能只见其虚，忽视其实，只重其本，不顾其标。如误用补法，或甘腻滋湿恋热，邪不易撤；或益气生火，助长其热，所谓"气有余便是火也"。

胃病虚证之用补法，不仅要"先其所因，伏其所主"，针对病因治疗，还要权衡标本、缓急、轻重，或先祛邪而后补虚，或补泻并用。

胃病之使用补法，我一般只限于下述几种情况。一是脾气虚弱，中气下陷。症见腹胀作坠，食后不化，形瘦纳少，或伴内脏下垂等，方用加味补中益气汤。以党参、黄芪、白术、甘草益气升阳，配升麻、柴胡以助升提，当归补血，陈皮、枳壳、香橼皮、佛手、大腹皮等助其通降。使补中有通，升中有降，脾阳升发，胃气下行，清升浊降，虚实更替，不使壅塞通降之路。二是脾胃阳虚。症见胃脘冷痛，或绵绵隐痛，喜温喜按，饥时痛甚，得食痛缓，舌淡、脉沉细等。此时当以辛甘或甘温之品，建中通阳以缓其急，方用黄芪建中汤加良姜、金铃子、延胡、陈皮等。三是胃阴不足。症见胃脘灼痛或隐痛，口干纳少，大便干结，舌红少苔等。我常用自己配制的加减益胃汤治疗，以沙参、麦冬、石斛甘凉濡润，养阴生津，白芍、乌梅、甘草酸甘化阴，酌配川楝子、香附、丹参以行气和血，疏肝止痛。

至于胃病之虚实兼夹，我多着重祛邪，主张先治其标，使胃复和降，脾得健运，从而食进胃强，水谷得以充养，则不补自补，脾胃自能恢复正常功能。而不早用补剂，防止祛邪不尽，窒塞脾胃升降气机。例如脾虚兼气滞，先用香附、苏梗、陈皮、香橼皮、佛手、枳壳、大腹皮等行气通降，虚证明显才用党参、炙甘草顾本。脾虚中焦湿浊不化，常用藿香、佩兰、川朴、清半夏、茯苓、滑石、通草等芳化淡渗，脾虚明显才加山药、扁豆、薏苡仁等运脾助中。脾虚夹有食积，则先用鸡内金、枳壳、陈皮、莱菔子、制大黄、谷麦芽、胡黄连、吴茱萸等消导化积，如脾虚明显才加太子参、白术等消中兼补。

可见胃痛之治法，着重于通，补法而需寓通。正如高世栻所说："通之之法，各有不同，调气以和血，调血以和气，通也；上逆者使之下行，中结者使之旁达，亦通也；虚者助之使通，寒者温之使通，无非通之之法也。"

朱丹溪说过"痛无补法""诸痛不可补气"；但后来他又说，脾虚正气不行，邪着为痛，若不补气，气由何行？他通过临床实践，认识上有了发展。我则主张治胃宜通降。即使有可补之征，一是要确属虚证，还要看其是否受补；二是要补之得当，补之得法；三是要补中兼通，反对漫补、呆补或壅补。这也是我多年临证所悟得的体会。

（本文原发表于《北京中医》1986 年 5 月，有增删）

第六节
江杨清辨治久泻学术思想及经验

久泻，短则数月，长则数十年，缠绵难愈，影响水谷精微运化转输，严重影响健康。笔者侍诊多年，见江杨清教授治愈久泻患者众多，故对此经验加以总结，以飨同道。

（一）辨病因、病机及脏腑

江老认为，久泻的病机有四大特征：一为多兼湿邪为患；二为多见脾虚，或脾（肾）阳虚；三为寒热虚实并见；四为肝郁脾虚，肝脾不和。

1. 多见湿邪为患 久泻一症，以长期大便稀溏，甚则水样便为基本特征。由于湿性黏腻缠绵，故导致泄泻长期反复难愈。再者，现代人物质生活提高，工作紧张，饮食多生冷肥腻，又缺乏必要的运动，使内湿困重，尤其南方雨湿偏重地区。湿滞脾胃，这是久泻的重要病因病理。

2. 多致脾肾阳虚 久泻主要病位在脾与肾。脾虚，运化失司易致泄泻。久泻伤脾，加重脾虚。脾虚日久，寒湿损及脾阳，可致脾阳亏虚，进而由脾及肾，乃至脾肾阳气俱亏。正如汪昂曰："盖久泻皆由肾命火衰，不能专责脾胃"。张璐云："久泄而肛门不禁，又属阳虚"。盖湿为阴邪，易伤阳气，《本草备要》"白术"条载"久泻名脾泄，肾虚而命火衰，不能生土也"亦即此意。

3. 久泻多虚，但寒热虚实每多并见 久泻脾肾阳气渐至亏乏，且易内生湿邪。如湿重困遏中焦，又易损伤脾阳，或久居阴冷卑湿之环境，或嗜食生冷，湿邪多从寒化，则可见阳虚寒湿；如在高温高湿的环境，或喜食肥甘厚味，或质燥湿热素重之人，湿邪多从热化，则可见湿热困遏肠胃，肠腑通降失司。因此，久泻常可寒热虚实兼夹。

4. 肝木侮土，肝脾不和 现代人生活节奏快，精神易紧张，容易导致肝气郁结，加之生活饮食不节，酒湿伤脾，易致脾虚肝木乘侮，肝脾不调而致泄泻反复发作。

（二）辨寒热虚实

久泻最常见的病机是气虚脾弱或脾肾阳虚，且每多夹湿。但也见部分患者呈上寒下热，即脾肾阳虚而兼肠道湿热。常见的病因有素嗜辛辣；患者有痔疮史；有肠道炎症或痢疾史，湿热余蕴未净；生活不规律，心火下移小肠。其辨证参考要点：虽久泻但解而不畅，肛门不适，水冲不净，或服用小檗碱（黄连素）、某些抗生素等大便好转。此类患者亦不少见，辨证用药尤当细加辨察，以防虚虚实实之患。正如《医学刍言》所云："久泻，久泻诸药不效者，有脏热肠寒、肠热脏寒之辨"。

何种因素会加重泄泻，往往也是辨别久泻病机的关键。如果进食生冷、海鲜、油腻、蔬果等即发生泄泻或症情加重，显属脾（肾）虚寒；如在进食辛辣、误用温补后发生泄泻，解而不畅，属肠腑湿热。再如临床常见慢性泄泻自服小檗碱、地衣芽孢杆菌活菌等药有改善者，也需考虑肠道湿热因素。

（三）辨证用药的主要特点

基于以上认识，江老临诊久泻时尤重问诊，并认为虚实易辨，寒热说易行难。他所诊治的久泻患者甚众，疗效多较显著，积累了丰富的用药经验，其中尤以健脾温阳药、化湿药、寒热并用，以及收涩药的运用为著。

1. **温阳药几为必用**　由于久泻患者的病机重在脾肾阳虚，温阳固本实属大法。他常选用如下药物：制附子、肉桂、炮姜炭、补骨脂、苍术、白术、党参、赤石脂、煨肉豆蔻等。附子温阳祛寒，兼能除湿，对沉寒痼冷者尤为适宜，用量多在 10~30g 之间。先煎是必须的。附子常与白术、党参、黄连相伍；脏寒显著者，更常与肉桂、炮姜炭相伍为用。对溃疡性结肠炎既见脾阳亏虚又便中带血，炮姜炭每用至 15g。

2. **化湿药治法多样**　久泻之湿的治疗是芳化还是苦燥、淡渗，抑或运脾、辛苦泄湿，要依据具体情况而定。

如湿重，苔厚腻，当以苦燥为主。苦燥亦分寒热，苦寒燥湿药常用的有黄连、黄芩、黄柏、白头翁、马齿苋，苦温燥湿药常用的有苍术、草豆蔻、厚朴、法半夏、砂仁。

如湿轻，见苔腻，胸脘痞闷，用药当以芳香化湿为主，以藿朴夏苓汤、平胃二陈汤为代表方。

淡渗分利，虽为泄泻常用之法，但此法既易伤阴，又可耗阳，故久泻者少用。即便使用，不过茯苓、薏苡仁、扁豆而已。分利水湿法仅用于急性水泻。

湿困脾弱，脾虚与湿并重，在慢性腹泻中极为常见。多因湿重困遏中焦，使脾气不升，或久泻脾虚生湿，再因内外致湿的诸种因素，如素嗜肥甘油腻，形体肥胖等，使湿困、湿滞较脾虚更为突出，成为第一位的病理因素。这种情况与叶桂有关湿温病"大便溏为湿未尽"，在表现上相似，治法上却不以甘淡祛湿，或错误认为溏便为祛湿之途径，而应燥湿实脾，冀求便实。

脾虚寒湿气滞的，多参用附子理中汤合藿香正气丸。发于夏季脾虚湿重的，以资生丸为基本方（人参、白术、茯苓、炙甘草、白扁豆、怀山药、莲子肉、炒薏仁、芡实、焦山楂、六神曲、炒麦芽、白豆蔻）。

脾虚夹湿中尚有一种常见的不可忽视的现象，即脾虚生湿，湿郁化热，滞于肛肠。临证常见大便不爽，或肛门有滞胀感，便后便意未尽，冲厕不净，或虽便溏，但数日一行，或矢气后大便方能畅通。此时应取枳实导滞丸或枳术丸意，常用枳壳、槟榔、制大黄、泽泻、黄连、生白术；若便泻色黄褐，苔黄腻或苔腻罩黄，或大便夹有黏胨者，加黄连、地锦草、马齿苋、炒黄柏。

脾虚夹湿兼风证，见肠鸣辘辘，苔厚腻，或食已即泻者，当于健脾止泻中适当加升阳化湿药，如防风、羌活、苍术、厚朴、葛根、荷叶炭，或改用升阳益胃汤。因风能胜湿，风药能鼓舞胃气上腾之故。

脾虚夹湿之泄泻，现代中医常见的一种类型——酒泄，临床多见。患者常有嗜酒史，饮酒后便溏稀，或原有久泄加重，患者舌淡暗而胖，苔白腻。酒性属湿，酒湿伤脾，健脾化湿解醒为主要大法，葛花解醒汤为常用方。其中葛花，江老多不用，因虑其与毒性强的芫花误用，而用枳椇子代替。常用苍白术、木香、砂仁、茯苓、泽泻、白豆蔻、青皮、陈皮、炒薏苡仁、枳椇子等。一般情况下多可取得满意效果。此类患者多兼夹脾阳虚，极少数脾虚夹湿热。临床要注意基本方的加减使用。

3. **肝脾不和疗效显著** 肝的疏泄与脾之运化相互影响，若肝郁侮土，则脾失健运；或脾虚湿盛，肝气乘而侮之导致肝脾不和。此证现代临床常见。西医的肠易激综合征、肠功能紊乱多见此证，与工作压力、精神紧张密切相关。常见腹泻，腹痛即欲便，痛多在左下腹，便后痛止，可伴气窜肠鸣，或其他神经症症状，精神情志因素如紧张、忧郁易诱发加重，同时有脾虚见症，如舌多淡白，苔薄，脉细弦。

纤维结肠镜检查多数情况下，在欠缺明显炎症征象，又未做病理性排除的情况下，随意诊断为"结肠炎"，导致病人不必要的思想负担或过度重视，引起病情迁延反复。江老认为，在某种意义上讲，也属医源性疾病。他在辨治时，除了对病人作客观疏导外，用药主张重在配伍合理，不在剂量大小，总以调和肝脾为大法，以痛泻要方、逍遥散为主化裁。脾虚证明显，可加党参、炒薏苡仁；肝郁气滞证明显，加枳壳、厚朴、柴胡、焦槟榔；伴寐差梦多，加石菖蒲、五味子、合欢花。部分患者大便或干，或溏，或虽便溏但数日一次，此时常配用火麻仁、酒大黄、枳壳、槟榔等。

肝脾不和证取效较显著，往往用药几剂后腹痛、腹泻即消除。

4. **脾阴虚泄泻之治疗** 江老认为单纯阴虚在久泻中少见，而以气阴两虚较为多见，故一般情况下不宜阴柔滋补，以防助湿碍脾，多采取平补气阴、养脾敛津之法。以参苓白术丸、六神汤合驻车丸化裁。其中配伍黄连、炮姜、乌梅，苦辛酸以作反佐，醒中坚肠，敛津止泻。

若肝阴亏虚，气机逆乱，侮脾作泻，症见形体消瘦，大便忽干忽溏，痛胀无时，口干不欲多饮，头晕呕恶，舌红或嫩红少苔；辨证用药后虽暂能收功，但继续服用则又痛泻频作者，临床较难见效，多见于女性，可能与自主神经功能失调有关。宜用酸苦泄热，酸甘化阴，敛肝理脾法。江老常用乌梅炭、木瓜、炙甘草、焦山楂、白芍、生白术、北沙参、五味子、山药、煅龙骨、煅牡蛎、左金丸入煎。此证忌用过寒过热和行气耗散之品。

5. 收涩药必先明确禁忌　若久泻无邪，纯因体虚所致者（多见老人体衰），或五更肾泻，或虚泻久补无功者，或经胃肠手术、食后倾泻者，均当注重收涩药的应用。

若见脾虚无邪、寒热不显为主者，用莲子肉、芡实健脾固涩；脾胃虚寒为主者，用煨肉豆蔻、益智仁、赤石脂、炮姜炭以温中止涩；兼见胃肠湿热者，可视具体情况适当选用秦皮、地榆炭、石榴皮以清肠止涩；若见肾阳虚惫、滑泻不止者，用赤石脂、禹余粮、煨诃子等。

6. 清热药常作反佐　清热药，尤其是苦寒清热药，如黄连、黄芩，江老常于方中稍加一二。按久泻病机关键在阳虚，用清热药是否会有伤阳之虞？实际上，大队温阳药中稍佐清热药有其意义，尤其在阳虚兼有湿热的情况下，往往用黄芩、黄连。此二味药不仅能清肠化湿，其苦燥之性尚能坚肠。《名医别录》谓黄连治"久下洩澼""调胃，厚肠"，黄芩"主肠澼脓血"。此外，肠道湿热较重时，江老尚习以甘寒之银花炭、白头翁与黄芩、黄连同用。银花炒炭能凉血止痢，吴鞠通"断下渗湿汤"中银花炒黑即是此意。

江老常说，他在荷兰行医20余年，治疗过不少溃疡性结肠炎。由于病史久，多呈脾虚、阳虚之象，但又兼见大便带血和黏液，疗效的好坏关键在于权衡标本主次，即健脾温阳和清肠化湿之间的轻重比例，并能坚守之。有时，取乌梅丸意，辛苦寒热并用，也能起到特殊作用。

慢性久泻，临床极为常见，是中医辨证治疗的优势病种。江杨清教授临床 50 余年中，治疗最多的一个病种就是久泻，应效者无数。他认为辨证准确，用药得当，是取效的关键。以上涉及病机辨证、用药施治，集中体现了江杨清的长期经验积累和独到见解，对临证者应有所裨益。

（本文发表于《中华中医药杂志》2019 年 12 月，弓敏、马可迅整理）

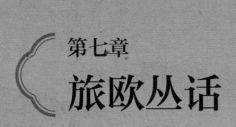

第七章
旅欧丛话

第一节
中医药辨证施治在西方人种的应用与体会

（一）旅欧行医经历

我是 1992 年夏应邀去荷兰讲学，获合法居留后于 1994 年在荷兰首都阿姆斯特丹开设了第一家中医诊所，10 年后又开了第二家诊所。出国之前我在北京中医药大学附属东直门医院从事脾胃消化临床教学工作。诊所开张之前，就诊的病人已经不少，诊所开张时中国驻荷兰大使、参赞以及侨界的侨领均来出席酒会。因此，一开始平均每天就有二三十个病人，那时还是以中国人为主。

半年后我回国探亲，返回荷兰时，发现病人突然增多，每天预约电话应接不暇，且西方人明显增多，什么原因呢？后来才发现是因为一位身患严重湿疹的小孩被我治好了。之前该患儿全身泛发湿疹，瘙痒显著。后在我这里治疗一周后，皮肤一下子光滑不痒，于是她家长写了一篇"豆腐块"大小的报道送杂志社发表，文旁附有一张小儿在浴缸泡中药药水的照片。他是希望其他更多这样的孩子得到帮助，因为荷兰这样的孩子太多了。他们是看到这篇报道后才知道来我诊所的。这是我问了其他孩子家长为何到我诊所就诊后才知道的。

在荷兰，正规媒体是禁止打医疗广告的。一般人都很有爱心，更不可能因为客观上帮助了你而希望从你那里得到好处。此后业务就一直应接不暇。

荷兰最大的一家医院（阿姆斯特丹 AMC 医院）儿童皮肤科的一位专家——他自己告诉我他是荷兰排名第二的儿科皮病专家，经常写纸条把他的患儿转我诊治。当然还有很多家庭医生也经常介绍患者到我诊所。

此后患者群中西方白人逐步增多，白人占了我所有病人的 90% 左右，患者中包括了数以百计的西方医生、护士及政商界的高层。这样的好景持续了 10 年左右。自从欧元区统一使用欧元之后，经济受到影响，人们收入减少，患者数量有所下降，但每天仍有三四十人。我在荷兰行医 20 年，用中医药辨证施治，诊治了 20 万以上人次。患者除了荷兰各地外，其他还有来自于西欧、北欧、南欧、东南亚甚至北美的数个国家。让我有机会挖到了第一桶金，有条件得以在 2004 年利用国家刚刚出台的医疗行业对外资开放的机会，返回国内，购买了一家综合性医院。医院目前占地 50 余亩，病床 600 余张，职工近 500 人，迄今业务增长了 9 倍。2010 年起，我把主要精力转移到国内，每周三个半天门诊。而西方的诊所还继续保留，通过远程会诊处方施药。当然病人是比过去少多了。

最初的 10 年，我在荷兰每周工作 6 天，平均每天患者达 55 人次，最高一天达 78 人次。这在海外私人中医诊所中是极少见的。

我诊所平均每年要用掉 3 个集装箱的中草药，每箱有十余吨，均从国内进口。中医药的使用在欧洲国家中，大抵以英国、荷兰政策上最为宽松。但中药只能以食品辅助剂的名义进口。少数属保护性动植物的品种禁止使用，例如麻黄、紫草、木通、羚羊角、炮山甲、麝香、牛黄、蛇类等等。

西方人从未吃过这么苦的药，荷兰全民医疗保险，看西医不花一分钱，而中医药全部自费，并且较贵。不管量多量少，我们每剂中药收 8 欧元，贵贱无分，对西方患者来讲，超出了他们的经济预算。病人来源主要靠服务和疗效，口口相传。

从未喝过"苦药"到少不了很苦的草药，因为他们感受到中草药对他们确有帮助。很多人将就诊中医变成他的生活内容之一：提前预约好下次就诊的时间，定时复诊，每天就像喝不加糖的咖啡一样，养成了习惯，尤其像溃疡性结肠炎、银屑病、慢性湿疹等慢性疾病更是如此。当然我们对患者，就疗程、医嘱，包括收费等必须实事求是，遵循《大医精诚》中所言"不得问其贵贱贫富，长幼妍媸，怨亲善友，华夷愚智，普同一等"。

西方人很注重家居环境，刚开始少数患者在家中煮药，由于从未闻过这么难闻的气味，所以一家人多反对。待发现确实对病情有帮助之后，他们也都接受了。有的夫妻之间、父母子女之间都争着要尝尝中药的味道，当然互相介绍就诊的更是常事。

我们随药放一张如何煎煮和饮食宜忌的荷兰文、英文说明书，他们一看也就明白了。朋友亲戚介绍来的患者，也从来不问价钱的贵贱，他们心中已经有底。家庭医生或大医院的专家介绍来的患者，更是充满信心。

西方不知道有中国医学，只知道很多疾病，尤其是慢性疾病，辗转治疗乏效，却在中国医生这里取得了满意甚至意想不到的效果，"神奇"这类的话经常在他们口中出现。中医的价值在西方同样得到充分的体现和肯定。

（二）开创中医药治疗西方患者新局面的关键在于中医的核心价值——辨证施治

我刚到荷兰时邀请我的机构负责人告诉我西方人不爱吃中药，"你就开开中成药，做做针灸就行了"，同行间也有同样的告诫。但我发现，很多疾病其实更适合用中药解决。开始的半年，中药的效果并不像我过去在国内那么得心应手，疗效并不太满意。经过不断思考和探索，随着时间的推移，逐步体会到荷兰和北京在天时、地理、饮食习惯、人种和体质类型、人文、社会经济环境等等方面有着较大的差异，也逐渐改变了我的临床思路和用药风格，疗效逐步提高。加上病种逐渐集中，我逐步探索出这些疾病较成熟的经验。于是使患者的有效率和满意率能达到 90% 以上，复诊率达 85% 以上。

我们门诊以中医中药为主要治疗手段，与绝大多数以针灸为主的诊所不同。

虽然针灸在大多数国家也不被法律承认，但民间认知度较早，一个国家内往往有很多个诸如针灸医师协会、医生针灸协会等等组织。从事针灸的除了中国医生外，有相当一部分是西方家庭医生（均取得博士学位）改行针灸，或者出于兴趣，或者出于经济前景，也有相当一部分的针灸医生是荷兰前殖民地如印度尼西亚、苏里南共和国的医生，他们荷兰文、英文都很好，不少人会中文。因为他们是本地人，熟悉当地社会，具备语言优势，所以中国的针灸医生就患者群而言不比上述两类医生占优势，但是他们对到中国的大医院进修针灸都很重视，毕竟中医针灸，中国是大本营发源地。

由于中医药适应面广，对西药疗效不好的和患者担心西药副作用的，多数情况下都能取得较满意的效果。我分析其原因：一是他们从未接触过中草药，对中药较敏感；二是进口的中药饮片较国内大多数医院的中药饮片质量要好些；三是西方人较尊重医生，包括疗程、饮食宜忌等，对医嘱少有猜疑或者抗拒心理，而是充满信心，相信医生是讲求诚信的、专业的，甚至不少患者还有崇拜心理。因此中医药的疗效一般优于国内接受中医药的患者。

（三）因人、因时、因地及其他多种因素，灵活制宜是取得疗效的关键

荷兰和中国在人种、体质类型、气候环境、饮食习惯和社会经济环境等等方面有着不小的差别。熟悉上述情况对提高辨证施治的疗效

有很大帮助。

1. 人种　荷兰人是世界上平均身高最高的，体质强壮者多，性格乐观幽默，虚证患者少见，因此用药量相对较大。我是很崇尚经方的，但是仅靠经方的那几种药和那样的剂量要取得满意的效果需要变通。取其法而变通其用。因为中国历史上经历过许多战乱和苦难，患伤寒和温病的人很多，例如秦汉时期兵荒马乱，体弱危重病人多，所用药物又大多是道地药材，往往"效如桴鼓"。而西方不是这样，慢性病多、杂病多。我们该取经方之意，未必取其原方、原量，可以变通扩充。该取经方的用经方，该取时方、杂病方的，或与经方参杂化裁的，就数方参合化裁。但总的原则还是要用药精炼、主次得当、药随证变，尽可能做到恰到好处。但是也有少数特例，我曾经治疗过几个患者，舌红、脉弦，症状表现是实证、热证，用清热解毒和滋阴药以后引起频泻不止，转手用温阳健脾，即使矫枉也过不了正，需要较长时间的调理才能逐渐恢复正常。

2. 社会保障健全　我所在的荷兰等欧洲国家社会保障较健全，人们十分重视健康。尊重医生，严守医嘱，对医生宽容理解。即使难治性疾病、不易取效的疾病，反而患者会劝告医生要有耐心"别着急，我有足够的耐心"，给医生一个宽裕的心理环境来调整治疗方案和探索成功的过程。

3. 自然环境　荷兰临海，国土有三分之一低于海平面，是世界上地势最低的国家之一，雨湿多，纬度偏北，日晒时间较短，属海洋性气候，气候湿润，花草茂盛。外湿内湿偏重，空气和水中的过敏因子密度高，因此各类皮肤病、花粉症、支气管哮喘等过敏性疾病发病率特别高。而这些疾病正是西医的短处、中医的长处，中医能有效地补其不足，无可取代。

空气污染少，环境洁净，饮水和食品标准高，食品安全。因此胃肠病发病率相对较低，呼吸系统疾病发病也低，某些传染性疾病如肝病、菌痢、疟疾、结核病等很少见。而肿瘤发病率高，尤以皮肤癌、结肠癌、膀胱癌，以及妇女的乳腺癌、宫颈癌为著。

4. 饮食习惯 饮食多油脂、奶酪、肉类、啤酒。饮食中糖分高，多属膏粱厚味，因此肝、胆、脾、胃、肠湿热内蕴者多，内湿外湿合邪，或湿热内蕴，或外发肌肤，可引起多种疾病，包括皮肤病、"三高"等。

5. 消费观念 由于社会保障较健全，失业金、养老金、生病金、退休金、救济金、儿女金等等福利健全。人们无后顾之忧，看病不吝啬金钱，他们也很少存钱，因此疗程充分。这也是提高疗效、有效率和治愈率的因素之一。但近年来国际经济危机、欧债危机和新型冠状病毒的冲击，以及社会制度等原因，他们的高福利已经难以为继，这也直接影响到中医诊所的业务。

（四）中国人和西方人在病种上存在较大差异

荷兰及欧洲最常见的疾病有皮肤病及过敏性疾病，包括像花粉症、支气管哮喘、无名肿毒、湿疹、痤疮、银屑病等。这类病人占了我门诊患者的一半以上，尤以湿疹、银屑病病人最多。上述两种疾病西药效果不好，湿疹仅仅是搽点外用药膏而已，且激素的外用药膏在指征掌握上也很严，因此湿疹范围和严重程度要比国内重得多。每到夏天他们就远足旅游，其中一个原因就是洗海水澡、晒太阳能短期缓解皮肤病的痛苦。而中药口服辨证施治，加必要时中药外洗或中药制剂外搽，在控制症状方面效果远较西药为好。尤其是小儿湿疹，小儿皮肤娇嫩，效果明显。我在国内加工成口感较好的清热利湿剂，再根据湿疹的不同类型，施以适当中药外浸皮肤和／或中药外搽制剂，皮肤较快变得光滑。对一些顽固性的湿疹，也能取得较好效果。

1. 白疕 白疕在西方发病率高，病损范围广泛、严重，选择免疫抑制剂只会增加副作用，中医药取得了比国内银屑病效果明显得多的效果。我常用下述处方作为基础方进行加减，取得了较显著的效果。方用：生地 30g，白茅根 30g，土茯苓 30~60g，紫草 15g，槐米 30g，丹皮 15g，赤芍 15g。

非干燥型的常加茵陈、车前子；有瘙痒的加白鲜皮、白蒺藜；有关节痛的加露蜂房、秦艽；有脓疱的加海桐皮、金银花、紫花地丁；皮肤干燥，皮屑多的，加当归、赤白芍、制首乌。白疕中的红皮病的加大量清热凉血解毒药，有效率能达到 90% 左右，显效率也在 60% 以上。少数远地的患者，例如瑞士、比利时、法国的患者，由于控制病情效果好，很少复发，最多时他们一次拿半年的药。

2.湿疹 我在这里举一则顽固性湿疹病例。一老年妇女两手湿疹严重，两手掌皮肤干裂犹如枯树根皮，皮肤增厚、粗糙、裂口多，平时避免应酬握手，伴有眩晕综合征多年，反复发作，舌淡暗而胖，边有齿痕，脉细。开始时用养血活血、滋阴润肤，效果不著，患者手掌裂口处反见泛红，裂口处抓瘙更甚，眩晕也加重。后据其舌、脉象，改从脾虚生湿，湿邪蕴结肌肤，上蒙清窍调治，用半夏白术天麻汤意。天麻 10g，法半夏 10g，炒白术 15g，黄柏 15g，茯苓 15g，泽泻 15g，车前子 15g，茵陈 15g，陈皮 10g，白鲜皮 30g，猪苓 15g。一两周后皮肤逐渐好转。2 个月以后，两手皮肤渐光滑，反复发作的眩晕症也未再发作。此后每周改为服 3 剂，再后每周改为服 1 剂。迄今患者仍在坚持，两手皮肤一直光滑，多年来头晕未再发作。

从这例可以看出湿疹，尤其是慢性湿疹，"湿"始终是最主要的病理因素。我还治疗过数例湿疹，由于皮肤潮红、范围广泛、舌质红少苔，一派阴虚邪热之象，用药清热养阴为主，结果越治潮红的皮损范围愈见扩大。后来转以利湿为主，佐以清热，去养阴药后，湿疹皮损的范围很快缩小、好转。关键原因，没有把"湿"作为一个较"热"更突出的病理因素，加上滋阴助湿，所以病变范围扩大，转手后立见效应。湿疹皮损常在颌下、肘窝、腘窝等部位，且较为顽固，这就反映出"湿性趋下"的特点。这样的中医理论确实具有很现实的临床指导意义。

西方医生和患者具有一种普遍常识：一个人同时患有湿疹和哮喘，治疗上往往顾此失彼。即一个病转好了，另一个会加重。中医药大量实践证明两者兼治兼得是普遍现象，即是说哮喘好转了，湿疹也随之好转，这就是中医药辨证施治的优势。

3．**花粉症**　此病在英、荷等国发病率特高，每到春夏，许多患者鼻塞、打喷嚏、目痒、目赤、头面部不适，当用祛风、清泄上焦的方法。例如用白菊花、蝉衣、紫草、防风、丹皮、白蒺藜、赤芍、薄荷、辛夷、苍耳子、生黄芪等。90%以上的患者都能取得较满意效果，大部分患者治疗后一至数年以后的复发率较过去有较明显降低，远较西医、西药为优。

4．**无名肿毒**　不少患者腋窝、腹股沟等处经常生暗红色肿块，反复发作，甚至有反复化脓现象，小部分爱好骑马者出现在臀腿部。这一类无名肿毒，西医不予抗生素。我们用中药，例如甘露消毒丹、龙胆泻肝丸，往往取得较显著效果。我曾治疗一男子，酷爱骑马，其双大腿内侧及臀部发作大块肿毒，流脓水，不痛，反复不愈。我以甘露消毒丹为主给予治疗，暗红色肿块逐渐消除，皮肤较快恢复正常。

5．**上呼吸道感染**　无论是急性期，还是感冒迁延引起的诸多不适。我们中医有着灵活的辨证施治优势，能缩短病程、减少痛苦，后遗的一些问题也较易解决。

西方医学过于机械，体温不超过39℃一般都不给予任何治疗，让你多喝开水，但是抽血检查往往一次4～5管血。尤其中国病人对此极为反感。我们国内用些中药，必要时配合输液等，病人很快好了。还有长期使用抗生素引起的霉菌感染或胃肠道不适，我们中医在处理时就比西医占优势。类似等等这些例子其实很多，反映了我国有中医西医两种手段，较之西方具有独特的优势。

6．**心理因素类疾病**　在西方，心理性因素的疾病大多由精神紧张引起。而与同事关系或邻里关系紧张，或受他人欺压、无理取闹，

349

滥用特权等等，这类原因引起的心理性疾病却很少见。因为对某一疾病的恐惧心理而使病情加重的也很少见。更未见过医务人员误导病人，夸大病情，获取经济利益的现象。

7. 医源性疾病 医源性疾病，例如广谱抗生素使用后引起的霉菌感染等也相对少见。实验室检查，尤其如胃镜检查诊断较客观，指征明确，如慢性浅表性胃炎，占胃镜检查的病例印象中不到50%。而在国内凡接受胃镜检查者几乎100%有浅表性胃炎。还有诸如胆汁反流性胃炎，糜烂性胃炎等等，患者望文生义，或医患沟通不够，因心理因素导致口苦、烧心、嗳气、寐差等症，有的甚至久治难愈。这类医源性疾病，临床不少见。还有偶然肠道不适，肠镜动辄诊为过敏性结肠炎之类，病人到处求医，其实很多情况也属于医源性疾病。

8. 溃疡性结肠炎 溃疡性结肠炎在西方多见，应该与他们的饮食有关，我在荷兰用中药治疗此病达数十例。对稳定病情、减少复发，中医药具有一定优势，关键是把握好清肠化湿和益气健脾等的比例关系，灵活辨证施治，有效率可达80%以上。

库普曼斯先生（Mr. Koopmans）是位医学博士，患溃疡性结肠炎多年，曾长期反复服用激素类和磺胺类药，仍不能有效控制。就诊时大便一日数次，夹有黏液，腹痛腹胀，形体消瘦，兼见贫血，长期反反复复，不能坚持工作和学习。在我这里治疗已有数年，一直稳定，大便一日1次，成形。治疗过程中，两次通过学中文的朋友给我写信讲他的病史、过去的痛苦，深表感谢，当得知我要返回国内，又请人写信提出他怎么办，当然我一直在给予治疗，前些年每年回去一两次他都提前预约好，目前情况一直稳定。

9. 肠易激综合征 在国内目前很多慢性腹泻，肠镜检查排除溃疡性结肠炎后，很多都诊为此类疾病。其实我认为跟饮食、气候等因素引起的肠道运动和吸收功能障碍有关。我曾在西方治疗过多例这类患者，辨证施治最常见的证型有脾虚寒湿内困，其他还有寒热错杂、脾虚食积、湿热蕴肠、肝脾不调等。

10．恶性肿瘤 恶性肿瘤在接受手术或放化疗等治疗后，当医生再无计可施时，患者往往被要求必须出院。较多医生只是明确告诉患者大概的生存期限，此时患者往往求助于外来医学。在我诊所这类病例也较多，经过中药治疗，生存期远远超出其预期，这类例子较多。好在西人性格上的差异，把死亡当作走向另一个天堂，尽管癌症晚期，他们仍然乐观幽默，不影响他外出旅游的计划，这其实为改善其预后也起到了相当大的作用。

除上述疾病以外，下列疾病也较多见：偏头痛；各类痹证；眩晕综合征；夜间尿频；盗汗；妇女更年期综合征；月经不调；不孕症；慢性尿路感染；侧索硬化症。

值得一提的是，在欧洲，产后病很少见。国内女性生产之后，往往要进行严格的"坐月子"，以防遗留难治的产后病。而在欧洲，产后并无禁忌，冲凉、洗澡，一如往常，没见过产后病。这大概与体质差异、心理因素、产后过补有关。

中医整体辨证在许多方面，特别是慢性疾病和西医缺乏疗效的疾病，疗效优于以分析为主的西医的医学思维，常常能解决他们难以解决的不少临床问题，包括一些奇难杂症，因此常被西方医生和病人称为"不可思议"。

（五）中医有更多理由培养成全科医生

由于中医是古人对天象、地理、人体生理病理结合文学、哲学的理解，上至天人相应，下至五脏六腑、气血阴阳、表里寒热、精气神的整体观认识，是以综合为主的、笼统的、宏观的、整体的医学，更多着眼于人的整体平衡、阴阳协调、增强抵抗力、抗御和祛除疾病。因此辨证施治，因人、因时、因地，灵活运用，复杂多变，个体性强，整体性强，脾从肾治、肺从脾治，甚至内科与外、妇、儿等科许多方面会出现异病同治、同病异治。

因此，我认为作为一个中医，不应过分局限自己的专业，自我限制，分科不宜过细。西医尚且强调培养全科医生，何况中医？西方的家庭医生都是获得博士学位的全科医生，一般的内、外、妇、儿疾病，甚至一般的化验、小手术等也自己做。过去我在国内工作时是从事中医脾胃专业的，没想到在那里行医20年，在患者心目中似乎成了皮肤病和妇科病"专家"。

《史记·扁鹊仓公列传》记载："扁鹊名闻天下。过邯郸，闻贵妇人，即为带下医；过洛阳，闻周人爱老人，即为耳目痹医；来入咸阳，闻秦人爱小儿，即为小儿医。随俗为变。"扁鹊是历史名医，我们难望其项背，但我通过在荷兰的经历，对上述文字的描述，体验却是较深的。

根据个人数十年临床获得的经验，我认为要成为一个较好的中医，需要具备下述几个条件。一是中医基础要扎实；二是悟性要高；三是注重临床正反经验积累，总结提高；四是初学中医要有临床经验较丰富的启蒙老师带教；五是要有良好的医德。

做到第一点、第二点，日后才能融会贯通，触类旁通，举一反三，"医者意也"，才能达到较高的境界。第三点，舆论认为所谓中医是经验医学，它是靠日积月累，不断体悟，逐步转化为成熟的经验。我个人体会，在个人用药风格上不要为自己过早定型，要不断探索、改进、提高。第四点，能带给你信心、爱好和方向。第五点，要诚信。我们在海外不能因为有些人经济条件优越而多收费，不要因为他们不知道你的根底妄加吹嘘，必须要实事求是，能治的就治，不能治的要明确告诉患者。为医者，需时时注意将诚信置于首位，取信于民，才能长期立足。

（根据江杨清2013年5月12日在辽宁省中医院讲课整理）

第二节
痹证在欧洲常见 3 种证型的辨证要点及方药选择

人体正气不足，风、寒、湿、热等外邪乘虚侵袭，导致骨节、经络、气血闭阻不通，不通则痛，从而产生痹证。由于人体禀赋不同，所处地理环境、气候和饮食习惯的不同，容易产生人体气血阴阳的偏盛偏衰，不同性质的外邪的特殊易感性，和感邪后从阳化热、从阴化寒等病理变化，从而出现复杂甚至多变的不同证候类型。本文依据在欧洲多年行医经历，重点探讨欧洲最常见的 3 种证型的辨证要点、施治原则和方药选择。

（一）风寒湿阻痹

辨证要点：①关节病史较长；②气候季节转换时易发病，天阴、天冷或秋冬季加重；③到热带干燥地区痹证减轻，返回原居地又复加重；④关节局部或有冷感，疼痛性质多以酸痛、冷痛、沉重、麻木为主，热罨则舒；⑤舌多淡红、嫩红、淡白，苔白腻或薄白，脉细或沉细迟缓。系由风寒湿痹阻经络，气血不布所致。

方药：独活寄生汤。独活 10g，桑寄生 15g，秦艽 10g，防风 10g，细辛 6g，熟地黄 10~30g，白芍 10g，桂枝 10g，杜仲 10g，当归 10g，牛膝 10g，茯苓 10g，党参 15g，川芎 6g，炙甘草 6~10g。加减：①风邪偏重（行痹），以关节游走性疼痛为主要特点。当以祛风药为主，少佐除湿散寒药，并伍养血活血药。上方可去补肝肾类及补气药，加重祛风药比重，如羌活、葛根、桑枝等。②湿邪偏重（着痹），以重着、麻痹，天阴加重，苔白腻，或腰以下痛重为主要特征。当以除湿为主，少佐祛风散寒药。祛风湿药以羌活、木瓜、生薏苡仁、苍术、白术、海桐皮、威灵仙为主，保留补肝肾药，减少养血药，以防助湿。属寒湿的宜加温阳祛湿药，如附子、桂枝等。补气类药可重用黄芪，取黄芪桂枝五物汤意。如"腰重如带五千钱"则"甘姜苓术汤主之"常能获效。③寒邪偏重（痛痹），以关节痛甚，遇热则减，天冷加重，关节局部畏冷喜热罨，关节屈伸不利，舌淡白，脉迟缓为主要特征。上方加制川乌、草乌各10g，蜂蜜60g，以温经散寒为主；少佐祛风除湿药如羌活、独活、桑寄生、防风；其他补益类药可选当归、杜仲、炙黄芪、炒白术。部分患者予阳和汤易收效，但麻黄和鹿角在欧洲属禁忌药，应作调整。

（二）湿热痹阻证

辨证要点：①关节红肿疼痛、灼热感，痛势剧，夜晚加重，喜冰冷敷，活动、行走、触碰则加重；②以腕关节、膝关节、踝关节、跖趾关节和指掌关节为多见，也可累及多个大关节；③或有其他热象，如寒热、口苦口干、尿黄便结；④舌红苔黄或黄腻，脉弦滑数，或沉实有力；⑤部分病程短，对当地气候冷、湿无反应。系湿热蕴阻经络、关节，或湿热化燥伤阴，深入营血。治当清热燥湿、凉营止痛。

方药1：以热毒为主，四妙勇安汤。金银花30～60g，玄参30～60g，当归15g，生甘草10g。加减法：①药后肿痛不止，又无胃肠反应的，剂量可再加大，另加生石膏30～60g，牡丹皮18g，赤芍15g；②舌红绛无苔，加生地黄30～60g，知母15g；③灼痛明显，加水牛角30g，牡丹皮15g，黄柏15g；④膝关节漫肿灼热，以四妙勇安汤加生薏苡仁30g，赤小豆30g，牛膝15g，萆薢12g；⑤有外伤史，日久复发，或跌挫伤引起的关节肿痛，加半边莲30g，赤芍15g，山栀子10g，酒大黄10g，天花粉10～15g，制乳香、没药各6g，苏木10g。此证型忌用补气养血及补肝肾类药。

方药2：以湿热为主，白虎加苍术汤、三妙散、《温病条辨》宣痹汤化裁。生石膏30g，知母15g，粳米30g，生甘草10g，炒苍术10g，生薏苡仁30g，黄柏15～20g，海桐皮15g，晚蚕沙15g，萆薢15g。本方与四妙勇安汤主治的热毒为主的热毒瘀阻证不同之处在于，除了具备关节红肿热痛以外，见舌红而苔黄腻或黄厚腻，脉濡数或弦缓。加减法：①上肢关节痛，加威灵仙15g，桑枝15g，郁金15g，丝瓜络15g；②下肢关节痛，加牛膝15g，滑石15g，赤小豆30g；③湿热化燥伤阴，苔见黄燥、灰黑而燥舌边尖红的，加生地黄30g，玄参30g，生大黄10g

用药宜忌：①苔不腻一般不用苍术，苔无黄腻一般不用黄柏。②祛风湿药只能选择"风药之润剂"如桑枝、秦艽、丝瓜络、络石藤等。舌红虽与热有关，但更多的则见于伤阴，此时候滋阴药多选用生地黄、玄参、知母、天花粉（滋阴外尚具解毒消肿功效）。③舌红无苔当细察之，舌红如果不是表现为鲜红、红绛、舌尖红赤，而是以暗红、红而嫩、红而衬紫的，在用清热凉营类药时要注意，可先少量与之，以观察反应，防止属脾虚生化乏源引起的这类舌象。若骤用大量清热凉营滋阴药，尤其生石膏、知母、黄柏、天花粉等寒凉过甚，则易伤及脾阳，可致频泻、腹痛。也有少数人舌虽红绛、鲜红，但用清热药后出现腹泻便溏，此属舌证不符，应舍舌从证。

（三）寒热虚实夹杂痹

此证欧洲最常见。

辨证要点：凡具下述情况之一者，应考虑寒热虚实夹杂症。①久痹或反复发作，久用祛风除湿药或清热祛湿药效果不满意或不易巩固，病程多达数年以上者。②中老年骨关节增生、磨损、骨质钙化引起的痹证，往往既有肝肾、气血不足，又兼热瘀互阻。③诉"到天热干燥地方旅游，关节疼痛好转"或"到夏季关节痛好转些"，但使用温阳散寒除湿类药无效，甚至疼痛加重，要考虑寒热互阻或虚实互见。温热地带和夏季对虚痹亦可稍见缓解。④有些形体消瘦、平时肢冷的痹证患者，在使用祛风湿及益气温阳类药久而无效者，要考虑"瘦人多内火""真内热假外寒"的古训，或由肝肾不足、血虚血瘀、血气不布所引起，寒热、虚实并用往往获效。⑤类风湿关节炎，手指、腕、背脊关节强直变形，或天阴、天冷加重，同时关节或局部个别关节内有灼热感，疼痛经久难愈，往往属痰瘀互阻、正虚邪实、寒热错杂。宜细心调治，假以时日，方可慢慢取效。⑥妇女痹证伴更年期综合征，烦热出汗明显，一派热象，此热多属虚热，更与肾阴肾阳偏衰有关，属虚实寒热并见痹。⑦足跟、足底疼痛，多属湿热、肾虚互见，属虚实夹杂痹。⑧银屑病伴关节痛，其痛多属寒痛，只有少数关节红肿的才属热痛，与皮肤表现出的血热血瘀阴伤的病理现象相反，此属寒热互见之痹。

治疗原则与方药：分为2种情况。①寒热并用：清热药一般选择金银花30g，黄芩10g，黄柏10～15g；温阳祛寒药多选用制附子10g，制川乌10g，桂枝10g，干姜6g。另加祛风除湿药。热多于寒的，可适当增加清热滋阴药，而祛风湿药宜用"风药之润剂"；反之，寒多于热的，可选上述清热药1～2种，增温阳祛寒药，而祛风湿药可用"风药之燥剂"。②虚实并用：痹证从本质上讲，先有正气内虚，病邪才得以入侵，因此绝大多数患者有虚实互见。泻实补虚常寓于一个组方之内。如第一种证型风寒湿痹之代表方独活寄生汤，已包括了虚实并用的法则，只是在临床实际运用时，内涵往往丰富得多。

（本文原发表于《世界中医药》2010 年 9 月，有增删）

第三节
中药治疗欧洲患者胃肠道过敏性疾病 3 例

过敏性疾患在欧洲极为常见，中医药除对多种过敏性皮肤病、花粉症可收较显著效果外，对胃肠道过敏性疾患的治疗效果亦满意。本文通过介绍具代表性的 3 个病例的辨证治疗，总结笔者在此类病证中的辨治用药经验和体会。

（一）寒凉饮食敏感性久泻

患者某，男，63岁。

1999年2月5日初诊：患者有20多年慢性腹泻史，每在进食牛奶、水果、蔬菜或油腻、生冷食品后腹泻加重，大便1日10~20次不等，大便稀溏，常不能自禁。早期因泻次频而不敢驾车和出远门，近年每天带尿包，伴腹鸣腹胀，矢气则常带出大便，腹部喜温，有时隐痛；舌淡胖，苔白腻，脉沉细。证属中阳不振、痼寒久积、脾不运湿。拟法温阳健脾，化湿运中。方用附子理中丸、真人养脏汤、四神丸化裁，制附子10g，炒苍术、白术各10g，川厚朴6g，煨木香6g，煨肉豆蔻10g，炮姜炭10g，肉桂6g，党参15g，焦神曲12g，炙甘草6g。6剂，日1剂，水煎2次分服。

二诊：药后大便减为日行4~5次，大便水分明显减少，腹不胀不鸣，感觉舒适。前方6剂。

三诊：大便已成形，日行1~2次，甚感满意。前方去煨肉豆蔻，加茯苓12g，6剂。

四诊：大便已成形，日行1~2次，自觉已恢复正常。予附子理中丸3盒，每次1丸，每日2次；藿香正气丸2瓶，每次6g，每日2次，以求巩固。1年后随访，患者状况良好。

按：慢性腹泻可见于现代医学多种疾病之中，凡以泄泻为主症的、多数情况下经各种实验室检查无肯定结论的疾病均可参考。进行检查虽然有时属必须，但患者却遭受器械之苦，又常常对病情无补。倘若在检查的同时进行中医药治疗，超过大半患者往往在检查过程中已获治愈。久泻是中医药尤为擅长的一个病种。笔者在北京已积累100余例久泻患者的资料，近年在荷兰亦诊治过超过200例此类患者，显效率在90%左右。

如上所述，慢性久泻很难归入某一疾病。因为肠道吸收或运动障碍，或对某些食物敏感，临床往往缺乏客观的实验室指标。此类患者初时常因饮食不慎，寒凉损伤脾胃，或脾胃为寒湿所困，运化失司所引起。病久进一步损伤脾阳，使寒湿痼冷蕴积肠间不易祛除，终至迁延不愈。此病对生冷饮食特别敏感，这是其主要特征，因此笔者认为归入"寒凉饮食敏感性腹泻"较"肠易激综合征"更为确切。

根据个人经验，慢性腹泻属于对寒凉饮食过敏的大约占慢性久泻的60%。辨证准确，用药得当，效果一般都很明显，属慢性腹泻各种证型中疗效最好的一种。其他证型包括寒热错杂、脾虚食积、湿热蕴肠、肝脾不调等，辨治较复杂，不在本篇讨论范围。

（二）神经性呕吐——香燥油腻类食物敏感性呕吐

患者某，36岁。

2000年8月28日初诊：近3年来饭后即呕吐，吐出胃内容物，从不间断，尤其进食含香料、油腻类食物后呕吐更甚，但形体未见明显消瘦，胃中作顶感。多次胃镜检查未发现消化道异常。近3周来，下颌部皮肤、须发呈数处指甲大小斑片状脱落。舌偏淡，苔白腻。证属湿阻气滞，胃气上逆，治当化湿调气，和胃降逆。法半夏10g，陈皮10g，茯苓15g，白豆蔻6g（打），藿香10g，紫苏梗10g，川厚朴6g，干姜6g，大枣7个。6剂，嘱浓煎，待温后少量频服。

二诊：药后呕吐、胃中作顶明显好转，伴大便量少，腹痛，舌脉如前。前方加木香6g，6剂。

三诊：呕吐已止，胃中作顶感已除，腹痛止，食纳旺，舌嫩红，苔已化薄。上方去木香，加百合15g，6剂。此后改为2日1剂，每日服1次。

四诊：泛恶，但未呕，感冒初净，舌偏红，无苔，脉细滑数。更方为南沙参、北沙参各15g，麦冬10g，竹茹10g，芦根20g，白扁豆15g，陈皮10g，白豆蔻5g，生谷芽15g。6剂后泛恶止，舌生薄苔，脉见和缓。此后常以此方隔日1剂，后改为1周2剂，经4个月治疗，呕吐未作，全身状况改善，下颌胡须斑秃已恢复正常。

按：神经性呕吐，临床虽频繁呕吐，而无明显脱水、消瘦，在排除器质性消化道疾病后得以确诊。中药辨证用药效果显著优于西药。此患者对香燥、油腻类食物敏感，用化湿行气、和胃降逆法治愈。治疗过程中，由于久用和胃化痰行气药，药性偏温燥，易损伤胃津，加之感冒，风热伤津，出现舌偏红、无苔征象，属胃津受损，失其润降之候。原方已不适用，改用滋阴和胃、润降胃气，使胃气得以润养，从而恢复胃的顺降下行的正常功能，呕吐得以根治。从本例前后不同的立法用药可见，降逆止呕是贯彻始终的根本大法，当寒湿内困时宜用温降，阴虚胃逆时则当润降、清降，随证立法，用药得宜，终获显效。

（三）香料、辛热类食物敏感性便秘

患者某，女，62 岁。

2001 年 9 月 8 日初诊：病延 35 年，曾先后做过 5 次腹部手术，包括阑尾切除术、双侧卵巢切除术，术后小腹经常作胀、发紧、发硬，腹痛，大便干结，不能进食香料类、辛热类食物，否则易致便结腹痛。常服西药镁剂等泻剂和解痉镇痛类药物，但仅获暂时缓解，长年受此折磨，形体渐见消瘦，抵抗力减弱，经常感冒发热，尿路感染反复发作。舌淡红，苔薄白，脉细数。辨证属湿热蕴结肠腑，治拟清化通导，调其升降。酒大黄 10g，火麻仁 15g，枳实 10g，柴胡 10g，槟榔 15g，大腹皮 15g，白芍 12g，黄柏 15g，黄芩 10g，延胡索 15g，瓜蒌仁 12g。6 剂，日 1 剂，水煎 2 次分服。

二诊：药后腹胀痛已消除，大便通畅，曾出现过某 1 日大便数次，质稀溏，但感觉腹部舒适，停药后腹泻即止。服完后曾去土耳其度假 2 周，其间患尿频、尿痛、尿急，小腹疼痛，舌脉大致如前。拟改清利下焦，兼顾脾胃为法。川黄连 6g，黄芩 10g，金银花 15g，马齿苋 15g，车前子 15g（包），赤茯苓 15g，生薏苡仁 30g，白扁豆 15g，柴胡 6g，泽泻 15g，枳壳 10g，生甘草 6g。12 剂，1 日 1 剂。

三诊：尿频等尿路刺激征已消除，大便成形，腹部偶作胀痛，以逍遥丸加减。柴胡 10g，当归 10g，白芍 10g，茯苓 15g，炒白术 10g，黄芩 10g，香附 10g，木香 6g，枳壳 10g，川黄连 6g，太子参 15g，18 剂。此后大便一直保持通畅，未再出现腹部症状，即使进食

香料类食物亦无任何不适，中药递减至每周 1 剂，体重由过去 50kg 增至 59kg。

　　按：此例对香料、辛热类食物过敏，一般为内有蕴热，加之多次腹部手术，肠道通降功能受阻，腑浊不降，气滞中州，导致便秘、腹痛、腹胀反复发作。初用通腑行气降浊、清化湿热，药后大便得通，但矫枉过正，忽略了其舌淡红、苔白以及久患胃肠疾患及多次手术引起脾虚的内在因素，所以药后大便虽通，却便次过多，反映出脾虚不胜苦重及疏利过度。后改用疏肝和脾兼调气血的逍遥丸，加川黄连、木香、太子参、枳壳、香附等寒热并用、虚实兼顾、标本同治，使 30 余年宿疾获得根治。中途尿路感染，暂增清利下焦湿热，并顾护脾胃。此患者最初三诊，立法用药各不相同，可见初诊时往往对患者素禀之质和证情很难做到用药恰到好处，需要根据药后反应作出适当调整，才能逐渐切中病机。

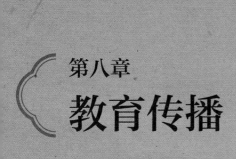

第八章
教育传播

第一节
浅谈如何提高中医研究生的培养质量

中医的研究生培养工作是 1978 年以后才开始的。中医作为我国特有的、以数千年实践经验为根基的、实践性强的一门学科，有其不同于其他学科的特点，可供借鉴的经验很少。几年来我国在中医研究生培养工作中摸索出了一些经验，但存在的问题肯定还不少。作为中医教育最高层次的研究生教育，担负着培养高水平的中医专门人才，解决"后继乏人，后继乏术"的重任，如何根据中医特点制定一套适合于我国中医研究生教育的改革措施，是一项刻不容缓的重要工作。现就有关中医研究生的招生考试办法和根据不同层次改进教学方法、提高培养质量等问题，谈谈我们的认识和看法。

（一）招生中存在的主要问题和解决办法

1. **重理论考试，轻实践** 中医是人民群众长期与疾病作斗争的经验结晶，实践经验是它真正价值所在，因此更需强调理论与实践的结合。研究生的入学考试，如何能反映其实践基础和临床工作能力？这是一个值得研究的问题。不管将来从事科研、教学还是临床，都需要一定的临床实践作基础。否则，从学校毕业后是不容易适应实际工作的，尤其临床学科的研究生。如果毕业后连住院医师也不如，就有损中医研究生的形象。从近几年的招生情况看，主要依据一次笔试成绩，稍辅以口试，就决定是否录取。笔试一般只能反映考生看书、背书的能力和部分理论知识，不能反映考生分析问题、解决问题的实际工作能力和实践经验，也不能反映智力和知识面水平。为了取得高分，死记硬背，琢磨考试方法，研究揣摩历年的试题，学会分析书本上的"医案"，以此来对付考试难免出现"高分低能"现象。

2. **大量应届毕业生应考，影响本科学习和研究生的素质** 他们从毕业前的一二年就开始围绕所考科目苦心准备，忽视其他课程的学习。尤其是研究生考试的前一年，正处关键的临床实习阶段，不少同学希望少看病，少值班，怕写大病历，只求过得去。这部分学生当然多数不能录取，毕业后有的反而成了"次品"，这是涉及面广、值得注意的严重倾向。

3. **在录取过程中，只看分数、学历，不看学习、工作经历和过去的工作成绩** 试想一个毕业后工作多年的考生和一个刚出校门的考生，如两者分数相当，到底谁的水平高些？谁容易培养成才？这是显而易见的。如何衡量和能不能衡量谁优，只有改革考试招生办法，应该说是能够真正"择优"的。

解决上述三个问题的办法，应从以下几方面着手。

（1）除个别专业如中医文献学等外，强调必须从事2~3年以上临床或教学工作的才能应考。在考试成绩和其他条件相近的情况下，优先录取工作经历较长，工作有成绩的考生。要鼓励在职人员报考研究生。

（2）改革考试办法。笔试科目可减少，增加复试比重。笔试一般宜考综合课和专业课。综合课要围绕专业，既要覆盖面大，题量多，又要有所侧重。主要考核其基础知识是否系统、扎实。考基础的要增加临床课尤其是内科在综合考试中的比重。专业课考试要有一定深度，不能单考教科书，中医教科书只是基础，要增加中医经典著作内容。综合运用各科知识于临床的、有分析、有发挥的题目，应占20%~30%的比重。复试一律采用口试形式，复试的分数应在专业总分中占有30%左右的比例。复试必须做到同一专业考生的复试题应一致，要有统一的评分标准，复试内容要量大面广，时间每人最好在3小时左右。复试理论课1小时，比笔试3小时更能测量考生知识的深浅，而且还能测验智能、思维方法等。考核其临床实际工作能力必须在复试中才能试出，应作为复试的主要内容。因此复试不仅能补充笔试的不足和防止其偶然性，更是测试考生实际水平的重要手段，是防止"高分低能"的有效措施。

有的专业，如中医临床各科，可根据实际情况，加试一门相应的西医临床课。

博士研究生入学考试应做到考试与推荐相结合，充分重视硕士研究生阶段的科研论文质量，参考硕士研究生期间的学习成绩。笔试要围绕专业甚至课题；除专业课外，临床研究生应考西医科目。笔试与复试（口试）所占比分宜对半。复试原则与硕士生相同，即量大面广，有深度、难度，侧重实践经验和科研能力。

4．**考本校的多，考外校的少**　中医历来讲学派、流派。现在各地中医各呈特色，风格不同，要鼓励学生考外校。这样有利于学术和人才交流，避免"近亲繁殖"。要解决这个问题，需各招生单位在录取考生时，统一做法，即在同等条件下优先录取外校、外地考生。

5．**中医教育模式**　中医历来重视师承家学，传统的师带徒虽然是一种好形式，但它只适合于培养徒弟、培养临床医生，和培养研究生应有所区别。过分强调导师的选择决定权，容易带来偏颇。应由研究生负责机构和导师共同把关，以"素质"作为前提。

6．**报考本专业的多，跨学科、专业的少**　在硕士生招生中，要鼓励考生跨学科、跨专业报考，在同等条件下应优先录取这类考生，这样容易培养出知识面广、适应能力强的人才。从长远看，这也有利于促进中医事业的发展。但博士生不宜提倡，因为已有硕士生阶段的专业基础，进入博士学习后能很快进入课题，专业知识得以延伸，可能在专业上获得长足的进步。否则从头学起，不易出成果。

7. 对"德"的衡量，存在某些偏见　要坚持对考生德、智、体全面衡量，但对"德"应有新时期的新概念。能坚持四项基本原则，有事业心，刻苦钻研业务，愿为社会和人民做出努力的人就是有"德"的主要标志。审查应取慎重态度，要坚持实事求是，不能求全责备。此外，历年招考均有"同等学力"问题，这种情况在中医界比较突出。如何理解并正确掌握？有关部门应在发准考证前有明确标准和规定。由于考中医不需要数、理、化，社会上中医自学者报考研究生较多，这个问题值得认真研究。我们的意见是考生应以有一定实践经验的中医学院本科毕业生为主，这些人学得系统，基础较扎实，曾经历过大学数十门课程的考试；但同时应鼓励自学成才者报考，不拘一格选人才，以吸收一部分确有真才实学者。

（二）努力提高中医研究生的培养质量

1983 年 5 月，胡乔木在全国学位授予大会上提出："能不能独立自主地培养社会主义现代化建设所需要的各方面人才，特别是像博士、硕士这样的高级专门人才，是关系到整个社会主义建设成败的一个关键问题。"何东昌也指出："重点大学、重点学科能不能在九十年代站得住脚，这与他们对研究生的培养是否重视有很大关系。学校的校、院长如果没有这点远见，这个学校就要掉下去，丧失重点的资格。"因此，加强研究生教育，应当引起重视。当前中医界更应强调研究生的培养质量。对这一问题，我们提出几点意见。

1. 课程学习　按国务院学位委员会要求，硕士研究生应当课程与论文并重，这对中医研究生是基本适用的。问题是课程学习学些什么。作为高一级的培养教育，应该有高于本科的课程和教材，不能再重复大学课程学习。硕士生入学后，应从专业知识结构出发，确定专业学习的课程，使研究生能学到专业领域内较广、较深、较新的理论和技术，应该说能够设置的课程很多。如可在导师指导下，有计划地阅读几本中医经典著作和有关医论、医话，写出心得笔记；也可结合导师的学术经验，写些学习心得体会，这些可作为专业课考核的主要依据。导师可选择专题讲课，或与研究生开展讨论。还要围绕专业、专题，设置文献阅读课，学习、讨论近年杂志上发表过的质量好的专题文章，既可了解本门学科的动态和学术水平，也能开阔思路，对选好毕业论文题目很有启发作用。除政治、外语外，应根据中医特点，把医古文、各家学说、文史基础知识包括文献目录学，作为必修课，要根据专业开设一些边缘学科课程，如医学统计、实验方法、科研设计、电子计算机原理、免疫学、生物化学和相关西医临床课，其中列出 2～3 门作为必修课，其他可以选修，以扩展知识，深化理论基础。另外还要努力提高研究生的写作能力，这一点在中医研究生也很重要。过去一个好的中医，都讲究脉案的用词遣句，文章说理透彻、通畅精炼，这往往也是衡量一个中医成熟程度和水平的重要标志。

对临床研究生，要十分强调理论与实践的结合，培养、训练临床实践能力。目前中医研究生是继承的多，发扬的少；学基础的多，临床、科研的少。学习课目受限制，知识面不够宽，这对将来的发展有影响，以后应逐步扭转。中医硕士、博士生应该以解决临床问题为主要目标。中医博士生不要搞固定的课程设置，更不要搞闭卷考试。要强调在导师指导下开展专题研究，围绕专题，自学为主，不一定要教材和课程。专业要求宽广深入，融会贯通，对边缘学科和现代医学知识的了解要有一定的广度和深度。围绕专业或专题要求几篇质量较高的学术论文或论著，作为课程考试的主要依据。博士生要注意培养独立的科研工作能力，从查找文献资料、文献综述、选题、科研设计、临床或实验室资料积累直至毕业论文撰写，都要独立完成，导师只起指点启发作用。

此外，根据培养目标，要多安排临床和适量教学工作，硕士生可作为聘任助教或住院医师，博士生可作为聘任讲师或主治医师使用，博士生可协助导师做硕士生或进修生的辅导工作。使他们毕业后能驾轻就熟，适应工作。

2. 学位论文　中医学位论文的标准难以掌握，无国际同级学位论文可资比较，也不能按西医的模式来要求。目前中医研究生的学位论文大致有三类：一是中医理论探讨，二是临床总结，三是导师学术经验整理。对此虽无统一标准，但应当有基本要求，即硕士生的学位论文要有个人见解，要有一定的理论或实践意义，还应该是科研成果，当然成果可大可小，起码要有学报发表的价值。通过论文，训练科研方法和能力，培养严谨细致、实事求是的科学态度，提高查阅文献和写作能力。博士生的学位论文应当是专题研究，摸清国内外本专题研究动态，应当反映出以最高点为基准的创造性劳动，防止低水平的重复，做出有个人创见、有可靠客观依据的科研成果。我们理解所谓创造性成果，并不一定是有创造发明，因在短短三年里，要有大的创造发明是不容易的。根据有关资料表明，美、日、德等国的硕士生以课程为主；博士生学习时间较长，以论文为主，学术上有较高的要求，要求博士生学习期间要有几篇有质量的学术论文发表。这些在我们中医界是大致适用的，可以参考。总之，通过学习培养，让学位能真正体现其实际意义。

由于中医有上述特点，建议中医学位的授予，不能仅凭一篇毕业论文，要结合平时课程成绩、学术水平等，由校级学位委员会综合评定。

（三）坚持标准，保质求量，招收不同层次和规格的研究生

从战略眼光看，到 2000 年，中医研究生要成倍增加。科研临床

教学梯队的建设，需要不同规格的人才。要充分发挥学有专长的教授、专家的积极性，逐步增加研究生数量。"西学中"这支力量已经分出，从长远看，也要有计划在中年教师队伍中培养一批"中学西"导师，这些人必须要有中医坚实的基础，坚定从事中医、发展中医的目标，中医为主，西为中用，作为一支后备的科研力量。中医院校重点学科，有条件的可招研究生班，多招委托代培研究生。有条件的单位要积极创造条件，争取招博士生。由于博士生受导师、教学梯队、科研条件等限制，条件暂不具备的可以放缓，暂宜少招，以免影响质量。

邓小平提出"教育要面向现代化，面向世界，面向未来"。中医研究生教育，如何从适应四化建设需要出发，做到三个面向，是摆在中医界各级领导面前的一项重要任务，值得重视和研究。

陈德华、江杨清（《安徽中医学院学报》1986.05.01）

第二节
中医药在西方的优势不可取代

近在海外华文报纸屡屡看到国内有关于中医存废争论的报道，又在香港凤凰卫视的《与虎一席谈》专题辩论节目中，看到拥护和反对中医者各执己见的一幕，实在感到惊讶，不可思议，心中无法平静。

尽管我出国多年，隔居荷兰，但这里的中医事业发展可谓成功，我还是忍不住要发表一点个人看法。

我于1994年在荷兰首都阿姆斯特丹开设中华医药堂。我一人看病，全部按国内传统中医辨证施治，施以国内的中草药，迄已治疗约18万人次，其中90%以上为西方人。病人中包括了当地的西方医生、护士，甚至医学专家。

荷兰医疗全民保险，看西医不花一分钱，而看中医对他们来说也是很贵的。中药之苦是他们从未遇到过的，煎煮后的异味还影响很重视家居环境的其他家庭成员，为何在不允许打医疗广告、靠口口相传的荷兰，能长期保持患者盈门的兴旺？这里我没有任何标榜之意，个人水平也很有限。但起码说明了我国的传统医学有西医无法取代的自身价值。凡来就诊的几乎都是西医疗效不好的，少数是担心西药副作用的。

就我这15年的西方从医经历，深深感受到中医在许多疾病和病证方面能发挥较西医优胜的疗效。诸如溃疡性结肠炎，难以确诊的胃肠不适，上呼吸道感染迁延及一些并发症、银屑病、慢性湿疹、花粉症、无名肿毒、过敏性皮肤病、慢性咳喘、慢性尿路感染、妇女痛经、不孕症、更年期综合征、关节炎和骨关节疾病、精神紧张症、癫痫、痛风、肿瘤放化疗的配合治疗以及西药激素、抗生素长期使用的后遗症等其他多种奇难怪病。

中医的优势远不止于此。中医在民众中影响逐步扩大，近年海外很多国家的卫生行政部门、科研机构和大学院校等有意与中国合作，频频邀访交流，他们感觉到中医的价值，中医是未来医学发展的方向之一。最近，荷兰国家权威科研机构的医学教授与我也谈及了中医整体观的优越性。他们对中医抱有浓厚兴趣，与国内科研机构合作开展中医药研究。

西医学在快速发展的同时，也认识到以分析为主的思维方式导致人为割裂的局限性，有远见的西医学者，把目光盯向了东方医学，尤其是我国传统中医开始受到主流医学界的重视。为什么这些西方医学领域的顶尖人物，能敏锐感觉到中医的价值，而国内既不懂中医又不懂西医，既不懂中国的历史文化和中医的历史，又不了解西方社会和西方医学的以科学自诩的教授学者们，却在妄加评论、自毁形象、贬损中医？在我看来，他们分明是不负责任的作秀而已。

小部分中药确有其毒副作用，包括重金属含量过高、对肝肾功能不良影响等问题。但是需要明确的是，某些疾病正需要中药之偏性加以纠偏去病。砒霜治疗白血病取得显著效果，并已申请专利，是最好的例证。

西方卫生行政监督部门对待中草药基本上是从食品卫生类标准进行检查的。实际上，这些中药是用来治病的，西方许多卫生执法人员其实也很清楚。既然是药物，不是人人每天都要吃的食物，超标是容易出现的问题。中草药引起的医疗事故在西方媒体曾广为报道，引起西方主流医学的关注。荷兰大医院的专家，一方面经常介绍病人给我看，另一方面也在背后进行治疗前后的血液检查对比，保持着警惕，但却从未发现任何问题。原因可概括为：①肝肾功能损害是否由中药引起还缺乏科学鉴定，所以中医最终多未受法律之累；②致死的个别中成药属于市场混乱和批发商所为，不是中医中药本身的问题；③西方对中医队伍在机制上缺乏认证和监管。

一些具有"科学"头脑的博士教授们，还搬出鲁迅和俞樾这些大学者的言论来否定中医，这些其实是没有说服力的。我想任何人的认识都有其局限性，认识也有个发展的过程。在中国刚接触到西方文明时，当时的中医确实在青霉素、阿司匹林面前显得很落伍，可是西医发展到今天，同样的病，过去20万单位青霉素，今天1 000万单位也不一定有先前那么见效。即使见效快，又有多少人认识到日后隐潜的风险？人们面对化学药物的抗药性和毒副作用而选择自然疗法，在今天的西方似已形成一种趋势。报刊资料显示，西欧有60%以上的人每年接受过一次以上的自然疗法，而且这种趋势还在加强。

我在电视上看到一位博士在节目结束时抓紧告诫观众，不要相信中医，不要受骗。我想他也许本人或亲友有不愉快的中医就诊经历。这其实也不奇怪，中医面对的多数是西医效果不满意的，并且是多年形成的慢性疾病，不可能有什么神奇的医学一看就灵，何况还有中医本身的局限性问题。难道因为个人或亲友在西医诊治失误或意外导致严重事故后，也要大声疾呼不要相信西医学吗？

　　当初我大学毕业在基层医院工作，开始在临床上总感觉中医疗效没有西医快，没有西医那样在疗效上心中有底。后来经过数十年临床，逐步改变了看法，尤其在西方从医十余年，以疗效和口碑赢得了病人的认可，更觉得我国的传统中医确确实实是蕴含许多宝贵经验。

（《中国中医药报》2007.01.25）